보건교육방법 및 자료 개발

HEALTH EDUCATION METHODS AND MATERIALS

DESIGN, DEVELOPMENT AND PRACTICES

김 명 · 고승덕 · 김연희 · 김영복 · 김혜경
박남수 · 손애리 · 오유미 · 제갈정 · 조선진 공저

계축문화사

머 리 말

2017년 1월에 이미 출간된 '보건교육과 건강증진'에 이어, 이번에 '보건교육방법 및 자료 개발'을 출간하게 되었습니다. 원래 보건교육이란 '보건' 플러스 '교육'의 복합용어입니다. 즉 보건교육이란 '보건'이라는 콘텐츠(contents)와 '교육'이라는 방법론(methodology)의 중요성이 동일하게 강조되는 학문입니다. 예를 들면, 보건사업을 실시하기 위한 보건기획단계도 중요하지만, '무엇'을 주제로 할 것인가에 관한 교육내용(콘텐츠) 구성, '어떠한' 방법으로 수행할 것인가에 관한 교육방법 선정도 매우 중요하기 때문입니다. 그리고 보건교육방법을 좀 더 집중적으로 연구하여 개발할 때에는 '왜 이 방법이 좋은지?', '어떠한 방법이 어떠한 경우에 더 유효한지?' 등을 입증하는 것과 함께 적절한 교육매체(media)를 활용하여 보건사업의 성과를 최대한 지속적으로 향상시켜 나가야 합니다.

여러분이 보건사업을 기획하고 수행하는 보건교육사의 입장이라면, 보건교육방법의 효과적인 선정과 활용에 기초적인 배경이 되는 리더십, 문제해결학습, 참여, 매스커뮤니케이션과 퍼스널 커뮤니케이션 활용, 이론적 접근과 감정적 접근의 활용, 집단토의(group discussion)와 집단결정(group decision), 시청각교육 등을 활용할 수 있어야 합니다. 즉 각각의 교육 상황에 따라 첫째, '보건교육사로서 어떠한 리더십이 효과적일까?'를 생각하고, 둘째, '교육방법은 계통학습이 더 효과적일까?, 문제해결학습이 더 효과적일까?'를 분석하며, 셋째, 기획단계부터 주민 참여를 독려하고, 넷째, 교육내용에 따른 매스커뮤니케이션과 퍼스널 커뮤니케이션을 선택하고 활용하며, 다섯째, 이론적 접근방법과 감정적 접근방법을 함께 추구하고, 여섯째, '집단토의(group discussion)+집단결정(group decision)' 방법이 강의나 개별지도보다 행동의 변화에 2-3배 효과적임을 고려하며, 마지막으로 시청각교육을 적극적으로 활용할 수 있어야 한다.

이러한 취지에서 '보건교육방법 및 자료 개발'은 효과적인 보건교육 프로그램의 설계, 자료 개발, 현장 활용에 도움을 주고자 총 8개의 장으로 구성하였습니다. 제1장부터 제4장까지는 보건교육방법의 기본 개념과 이론을 소개하였고, 제5장부터 제8장까지는 보건교육 계획과정과 교육자료 개발과정, 주제별 활용사례를 소개하였습니다.

제1장에서는 보건교육방법과 교육매체의 중요성과 시대적 변화 추이를 소개하였고, 제2장에서는 보건교육 관련이론과 각 상황에 따라 적합한 이론을 적용할 수 있는 보건교육·건강증진 전략을 소개하였습니다. 제3장에서는 보건교육방법의 유형별 특성과 최근 들어 활용수준이 높아지고 있는 ICT 활용교육을 소개하였고, 보건교육방법의 선정기준을 제시하였습니다. 제4장은 보건교육 참여자의 동기유발을 위한 이론과 실제적 활용 전략을 소개하였고, 제5장에서는 보건교육 계획을 교수설계이론, 교육계획안 개발과 세부계획 수립 과정을 단계별로 제시하여 실제 보건교육계획 수립 시 적용 가능한 수행 지침이 될 수 있도록 내용을 구성하였습니다. 제6장에서는 보건교육매체의 개발이론과 매체의 유형별 특징, 보건교육매체의 선정과 활용에 대해 다루었고, 제7장에서는 보건교육 자료의 개발원리, 제작과정, 시각디자인, 적합성 평가의 기준과 사례를 제시하여 보건교육 자료 개발 시 적용 가능한 지침이 될 수 있도록 내용을 구성하였습니다. 마지막으로 제8장에서는 건상 주제별 보건교육방법과 자료의 활용수준을 살펴보고자 흡연예방, 금연, 음주문제 예방, 게임중독 상담, 재난대응 교육에 관한 모범적 사례를 소개하였습니다.

본 저서는 대학과 대학원에서 보건교육·건강증진을 전공하는 학생들과 보건교육사를 준비하는 학생들이 이론에 기반한 효과적인 보건교육방법과 자료를 개발할 수 있도록 돕기 위해 집필되었습니다. 비록 이론적 내용이 실제적 활용 측면보다 강조되어 집필되었으나, 건강증진사업의 실무를 담당하고 있는 전문 인력들이 과학적 근거 하에 보건교육·건강증진사업을 개발하고 수행하는데 많은 도움이 되길 바랍니다. 향후 집필진은 현장의 전문 인력들이 사업역량을 강화하는데 도움이 될 수 있는 다양한 사례를 수집하여 보완해 나갈 것이며, 보건교육방법 및 자료 개발과 관련된 최신 지견을 수록하기 위해 최선의 노력을 다하겠습니다.

교재가 출판될 수 있도록 원고 작성에 참여해 주신 집필진과 물심양면으로 도움을 주신 보건교육 콜로키움 회원들, 보건교육·건강증진 분야의 전문도서를 출판하는데 지원을 아끼지 않으신 계축문화사의 사장님과 임직원 여러분들께 진심으로 감사드립니다.

2017년 3월

저자 씀

차례
Contents

제1장

보건교육방법과 교육매체의 이해

제 1 장

보건교육방법과 교육매체의 이해

| 교육목표 |

1. 보건교육방법과 교육매체의 기본개념을 설명할 수 있다.
2. 보건교육방법과 교육매체의 역사적 변천 추이를 파악할 수 있다.
3. 국민건강증진종합계획 분야 및 중점과제별 활용사례를 알아본다.

보건교육방법론을 "보건교육 관련 교과목의 표준 교육과정 개발"에서 다음과 같이 설명하고 있다. 보건교육방법론은 보건교육 내용을 효과적으로 전달하는 실천적 분야로 보건교육의 목표를 성취하기 위한 과제의 분석, 효과적인 교육방법 및 매체의 선정, 동기유발전략 개발, 지원적인 교육환경의 조성 등에 관한 전문지식과 기술을 습득하는 교과목이다.

보건교육방법론 이론과 실제가 접목된 실천적 학문으로 보건교육사가 보건교육방법 및 교육매체의 체계화된 지식을 이해하고 과학적 활용기술을 습득할 수 있도록 교육내용을 포함하고 있다. 이에 본장에서는 보건교육방법 및 매체의 기본 개념과 매체활용의 시대적 변화 추이를 알아보고 국민건강증진 종합계획분야 및 중점과제별 활용사례를 살펴보고자 한다.

- 보건교육사 국가시험 1급 보건교육방법론(20문항), 2급 보건교육방법론(20문항)

제1절 보건교육방법의 이해

1 보건교육방법

보건교육방법이란 보건교육현장에서 학습자에게 계획된 학습목표를 달성할 수 있도록 체계적이고 계획적으로 정보와 환경을 제공하고, 건강지식과 기술을 가르쳐 건강행동 변화를 유도하게 하는 방법이다. 건강한 행동을 실천하도록 유도하기 위해서는 먼저 행동변화에 대한 동기가 유발되고, 행동변화가 시작되어 변화된 행동이 지속될 수 있도록 해야 한다.

건강행동실천을 위한 보건교육 내용과 과정에 어떤 전략을 세워야 학습자 스스로 과제를 수용하고 실행해야 하는지 필요한 구체적인 활동이나 기법을 배워야 한다.

보건교육방법은 보건교육 학습내용을 전달하고 학습활동을 지원하기 위해 사용하는 방법과 보건교육 학습활동의 다양한 방법들을 잘 알아야 한다. 학습자 연령과 학습집단 크기, 이전 보건교육 유무 등 보건교육 목표에 맞는 보건교육 내용을 개발해야 한다.

왜 가르치려는가, 무엇을 가르칠 것인가, 어떻게 가르칠 것인가에 대한 내용을 효율적으로 전달하기 위해 대상, 주제, 상황에 맞는 효과적인 보건교육방법과 교육적, 정책적, 환경적 전략을 세워 융복합적으로 적용할 수 있는 능력을 갖추어야 한다.

보건교육사 주요업무

- **국민의 건강상태 및 생활습관 분석**
  국민의 음주, 흡연, 영양, 운동부족 등 건강문제 관련 정보 수집 및 생활 습관 분석
- **보건교육 및 건강증진 프로그램 기획 · 수행 · 평가**
  지역주민의 건강요구를 분석하여 지역 내 우선순위에 맞는 다양한 건강증진 프로그램 기획 · 수행 · 평가로 건강생활 실천 유도
- **보건교육방법 및 교육자료 개발**
  다양한 매체를 활용하여 대상자별, 생활터별, 교육상황별로 차별화된 보건교육방법 및 교육자료(내용) 개발
- **보건교육 수행 및 건강교실 건강체험관 운영**
  만성질환예방, 생활습관교정 등 지역주민의 건강요구에 부합하는 보건교육, 건강교실 운영
- **보건교육 및 건강증진 프로그램 관리**
  지역별, 셋팅별 특성이 고려된 건강증진사업 기획 및 건강증진 이벤트 및 캠페인 운영 관리
- **건강증진 환경조성**
  건강증진과 관련된 환경조성 사업, 홍보, 제도개선 등을 통합한 다차원적인 건강증진 사업관리

2 교육매체

1) 교육매체 개념

매체는 무엇과 무엇의 사이(between)를 의미하는 라틴어 medius라는 말에서 유래한 단어로 의사소통시 송신자(sender)와 수신자(receiver) 사이를 연결하는 매개체, 전달체를 의미한다. 메시지를 전달하고 받는 과정에서 사용되는 수단이 매체라고 볼 수 있다.

교육매체란 교육목표가 효과적이고 매력적인 방법으로 명확하게 달성되기 위해 교수자와 학습자 사이 또는 학습자와 학습자 사이에 필요한 커뮤니케이션이 발생하도록 도와주는 다양한 형태의 매개수단이다. 또는 학습자의 지식 구성과정을 촉진시키는 도구로 간주한다.

초기의 교육매체는 교재나 자료 등의 구체적인 교수과정의 매개체를 의미했으나 현재는 테크놀로지의 확대와 함께 자료나 매개체의 이용방법 및 활용을 위한 계획, 설계, 실행, 평가의 방법론적인 측면까지 포함하는 개념으로 사용되고 있다.

2) 교육매체의 기능

교육매체의 유형에 관계없이 모든 매체가 보편적으로 갖고 있는 교육기능이 있다.

(1) 매개적 보조기능

보편적이면서도 잘 알려진 기능이다.

교수자가 학습자를 가르칠 때 보조수단으로 매체를 사용하는 것이 매체를 사용하지 않을 때 보다 학습의 효과를 높일 수 있다.

명료한 메시지, 변화 있는 영상의 전개, 각 매체마다의 특수한 효과는 학습동기를 유발한다.

(2) 정보전달기능

기본적인 형태로 가르치는 사람과 배우는 사람이 일대일의 직접적인 관계로 주로 언어 및 표정을 통하여 정보를 주고받는다.

매체가 지닌 여러 가지 장점(시공간을 초월하고 다각적으로 정보를 전달할 수 있는 능력 등)을 수업상황에서 학습내용과 학습자의 특성에 맞게 효과적으로 이용한다.

(3) 학습경험 구성기능

매체 그 자체가 학습내용을 포함, 학습경험을 구성하는 기능을 하기도 한다.

예를 들어 기능을 획득하기 위한 대상물 기능교육인 피아노, 사진기, 컴퓨터 등 이다.

(4) 교수기능

매체를 효과적으로 구성, 활용하여 학습자의 지적 능력을 개발시킨다.

제시된 정보를 학습자가 받아들여 자신의 내부에 형성된 인지구조에 맞게 정보해독처리, 자신이 이해할 수 있는 상태로 전환하는 기술이다.

3) 교육매체의 선택기준

(1) 사고나 개념을 올바르게 전달할 수 있어야 한다.
(2) 수업과정에 있어 내용을 효과적으로 제시할 수 있어야 한다.
(3) 학습자의 연령, 지능, 경험에 맞출 수 있어야 한다.
(4) 시청각 교재나 교구의 정비상태가 양호해야 한다.
(5) 교재활용에 대한 안내서가 준비되어 있어야 한다.

제2절 보건교육방법 및 매체활용의 시대적 변화 추이

보건교육사는 보건교육의 질을 높이기 위해 다양한 이론과 방법을 연구하고 실천해야 하며, 보건교육방법 및 매체에 관한 주요 정보를 분석하고 최신의 교육공학기술을 활용할 수 있어야 한다. 또한 현장에서 효과적인 보건교육을 수행하기 위해 과학적 근거중심의 보건교육활동을 개발하고 제한된 교육자원을 효율적으로 활용 및 관리할 수 있어야 한다.

보건교육방법 직무수행 역량강화를 위해서는 보건교육에 활용되는 교육방법과 교육매체 활용능력에 대한 지식이 있어야 하며, 다양한 보건교육 학습자 특성에 맞는 교육매체를 적합하고 능동적으로 대처할 수 있는 자세를 갖추어야 한다. 이에 더하여 정보통신기술에 기초한 다양한 교육매체를 효과적으로 활용할 수 있고, 효율적이고 창의적인 자료개발을 계획, 개발, 활용할 수 있는 기술을 갖추고 있어야 한다.

1 보건교육방법의 분류

보건교육방법은 건강을 유지, 증진시키고 질병을 예방하며 수명을 연장시키기 위해 건강정보를 효과적으로 전달하는 수단으로 보건교육사가 교육대상에게 보건교육과제를 가르치는 방법이다.

교육방법은 교수-학습에 대한 철학이 무엇인가(발견학습, 수용학습), 교수-학습과정을 누가 주도하는가(교사 주도, 혼합, 학습자 주도), 교수-학습 환경 중심이 어디에 있는가(면대면 교수-학습 환경, 원격 교수-학습 환경), 추구하는 학습 성과의 수준이 어느 정도인가(지식습득, 문제해결), 학습자의 크기는 어떠한가(개별, 소집단, 대집단)에 따라 분류된다.

1) 교수-학습 철학에 따른 분류

(1) **발견학습** : 문제해결법, 역할극, 시뮬레이션, 게임, 브레인스토밍,
버즈 훈련 학습방법, 구안법, 서류함기법, 스스로 학습법

(2) **수용학습법** : 강의법, 시범, 프로그램 학습, 인턴쉽

2) 교수-학습 과정의 주도권에 따른 분류

(1) **교사 주도** : 강의법, 시범, 팀티칭

(2) **학습자 주도** : 협동학습, 토의법, 문제해결법, 시뮬레이션 게임, 스스로 학습법

3) 교수-학습 환경에 따른 분류

(1) **면대면 교수-학습 환경** : 대부분의 교수방법

(2) **원격 교수-학습 환경** : 전화, 우편, TV, 라디오, 녹음기, 컴퓨터네트워크

4) 추구하는 학습성과의 수준에 따른 분류

(1) **지식습득** : 강의법, 시범, 문답법, 프로그램 학습
(2) **문제해결** : 토의법, 역할극, 게임, 협동학습

5) 교수-학습 집단의 크기에 따른 분류

(1) **대집단**(n>40) : 강의법, 시범
(2) **중집단**(n=20~40) : 전형적인 교실수업
(3) **소집단**(n<2~20) : 토의법, 역할극, 집단게임, 소집단 협동학습, 실험, 현장실습, 현장견학
(4) **개인**(n=1) : 개별지도

6) 커뮤니케이션 규모(교수자대 학습자)에 따른 분류

(1) **0 : 1 커뮤니케이션** : 독학, 스스로 학습법
(2) **1 : 1 커뮤니케이션** : 프로그램 학습, 인턴십, 도제제도
(3) **1 : 少 커뮤니케이션** : 토의법, 구안법, 협력학습, 역할극, 현장실습
(4) **1 : 多 커뮤니케이션** : 강의법, 문답법, 시범, 모듈식, 현장견학
(5) **少 : 多 커뮤니케이션** : 팀티칭

2 매체활용의 시대적 변화 추이

농업혁명, 산업혁명, 정보혁명, 유비쿼더스시대인 정보통신 기술의 혁신 테크놀로지 발달로 인하여 삶의 질은 높아지고 있다. 그동안 부진하던 유헬스(u-Health)가 스마트시대를 맞아 모바일 헬스(mHealth : Mobile Health)로 등장하고 있다.

모바일 헬스는 스마트폰의 보급 확대와 의료비 절감을 위한 건강관리와 예방중심의 헬스케어에 대한 관심 증대와 헬스케어 사업 진출 움직임도 활발해 지고 있다.

만성질환자와 벽지에 사는 환자들을 위한 디지털 케어 메니지먼트 플랫폼(Digital Care

Management Platform)을 개발하여 의료의 질 향상 뿐만 아니라 의료서비스에 더 쉽고 편리하게 접근할 수 있는 기회까지 제공하고 있다.

이런 기술의 발달은 모든 영역에서 빠른 속도로 발달하고 있으며 누구나 소지하고 있는 휴대폰 속에 건강관련 앱도 수없이 개발되어 나오고 있다. 인공지능로봇, 훨씬 가까워진 원격진료 등은 우리 건강생활환경을 많이 변화시킬 것임에 틀림이 없다. 그러나 물밀 듯이 밀려오는 건강정보 및 매체를 어떻게 정리하고 활용해서 나에게 혹은 각 연령층과 상황별에 맞는 맞춤형 건강정보서비스를 위한 최대한의 교육효과를 창출할 수 있을까에 심사숙고 해야 할 것이다.

기기의 급진적 발전을 계기로 교육매체는 어떤 발전과정을 거쳐 왔는가를 알아보고자 한다.

1) 교수매체와 교육공학

교수매체와 교육공학은 매우 유관하다. 교수매체는 교육목표 달성을 위해 교수자-학습자, 학습자-학습자 간에 학습에 필요한 커뮤니케이션이 발생하도록 도와주는 모든 매개수단과 시스템이다. 교수매체는 학습자의 특성, 교육목표와 교육내용에 적합하여야 하며, 수업사태, 난이도, 실용성, 질적 양호성을 고려하여 선정하여야 한다. 이는 교수매체의 ASSURE Model 6단계를 명세화한 요인과 절차에 의하여 수행하면 학습이 보장된다고 한다. 6단계는 학습자의 특성(Analyze learner characteristics), 목표진술(State-objectives), 방법, 매체 및 자료선정(Select methods, media and materials), 매체와 자료의 활용(Utilize media and materials), 학습자 참여요구 반응(Require learners participation), 평가와 수정(Evaluation and revise)이다.

교육공학은 적절한 공학적 과정 및 자원을 창출, 활용, 관리함으로써 학습을 촉진하고 수행을 개선하는 연구와 윤리적 실천으로 정의되며 컴퓨터, 멀티미디어, 인공위성과 같은 교수매체 산출물 중심의 하드테크놀로지와 교수-학습이론, 교수형태, 교수설계, 교수체제 개발과 같이 교수-학습의 문제를 해결하는 방법이나 과정 중심인 소프트테크놀로지의 두 가지로 구분된다.

2) 교수매체의 발전과 변화

(1) 시각교육(Visual Education)

1900년대를 전후하여 시각화에 대한 관심 증가는 시각교육 운동 전개로 다양한 시각적 매체를 공교육에 시도하려는 교육적 모색들이 활발해졌다.

예를 들면, 공공도서관을 중심으로 성인교육 프로그램이 개발되거나, 박물관의 시설물을 학교교육에 적극적으로 활용하려고 노력했으며 슬라이드, 필름, 표본, 수집품 등 다양한 시각적 매체를 활용하였다.

본격적인 시각교육 운동은 20세기 초 미국 펜실베이니아 주와 오하이오 주의 학교들을 중심으로 학교박물관이 생겨나면서부터 시작되었다.

1905년 뉴욕 주는 최초로 시각수업과(visual instruction department)를 설치하여 각종 슬라이드 자료를 학교에 보급하기 시작함으로써 시각교육을 본격화하는 계기를 마련했다.

(2) 시청각교육(Audio-Visual Education)

1920년대에 이르러서 시각교육은 새로운 전기를 맞았다.

'시각운동'에서 '시청각 운동'의 변화이다. 사진과 무성영화 필름 등을 중심으로 각종 시각적 매체의 교육적 가치에 관한 관심이 증대되기 시작하였던 것에서 라디오와 음향, 녹음기술이 발달하고 유성영화 시대가 개막되면서 시청각 교수매체에 대한 관심이 높아졌다.

교육용 영화필름은 제2차 세계대전 군사교육에서 효과적으로 활용되었다. 소집된 많은 수의 민간인에게 각종 전쟁무기의 사용, 아군과 적군의 판별 등 가장 빠른 시간 안에 교수매체인 시청각적인 자료를 제시하여 효과적으로 병력을 양성해야 할 필요성이 대두되었다.

1932년 전국교육연합회(National Educational Association) 산하의 공식적인 후원기관으로서 시각교육국(Division of Visual Instruction : DVI)은 1947년에 명칭을 시청각교육국(Department of Audio-Visual Instruction : DAVI)으로 개칭하였다.

(3) 시청각 커뮤니케이션(Audio-Visual Communication)

시청각교육은 교육을 양방향적인 커뮤니케이션 과정으로 보는 개념과 교수-학습 구성체제로 간주하는 개념이 도입되어 시청각 커뮤니케이션이라는 분야로 발전하였다.

시청각 커뮤니케이션이란 교수매체를 효과적으로 이용하여 학습자가 지니고 있는 능력을 최대한 개발시킬 수 있는 커뮤니케이션 방법을 의미하는 것이다. 교수-학습 보조물로서 매체를 활용하려는 접근에서 벗어나 의사소통과정에서 매체를 효과적으로 접근하려는 시도이다.

가장 각광을 받기 시작한 교수매체는 텔레비전이다.

(4) 교수공학(Instructional Technology)

1970년대 시청각 커뮤니케이션 이론을 바탕으로 인간 학습에 대한 행동과학이론과 과정을 중시하는 체제접근이론을 이론적 체계 교수공학이 새로운 패러다임으로 대두되기 시작했다.

교수공학에 행동주의적 관점이 영향을 미친 요인은 교수기계의 개발이 공학적 특성을 보여주는데 성공하였기 때문이다. 교수기계는 매체이면서도 교수과정을 전체적으로 주도하는 체제라는 것이다. 교수 전체과정에 있어서 매체활용으로 파악하려는 관점은 체계적 접근의 관점에 기초함으로써 더욱 발전하였다. 체제적 개발과정으로서 교수개발은 분석, 설계, 실행, 평가의 주요 단계로 구성한다.

컴퓨터보조학습의 점진적 활성화와 개인용 컴퓨터가 등장하였다.

(5) 교육공학(Educational Technology)

1977년 미국교육공학회(AECT)는 교육공학이란 인간학습에 포함된 모든 문제점을 분석하여 이에 대한 해결책을 고안하고 실행하며 평가, 관리하기 위하여 사람, 절차, 이념, 조직을 포함한 복합적이고 통합된 과정이다.

1994년 AECT는 새로운 교육공학의 정의를 내렸다. 교육공학이란 학습을 위한 과정과 자원의 설계(교수체제설계, 메시지 디자인, 교수전략, 학습자 특성), 개발(인쇄 테크놀로지, 시청각 테크놀로지, 컴퓨터기반 테크놀로지, 통합 테크놀로지), 활용(매체활용, 혁신의 보급, 실행과 제도화, 정책과 규제), 관리(프로젝트 관리, 자원관리, 전달체제관리, 정보관리), 평가(문제분석, 준거지향측정, 형성평가, 총괄평가)에 관한 이론과 실제다. 이는 교육공학분야의 전문적인 측면과 테크놀로지의 빠른 변화에 부응하려는 노력의 결과다.

인터넷의 교육적 활용 및 디지털테크놀로지의 발전은 빠르게 이러닝으로 통합 발전되고 있다.

3) 최근의 교수매체

최근 교수설계공학은 학습과 수행증진 비교수적 처방으로 시공간을 초월한 학습자 수요중심학습 패러다임으로 확산되고 있다.

교수-학습방법의 혁신은 교실 내외에서 이루어지는 인터넷 등 첨단 테크놀로지를 기반으로 한 학습 ICT 활용교육, 컴퓨터보조수업(CAI), 이러닝(전자매체사용, 전자책과 전자교과서), 유비쿼터스 러닝(Ubiquitous learning : u-Learning)은 학습자가 언제 어디에서나 어떤 내용이건, 어떤 단말기로도 학습할 수 있는 지능화된 학습환경으로 지식정보사회에서의 미래 교수학습 패러다임 변화를 가져온다. 모든 것을 통합하고 모든 것을 호환할 수 있는 하나의 플랫폼으로 변형되어 교육에 적극 이용될 것이다.

제3절 국민건강증진종합계획 분야 및 중점과제별 활용사례

1 건강생활실천분야

1995년 국민건강증진법 제정, 1997년 국민건강증진기금이 조성되었다. 국민건강증진법 제4조에 따라 국민건강증진 및 질병예방을 위해 매 5년마다 수립하는 국가차원의 국민건강증진종합계획은 2002년 제1차 계획(HP2010, 2002-2005)수립, 2005년 제2차계획(HP2010, 2006-2010)수립, 2011년 제3차 계획(HP2020, 2011-2020)수립, 2015년 제4차 계획(HP2020, 2016-2020)은 제3차 HP2020의 중간 수정의 형태로 수립되었다.

제4차 HP2020의 목표는 3차와 마찬가지로 WHO 건강증진의 개념, 목표 달성 측정을 위해 계량화 가능여부와 주요 외국의 추세(일본 - '건강일본21' : 건강수명의 연장 및 삶의 질 향상, 미국 - 'Health people 2010, 2020' : 건강수명 및 삶의 질 향상, 건강불평등 제거, 예방 가능한 질환·장애·사고·조기사망 제거, 형평성 제고, 건강 환경조성, 생애주기별 건강증진, 캐나다 : 건강증진, 형평제고)를 감안하여 "건강수명연장과 건강형평성 제고"로 선정되었다.

제4차 HP2020 중점과제는 제3차 종합계획 사업분야를 유지하되, 평가결과를 고려하여 유사과제 및 집중·강화가 필요한 과제를 통합하였으며, 건강생활실천 확산, 예방중심의 상병관리로 만성퇴행성 질환과 발병위험요인관리, 감염질환관리, 안전환경보건, 인구집단건강관리, 사업체계관리 6개 분야 27개 과제로 선정하였다.

본서에서는 건강생활실천분야인 금연, 절주, 신체활동, 영양에 해당하는 중점 내용을 살펴보았다.

1) 금연

흡연의 예방과 흡연자의 금연, 이를 지지하는 금연 환경을 실현함으로써 흡연율을 낮추고 비흡연자를 보호한다. 이러한 모든 과정에서 형평성을 제고한다.

금연 세부추진계획을 살펴보면 다음과 같다.

흡연예방을 위한 홍보가 있음에도 불구하고 새롭게 비흡연자 보호를 위한 홍보에 관한 성과지표에 홍보인지율이 첨가되었다.

이를 위해 중앙에서 간접흡연의 유해성과 예방을 위한 행동지침에 대하여 직장금연, 가정실내금연, 공중이용시설 금연홍보, 금연구역준수 등 매스미디어 홍보를 강화한다.

인구집단별 예방은(흡연시작 가능성이 높은 초중고 학생, 취업청소년, 대학생, 성인여성, 군인 등) 집단별 특성을 반영하여 홍보 및 교육을 포함하였다.

이는 건강생활실천확산을 위해 금연사업안에 보건교육방법은 중요하며, 매체활용은 바람직한 건강행위변화를 위해 매우 중요하다는 것이다.

2) 절주

음주조장 환경개선을 위한 주류 판매제도 개선 사업, 주류가격 조정사업, 교육 및 정보제공사업, 음주문제 예방사업, 모니터링시스템 구축 및 지원사업을 통하여 위험한 음주행동을 예방한다. 알코올 소비를 감소하기 위한 법적 제도적 장치를 마련함으로써 음주로 인한 폐해를 감소시켜 국민의 건강증진에 기여하고 있다.

이중 교육 및 정보제공 내용을 살펴보면 다음과 같다.

미디어 홍보, 절주지침서 제작 및 배포, 홍보, 주류용기에 표준잔 표기제도 도입 연구 및 시행, 표준화된 교육홍보자료 개발, 생애주기별 교육 홍보 및 절주상담, 주류취급 및 판매종사자 교육, 임산부 태아알코올증후군 교육을 포함하고 있다.

절주지침서 제작 배포 및 홍보는 과학적 근거에 의한 표준화된 절주사업지침서를 제작 배포하고 전 국민 홍보를 실시한다.

국가수준에서의 표준화된 교육홍보자료개발은 절주관련 정보 제공 및 교육홍보를 위한 자료개발 및 배포, 평가에 대한 내용을 포함하고 지침이 마련되어야 할 것이다.

생애주기별 교육홍보 및 절주상담은 대상별(생애주기별, 주류판매종사자, 임산부 등) 맞춤형 교육자료 개발 및 교육시행, 대상별 맞춤형 절주상담 및 홍보를 실시한다.

음주로 인한 폐해에 대한 인식을 제고하기 위하여 올바른 정보를 제공하고 교육하기 위한 교육활동과 효과성 있는 미디어 홍보전략이 중요하다.

2017년에 확충되는 사업은 절주사업이다. 현재 7조원 가량의 사회경제적 비용이 초래되는 음주를 사전에 예방하기 위해 작년까지 추진되어온 기존의 절주사업을 근간으로 음주조장환경 모니터링, 절주 서포터즈 운영 지원 및 건전 음주문화 캠페인 운영의 세가지 분야로 나누어 심도있는 음주폐해 예방관리 사업을 추진하게 된다.

올바른 건강정보를 제공하기 위해서는 한국교육방송공사와 함께 건강증진 전 분야에 대한 TV교육프로그램을 제작, 방영 및 배포할 예정이다.

3) 신체활동

규칙적인 신체활동은 건강을 증진시키고, 만성질환 위험인자를 감소시킴으로써, 궁극적으로 삶의 질 향상과 건강수명 연장에 기여한다.

신체활동 증진을 위해 다분야간 협력의 필요성과 정책수립과 환경조성, 사회적 태도변화를 위한 접근전략을 잡고 있다. 추진방향은 개발된 한국인 신체활동지침을 보급, 신체활동량을 늘리고 신체활동 미도달률을 줄이기 위한 개인적, 사회적, 국가적 노력을 강화, 신체활동을 증진시킬 수 있는 친화환경 조성이다.

신체활동 친화환경 활성화 홍보 캠페인으로는 범국민 건강생활 실천 캠페인과 연계한 지자체 신체활동 캠페인 활성화, 계단이용활성화, 공원 산책로에 칼로리, 거리 정보가 있는 게시판 설치, 건강도시와 연계한 지역사회기반 신체활동 활성화 환경조성, 민간기업의 자발적 참여를 통한 캠페인 확산 등이다.

인구집단별 생활터 신체활동증진을 위해서는 국가자격을 갖춘 건강운동 전문가 확보 및 활용을 하여 신체활동 증진 프로그램을 보급한다.

생애주기별, 생활터별 신체활동 프로그램 개발 및 보급, 신체활동 표준지침에 도달 못하는 취약계층 성인을 포함한 취약계층 기관 및 개인을 위한 신체활동 프로그램 개발 및 보급, 도시보건지소, 건강지원센터, 동행센터, 지역주민 등을 활용하여 신체활동 가이드라인 및 프로그램을 보급한다.

한국인 신체활동 표준지침을 대중에게 알리기 위해 지침확산 및 홍보, 미디어를 포함한 다양한 매체활용이 중요하다.

4) 영양

국민영양관리법에 근거한 체계적 영양관리 및 영양교육의 실현에 초점을 맞추고, 국민의 건강한 식생활 실천을 유도하고 관련 만성질환을 예방하여 건강수명 연장에 기여하고자 한다.

이를 달성하기 위한 일부분으로 생애주기별 올바른 식습관 형성 및 실천을 위한 영양·식생활 교육을 강화하고, 취약계층, 시설 및 단체, 질병예방 등을 위한 다양한 영양관리 사업을 개발하고 추진한다.

이를 실현하기 위해서는 식생활 지침의 주기적 개정 및 교육자료 개발·보급, 가공식품 및 외식음식 나트륨 함량 감량 사업과 더불어 영양표시 확대 및 인식제고, 건강체중 인식 확산을 위한 교육 및 홍보사업, 당류 저감화 사업 등이다.

건강체중 개념 확립 및 인식확산을 위해서는 지속적 캠페인 실시 및 role model 활용, 청소년 및 젊은 성인을 겨냥한 건강 체중 인식 함양을 위해서는 식사장애 고위험군에 대한 중재/관리방안 개발과 보급, 학교 및 직장에서의 교육/인센티브 제공 등이다. 당류 저감을 위해서는 소비자 인식고취를 위해 대국민 당류 저감 가이드라인 개발·보급, 교육·홍보, 어린이 청소년 대상 당류 섭취 줄이기 실천문화 확산을 위해서는 어린이 보육시설의 당류 저감 프로그램 및 교육도구 제공, 당류 저감 가이드라인 개발·보급을 한다.

2 중점과제별 활용사례

1) 금연

흡연을 예방하고 흡연자의 금연을 촉진하며, 비흡연자를 보호하기 위한 간접흡연 없는 환경을 조성함으로써 건강증진 및 건강수명 연장

[학교에서의 학교흡연예방사업 : 흡연예방활동]

(1) 목적

흡연을 시작하게 될 가능성이 높고, 매일 흡연자가 될 가능성이 큰 초중고등학생, 취업 청소년, 대학생, 군인 등에 대해 집단별 특성을 반영한 교육 상담 홍보 활동 전개

(2) 대상

중고등학생

(3) 내용

- 교내 및 교외의 금연인시 확산을 위해 지역 보건소, 타 학교 등과 연계하여 교내 및 학교주변에서 캠페인 진행
- 세계 금연의 날(5.31) 및 학교 축제기간을 활용

① 학생을 위한 활동

수업이나 모임 등 기존체계를 통해 정보 제공

㉠ 흡연예방교육(외부특강포함)

㉡ 금연 관련자료 전시

㉢ 교육자료 배포

㉣ 교내외 각종 행사에 금연 주제를 삽입 혹은 반영

② 학생에게 영향을 미칠 수 있는 활동

사회적·환경적 측면에서 구조적으로 금연 분위기 조성

㉠ 학교의 금연 방침 수립 및 준수 여부 감시

㉡ 학생과 교사들과의 연계 맺기

㉢ 상담교사의 적극적 활용

㉣ 지역사회의 청소년 대상 담배 판매 단속 활동

③ 학생이 참여하는 활동

흡연예방 활동의 기획이나 수행 단계에 학생 참여

㉠ 금연 연극, 금연 포스터전, 금연 사진전, 금연 글쓰기 대회, 금연 주제 체육행사, 등산 등
㉡ 금연광고 만들기
㉢ 지역사회 금연 캠페인

④ 학생을 통한 활동

다른 청소년 집단이나 성인의 금연을 중재하도록 하는 것
㉠ 가정통신문이나 교육자료를 통해 흡연 학부모의 금연유도
㉡ 또래 금연지도자 활동 지원
㉢ 학생을 통해 교직원, 관공서, 담배회사 등에 금연 권고 편지쓰기
㉣ 지역사회 금연 캠페인

각 급 학교에서 실시하고 있는 학생 활동의 사례

금연자료개발, 금연도우미, 금연동아리 활동, 흡연거절 역할극, 신문활용교육(NIE), 모의재판, 금연관련 기관 견학, 금연의 날 행사참여, 금연퀴즈, 금연경험 사례발표, 흡연예방노래 바꿔부르기 대회, 각종 공모(UCC공모전, 수기공모, 컴퓨터 그래픽 공모, 웹 콘텐츠 개발, 학부모 수기 공모, 역할극 시나리고 공모 등), 문화행사(인형극, 연극제, 팬터마임, 개그발표회, 민속놀이, 영화상영 등)

- 청소년 금연프로그램(청소년 금연동기유발프로그램 활동자료, 청소년 금연실천 프로그램, 청소년 금연실천 프로그램 보조자료)
- 흡연으로 유혹하는 담배회사의 두얼굴(소책자)
- 흡연으로 유도하는 담배광고, 다함께 바꿔요(소책자)
  담배 마케팅 실체 홍보교육자료 2종

2016년 국가금연서비스 사업

구 분	사업명	수행기관	주요 사업내용
아동 및 청소년 흡연예방 사업	학교 흡연예방 사업	시 · 도교육청 학교	• 2015년부터 전체학교 11,736개교(전체 학교의 100% 운영) • 기본항목만 이행하는 기본형과 기본항목 외 지역상황 및 학교특성 등을 고려한 특화사업을 추진하는 심화형으로 구분하여 운영 • 시 · 도 지역 실정에 맞는 특화사업 개발 및 추진, 학교흡연예방교육 지원 및 지역 내 자원협력체계 운영 강화

	아동 흡연예방 사업	시 · 도교육청 보건소 유치원 어린이집	• 5~7세 미취학아동의 연령, 성별에 맞는 동영상 및 동화 교재 개발 · 보급(국산 캐릭터 활동) • 국가금연지원센터, 시 · 군 · 구보건소, 지방교육청 등에서 관내 어린이집 및 유치원 직접 방문 교육 추진
흡연자 금연지원 서비스	지역사회중심 금연지원 서비스	시 · 도청 시 · 군 · 구 보건소	• 지역사회 흡연자의 금연실천을 위한 금연클리닉 운영 • 지역사회 금연환경조성(금연시설 · 금연구역 및 담배자동판매기 설치현황 등 이행실태 지도점검, 지자체 금연조례 제정을 통한 금연구역 지정 및 확대) • 금연교육 및 홍보(지역사회 자원연계 및 협조를 통한 교육 및 홍보 실시)
	금연상담전화	국립암센터	• 전화상담제공(1544-9030, 1년간 총 14회 금연상담서비스 제공, 유선이 어려운 경우 온라인 상담으로 전환, 필요시 보건소 금연클리닉과 연계 운영)
	온라인 금연지원 서비스	국립암센터	• 온라인 금연서비스(대상자별 금연프로그램, SNS 및 모바일 금연위젯 서비스 제공) • 금연관련 정보 제공 및 홍보(국가 금연정책 및 사업 관련 정보 제공, 금연사업 활성화를 위한 온라인 홍보) • 금연교육정보 지원(금연관련 교육 정보 수집 및 배포, 자가교육을 위한 금연교육 콘텐츠 구축 및 제공)
	대상별 맞춤형 금연지원 서비스	국가금연 지원센터, 지역금연 지원센터	• (학교밖 청소년) 전국 학교밖 청소년 대상 금연지원서비스 제공에 필요한 거점지원센터 마련, 금연지원서비스 및 흡연예방사업 실시 • (대학생) 17개 시 · 도 거점대학 금연지원센터 운영 지원, 금연지원 서비스 제공 및 금연캠퍼스 선포 등 실시 • (여성) 여성흡연자의 특성을 고려한 상담프로그램 제공 및 금연서비스 제공
		한국건강 관리협회	• 군인, 전 · 의경에 대한 다양한 금연지원프로그램 제공
	고도흡연자 대상 단기금연캠프	국가금연 지원센터, 지역금연 지원센터	• 금연의지 제고 프로그램(금연서약서 쓰기 등) • 체계적 · 전문적인 상담, 금연치료 연계, 캠프 종료 후 사후관리 등 • 대상자별 다양한 캠프 개설 • 의료기관 금연치료 및 캠프 수료자 연계
	병 · 의원 금연치료사업	국민건강 보험공단, 병 · 의원	• 금연 희망자는 금연치료프로그램에 참여한 병 · 의원(보건기관 포함)에 내원하여 등록 • 12주 기간 동안 6회 이내 상담, 금연치료의약품 또는 금연보조제 투약비용의 일정부분 지원

금연환경 조성사업	금연환경조성 제도화	보건복지부, 국가금연 지원센터	• 국민건강증진법 등 금연환경 조성을 위한 법적 근거 마련(금연구역 확대 · 강화, 담배판매 및 광고 규제 등) • 시 · 도의 금연구역 지정 및 관리에 대한 총괄
	대국민 홍보사업	보건복지부, 국가금연 지원센터	• 광고 및 언론홍보(공익광고, 방송프로그램, 교통광고, 시설광고, 인쇄매체, 인터넷 등 활동) • 뉴미디어 홍보(바이럴 동영상, 인포그래픽, 웹툰, 소셜미디어, 유튜브 등) • 캠페인(금연의 달, 세계 금연의 날 행사, 금연 서포터즈 등) • 홍보 및 교육자료 개발(대국민 대상 금연 · 흡연예방 홍보물 제작 · 배포)

출처 : 2016년 학교흡연예방사업 지침, 보건복지부, 한국건강증진개발원 국가금연지원센터

2) 절주(지역사회 음주폐해 예방관리)

음주량 감소문화조성 및 위험음주의 조기발견·개입을 통하여 지역사회의 음주 폐해 감소

우선권장 사업은 절주 교육 및 홍보, 고위험 음주자 조기선별, 상담 및 의뢰

(1) 교육 및 홍보

① 절주 교육 및 홍보

㉠ 사업주체 : 보건소

협력기관 : 중독관리통합지원센터, 민간단체, 학교

㉡ 대상

지역사회 주민(청소년, 임산부, 직장인, 노인 등 대상자별 교육)

㉢ 내용

ⓐ 절주지침서 제작 배포 및 홍보

과학적 근거에 의한 표준화된 절주사업지침서를 제작 배포하고 전국민 홍보실시

ⓑ 주류용기에 표준잔 표기제도 도입 연구 및 시행

주류지침서 작성시 반드시 필요한 표준잔에 대한 연구 시행

표준잔에 대한 대국민 홍보 실시

ⓒ 표준화된 교육홍보자료 개발

절주관련 정보제공 및 교육홍보를 위한 표준화된 자료 개발 및 배포, 평가

ⓓ 생애주기별 교육홍보 및 절주상담

생애주기에 따른 대상별 맞춤형 교육자료 개발 및 교육시행

대상별 맞춤형 절주상담 및 홍보

ⓔ 주류취급 및 판매종사자 교육

ⓕ 임산부 태아알코올증후군 교육 시행

보건소 및 병의원 등록시 태아알코올증후군에 대한 교육 실시

ⓖ 미디어 홍보

공중파 홍보방송 제작 및 방송

실내 및 옥외 절주홍보물(영상 및 포스터) 제작 및 설치

청소년 음주폐해예방교육, 임산부 산전교실 연계 음주폐해예방교육, 노인대상 만성질환·치매예방을 위한 절주교육, 직장인 대상 절주회식문화 실천을 위한 절주교육 등

* 교육대상별 음주폐해예방교육 교재·홍보 동영상을 활용하고, 절주전문강사와 연계한 교육 실시

② 음주폐해 예방의 달(11월) 월간 캠페인 운영

㉠ 지역사회 매체를 활용한 음주폐해 예방 홍보

㉡ 지역사회 관계기관과 연계를 통한 캠페인 실시

음주폐해예방 포스터

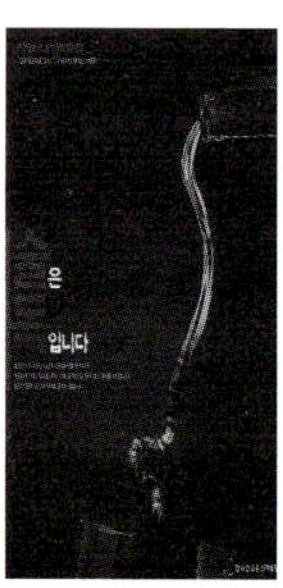

청소년용

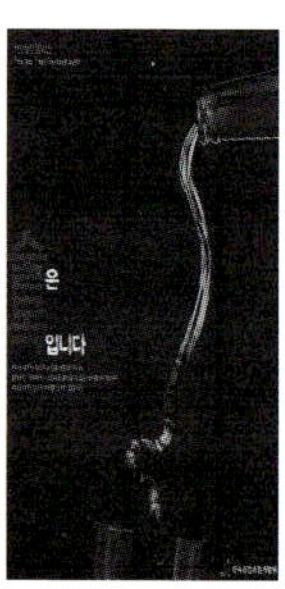

성인용

청소년 음주예방 홍보캠페인 '19금酒' 홍보물

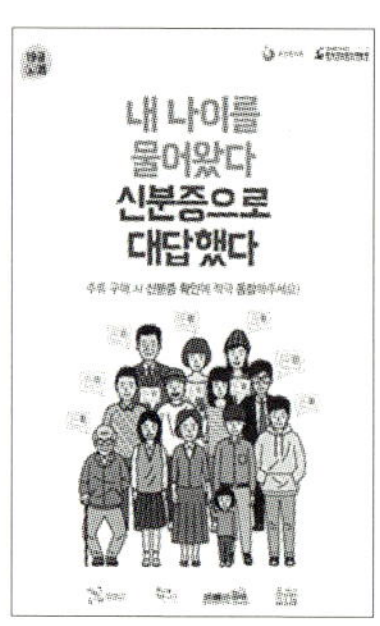
내 나이를 물어왔다
신분증으로 대답했다

사람

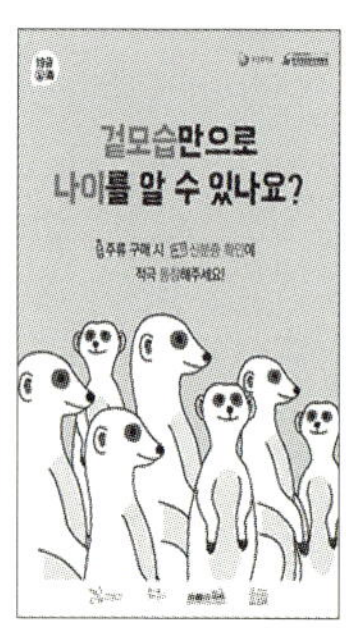
겉모습만으로
나이를 알 수 있나요?

미어켓

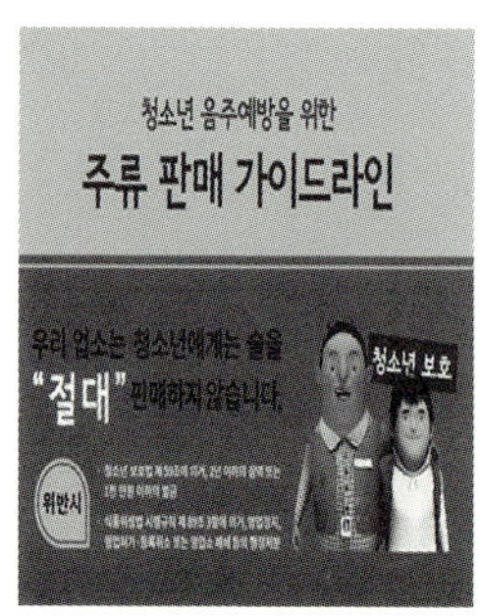
청소년 음주예방을 위한
주류 판매 가이드라인
우리 업소는 청소년에게는 술을
"절대" 판매하지 않습니다.
청소년 보호
위반시

신분증확인 선택 아닌 필수

(2) 조기선별 및 상담

지역사회 고위험음주자 조기선별, 상담 및 의뢰사업(조기발견 및 개입서비스 계획 수립)

① **사업주체** : 보건소
협력기관 : 지역병원(병 · 의원), 건강보험공단, 중독관리통합지원센터

② **대상** : 지역사회 고위험음주자

③ **내용**
㉠ 보건소 및 복지관 등 지역사회에서의 조기선별 및 의뢰
㉡ 중독관리센터 및 정신보건센터의 상담 및 재활 서비스 제공
㉢ 알코올 중독 치료병원과 지역 중독관리센터 및 정신보건센터 간의 상호연계 확대
㉣ 저소득 고위험음주자에 대한 상담 및 치료서비스

3) 신체활동

[생애주기별 건강문제를 고려한 교육 및 프로그램 제공]

(1) 목적

① 지역주민들을 대상으로 올바른 신체활동 지식을 제공함으로써 일상생활 규칙적인 신체활동 실천 활성화 유도
② 체계적인 실기프로그램 제공을 통한 신체활동 실천 방법 습득 유도

(2) 대상

① **지역주민**
㉠ 보건소 내소자로 구성된 생애주기, 건강문제별 그룹
㉡ 지역사회 생활터 주민
㉢ 불특정 다수의 주민집단

(3) 사업체계

이론교육과 실기교육의 적절한 배분을 통해 주민에게 올바른 신체활동 지식 및 실천방법을 교육하여 일상생활에서 신체활동을 실천하도록 유도

(4) 사업내용

① 이론교육

생애주기별 권장 이론교육 주제 및 목표

㉠ 신체활동 실천율 향상

ⓐ 지식정보서비스

신체활동의 중요성 및 생애주기별 건강문제 예방을 위한 정보의 이론교육

⇨ 신체활동의 중요성 인식향상 및 올바른 지식습득

ⓑ 실천역량서비스

신체활동 실천방법, 생애주기 건강문제 맞춤형 신체활동 실천방법 실기교육

⇨ 효과적인 신체활동 실천방법 습득 및 신체적 건강 향상

㉡ 공동 주제

일반 주민을 대상으로 신체활동의 정의 및 중요성, 건강증진효과, 실천 가이드라인을 교육함으로써 올바른 지식습득을 통한 일상생활 실천을 유도

㉢ 아동, 청소년 주제

ⓐ 성장기 신체활동과 건강, 성장기 비만과 신체활동, 성장기 신체활동 실천방법 등을 교육하여 성장기 신체활동 친화적 인식 형성 도모

ⓑ 건강습관 형성시기임을 고려하여 눈높이에 맞게 흥미를 유발할 수 있는 교육방법을 적용

* 활동지, 동영상, PPT, 퀴즈 등

㉣ 성인 주제

ⓐ 신체활동의 중요성, 비만으로 인한 만성질환 유병 위험성, 신체활동의 비만 및

만성질환 예방효과 등 교육

ⓑ 여가 및 휴식시간의 일상생활에서 효과를 얻을 수 있는 신체활동 실천 전략을 교육하여 활동적인 생활방식 유도

㉤ 노인교육

ⓐ 연령의 증가에 따른 신체기능의 변화과정 교육

ⓑ 일상생활 신체기능 유지 및 질환관리를 위한 운동방법 교육

※ 실기교육과 연계할 것을 권장

② 실기 프로그램 제공

㉠ 목적

신체활동 및 운동 프로그램을 운영하여 주민에게 신체활동 참여기회를 제공하고, 참여자의 신체적 건강증진과 더불어 향후 일상생활에서 자발적으로 신체활동을 실천할 수 있는 방법을 교육

㉡ 생애주기별 권장 프로그램 제공 목표 및 주요 전략

구분	목표	프로그램 전략
아동 · 청소년	성장기의 활동습관 형성 및 체력 향상	1) 놀이, 게임, 뉴스포츠 형태로 흥미로운 프로그램 2) 고강도 수준의 신체활동 실천 유도 3) 주 5회, 1회 60분 이상 권장
성인	비만 및 만성질환관리	1) 일상생활 신체활동 실천 프로그램 제공 2) 비만 및 만성질환 관리를 위한 프로그램 제공 3) 주 3회, 1회 50분 이상 권장 4) 내소 · 생활터 방문 프로그램 운영 권장
노인	일상생활 건강기능 유지 및 건강수명	1) 낙상예방을 위한 유연성, 평형성, 근력운동프로그램 2) 걷기 향상을 위한 걷기교육 프로그램 3) 주 3회, 1회 50분 이상 권장 4) 생활터 방문 프로그램 운영 권장

(5) 신체활동 활용 가능한 매체(생애주기별 교육 및 프로그램)

활용대상	표지제목	주요내용	출처 및 다운로드
대국민	한국인을 위한 신체활동 지침서	생애주기별 신체활동 가이드 신체활동의 용어정리 일상생활 신체활동 실천방법 등	보건복지부 홈페이지 www.mw.go.kr (정보–연구정보–발간자료)
	국민 암예방을 위한 실천지침서 (신체활동)	암예방을 위한 신체활동 지침 생활 속 신체활동을 통한 암예방 가이드 수록	국가암정보센터 (암정보나눔터–텍스트–책자 및 발표자료)
	국민 암예방을 위한 실천 지침서(건강체중)	생활 속 건강체중 유지를 통한 암예방 가이드 수록	
임산부	임산부를 위한 운동 가이드라인	임산부 신체활동의 중요성 임신 주기별 신체활동 실천방법	국민건강지식센터 홈페이지 hqcenter.snu.ac.kr (건강집현전–운동정보)
영유아	'애들아 뛰어놀자' 영유아 신체활동 프로그램 운영 매뉴얼	영유아 신체활동의 중요성 일반, 전통놀이 신체활동 프로그램 운영 가이드	한국건강증진 개발원 홈페이지 www.khealth.or.kr (건강증진자료실–발간 자료–지침교육홍보자료)
	'건강새싹' 함께 키워요	지역사회 참여형 영유아보건프로그램	
아동·청소년	'뉴스포츠 프로그램을 활용한' 아동청소년 신체활동 늘리기	아동청소년 신체활동의 중요성 뉴스포츠 프로그램 운영 가이드	교육부 학생건강정보센터 schoolhealth.kedi.re.kr (학교체육)
	건강과 체력의 이해 및 비만관리 학습자료	건강체력의 이해 이론교육자료 비만관리 학습이론 교육자료	
성인	오피스 짬짬이 스트레칭 2.0	직장인 틈새시간 스트레칭 프로그램	한국건강증진 개발원 홈페이지
	성인여성 건강체중을 위한 신체활동가이드 및 교육매체	신체활동과 건강체중, 건강체중 확인법, 체중조절을 위한 운동방법 등 다양한 정보 수록 현장에 즉각 적용 가능한 동영상, PPT, 교안 등의 교육매체	
	직장인을 위한 체조	사무직, 생산직 근로자를 위한 신체활동 동영상	보건복지부 홈페이지 (정보–정책홍보–동영상 자료)

노인	'사뿐가뿐 활력운동' 허약노인 운동교육자료	간단한 허약노인 스트레칭, 근력운동 포스터	한국건강증진 개발원 홈페이지
	'이혼에도 자신있게' 건강운동 노인 신체활동교실	일반형, 허약형 노인을 대상으로 한 운동프로그램	
기타	체중관리 프로그램 북	장애인 체중관리를 위한 운동 프로그램 8주프로그램제공	국립재활원 공문요청
	시각장애인을 위한 운동 길잡이	시각장애인 운동프로그램 운영 매뉴얼	국민건강지식센터 홈페이지 hqcenter.snu.ac.kr (건강집현전–운동정보)

(6) 홍보캠페인을 통한 신체활동 중요성에 대한 인식 고취

4) 영양

[저소득층 어린이 · 청소년 대상 건강과일바구니 사업]

(1) 목적

① 체계적인 영양교육을 통해 올바른 식습관 형성의 중요성 인식과 태도변화를 유도하여 스스로 건강한 식습관 관리를 할 수 있도록 하여 평생 건강유지 도모

② 과일 및 채소의 접근성이 낮은 저소득층 어린이·청소년에게 신선한 과일 및 채소를 간식으로 제공함으로써, 과일에 대한 접근성 제고와 섭취량의 증가를 통해 건강 식습관을 유도하여 비만 예방 및 성인기 만성 질환예방

(2) 대상

지역아동센터 이용 어린이·청소년

(3) 사업내용

① 영양교육

㉠ 개요

ⓐ 중점대상 – 지역아동센터

ⓑ 교육장소 – 지역아동센터

㉡ 강사

ⓐ 보건소 영양사 또는 지역사회 연계를 통한 영양사 파견

ⓑ 지역아동센터 담당 교사

＊ 지역아동센터 담당교사가 직접 교육을 할 경우

건강과일 바구니 교육프로그램 교수학습지도안 및 교사용 교육매체를 활용한 사전 지도자 교육실시(한국건강증진개발원 홈페이지–발간자료–지침교육 홍보자료, 건강과일바구니 검색)

㉢ 방법

ⓐ **교육회수** : 6차시(과일먹기 6차시, 채소먹기 6차시 중 선택가능)
현장의 실정에 따라 확대, 축소 조정가능

ⓑ **교육시간** : 각 40분

ⓒ **교육방법** : 체험중심의 교육진행

ⓓ **교육내용 및 매체의 구성** : 교육매체는 보건소에서 제작하여 현장에 지원하며, 그 내용은 한국건강증진개발원 홈페이지 발간자료에서 다운로드 받아 활용함

차수	주제	내용	교육매체종류				
			학습 지도안	파워 포인트	활동지	가정 통신문	동영상 자료
과일 1차	간식을 안전하게 먹는 법	오리엔테이션 내가 먹고 있는 간식 살펴보기 식중독 예방하기	○	○	○	○	○
과일 2차	간식으로 무엇을 먹을까	내가 좋아하는 간식 고르기 건강한 간식 이야기하기	○	○	○	○	○

과일 3차	과일 이야기	내가 좋아하는 과일 이야기하기 건강도우미 과일이야기 알록달록 색깔별 과일 이야기	○	○	○	○	○
과일 4차	건강하게 간식을 먹는 방법	식품자전거에 대해 알아보아요 인스턴트 간식은 어떻게 먹어야 할까요? 건강간식 OX 퀴즈	○	○	○	○	○
과일 5차	건강한 어린이 튼튼한 어린이-1	어린이 식생활 지침이야기	○	○	○	○	X
과일 6차	내가 만드는 과일요리	과일을 이용한 요리만들기 가로세로 낱말퍼즐	○	○	○	○	X
채소 1차	과일이랑, 채소랑	오리엔테이션 과일에 대한 애정도 테스트 과일과 채소의 공통점 알기	○	○	○	○	X
채소 2차	꼴깍꼴깍 채소 맛보기	채소 반찬 먹기 채소는 왜 먹어야 할까요? 채소 먹는 방법	○	○	○	○	X
채소 3차	채소야 놀자	채소밭 꾸미기 과일채소 빙고게임	○	○	○	○	X
채소 4차	건강한 내 몸 만들기	건강체중의 의미알기 나의 건강체중 알기 건강체중유지의 좋은 점	○	○	○	○	X
채소 5차	건강한 어린이 튼튼한 어린이-2	어린이 식생활 지침 이야기	○	○	○	○	X
채소 6차	내가 만드는 채소요리	채소를 이용한 요리만들기 도전 골든벨	○	○	○	○	X

교육자료

* 중앙배포자료

한국건강증진개발원 → 건강증진자료실 → 발간자료 → 지침/교육/홍보자료에서 확인가능

* 가정연계

영양교육 종료 후 가정통신문 전달배부, 가능한 경우 학부모대상교육도 실시하여 가정 내에서도 연계교육이 이루어질 수 있도록 함

② 건강과일 바구니사업 관련 활용 가능한 매체

번호	표지 제목	목차 및 주요내용
1	**건강과일이야기** 학생용차시별 종합교육자료	과일먹기 6차시, 채소먹기 6차시 총 12차시의 교수학습지도안, PPT자료, 가정통신문, 활동지, 동영상 등이 종합적으로 수록되어 있는 자료
2	**여섯고개 숨바꼭질** 채소랑 과일이랑 학생용 활동교재	1. 어디서 왔을까? (과일의 일생 등) 2. 내가 사과야, 나는 호박인데? (과일, 채소 관찰하기) 3. 언제 먹어야 할까요? (과일의 선택과 보관) 4. 왜 먹어야 할까요? (과일의 영양소) 5. 나를 변신시켜줘 (뻔뻔한 요리) 6. 얼마나 먹어야 할까? (채소, 과일 1회섭취분량) 7. 만들기 (나만의 농장만들기)
3	**어린이** **건강식생활교육매거진** **교사지침서** 채소랑 과일이랑 학생용 활동교재	개요, 교재구성, 지도내용, 교수 · 학습 과정안 사례 '채소랑 과일이랑 학생용 활동교재'를 위한 교사용 지침서
4	**어린이용 과일바구니** 학생용 가정통신문 및 활동지 모음집	과일먹기 6차시, 채소먹기 6차시 총 12차시의 가정통신문과 활동지가 수록되어 있는 PDF자료
5	**건강과일 바구니** **사업 매뉴얼**	개요, 계획, 내용, 행정, 기타사항 관련 서식 및 실적보고 양식 사업의 소개와 운영, 세부내용, 행정사항, 관련된 각종 양식의 안내
6	**'건강한 미래'** 청소년을 위한 바른 식생활 지침	식품구성, 권장섭취량, 나트륨 및 지방줄이기, 건강체중, 아침먹기 등의 내용을 수록한 리플렛(총 6쪽)
7	**건강한 식생활** 어린이 식생활지침서	1. 식사는 알맞게, 골고루 먹자 2. 바르게 선택한 간식을 먹자 3. 다양한 운동으로 건강 체중을 가꾸자
8	**건강체중 알리미 학교** 아동비만예방 프로그램	건강체중, 당, 나트륨, 지방, 간식, 식사, 영양표시, 식품구성, 신체활동 등 관련 교육 안내서 1종과 포스터 12종으로 구성
9	**청소년의 평생건강,** **건강체중 만들기로**	비만, 과일 및 채소섭취, 식생활지침에 관한 정보를 그림으로 나타낸 인포그래픽 자료

※ 출처 및 다운로드 : 한국건강증진개발원 → 건강증진자료실 → 발간자료 → 지침/교육/홍보자료 → 검색

요 약

보건교육방법은 보건교육 학습내용을 전달하고 학습활동을 지원하기 위해 사용하는 방법과 보건교육 학습활동의 다양한 방법들을 잘 알아야 한다. 학습자 연령과 학습집단 크기, 이전 보건교육 유무 등 보건교육 목표에 맞는 보건교육 내용을 개발해야 한다. 왜 가르치려는가, 무엇을 가르칠 것인가, 어떻게 가르칠 것인가에 대한 내용을 효율적으로 전달하기 위해 대상, 주제, 상활에 맞는 효과적인 보건교육방법과 교육적, 정책적, 환경적 전략을 세워 융복합적으로 적용할 수 있는 능력을 갖추어야 한다.

교육매체란 교육목표 달성을 위해 교수자–학습자, 학습자–학습자 간에 학습에 필요한 커뮤니케이션이 발생하도록 도와주는 모든 매개수단과 시스템이다.

교육목표가 효과적이고 매력적인 방법으로 명확하게 달성되기 위해 필요한 커뮤니케이션이 발생하도록 지원해주는 다양한 형태의 매개수단이다.

제4차 HP2020국민건강증진종합계획은 기존사업의 확대 및 강화이다. 금연사업 효율화, 건강증진사업 평가 강화, 모바일 헬스케어 시범사업 확대, 국민영양사업 내실화, HP2020 정책분석 대표지표 확대, 농어촌보건의료사업 및 절주사업 확충 등이다. 건강증진기금으로 지원되는 정부수탁 사업에 대한 평가를 강화할 것이다. 모바일 헬스케어사업은 2016년 10개 보건소를 대상으로 시범사업으로 추진되었으나 2017년 35개 보건소로 확대하여 2018년에 모바일헬스케어사업을 추진할 수 있는 인프라를 구축할 예정이다. 그러므로 중점과제별 활용사례를 숙지해서 능력 있는 보건교육사로서의 역할과 직무를 잘 수행할 수 있어야 할 것이다.

참고문헌

건강증진개발원 www.khealth.or.kr

김명, 고승덕, 김영복, 김혜경, 손애리, 유승현, 이자경, 황명희송. (2014). 보건교육 · 건강증진 이론. 계축문화사.

김명, 서미경, 서혜경, 김영복. (2004). 보건교육의 이론과 적용. 계축문화사.

김영복 외. (2014). 보건교육방법론. 한미의학.

김혜경 외. (2012). 보건교육학. 한미의학.

네이버블로그 유헬스 웹 서비스의 발전

백영균, 박주성, 한승록, 김정겸, 최영숙, 변호승, 박정환, 강신천, 김보경. (2010). 교육방법 및 교육공학. 학지사.

보건복지부 www.mohw.go.kr

서미경, 정영철, 최은진, 김동진, 전진영, 민상희. (2007). 보건교육 프로그램, 자료의 표준화 및 통합적 운영방안. 한국보건사회연구원, 건강증진기금사업지원단.

손애리. (2004). 보건행태 및 보건교육이론. 삼육대학교 출판부.

이인학, 이기영, 김규태, 최성열, 신성철, 박지은, 류관열, 김도진. (2013). 최신교육의 이해. 학지사.

이종연. (2004). 교육공학의 이해와 적용. 도서출판 원미사.

이지연. (2008). 교육방법 및 교육공학. 서현사.

임용업. 모바일 헬스가 열어갈 스마트헬스케어시대. TTA Journal Vol.148 33-36.2013.

조규락, 김선연. (2008). 교육방법 및 교육공학. 학지사.

한국보건복지인력개발원 www.kohi.or.kr

한국보건복지인력개발원. 보건교육 관련 교과목의 표준 교육과정 개발에 관한 연구(건강증진연구사업 정책 10-19). 2010. 한국보건복지인력개발원, 건강증진사업지원단.

제2장

이론에 근거한 교육전략

제2장

이론에 근거한 교육전략

| 교육목표 | 1. 보건교육에 적용되는 대표적 이론을 열거하고, 주요 구성요소를 설명할 수 있다.
2. 보건교육 프로그램 개발을 위한 이론 적용의 유의사항을 설명할 수 있다.
3. 이론을 적용하여 보건교육의 중재 방법과 전략을 개발할 수 있다.

제1절 보건교육 관련이론

전통적으로 보건교육의 가장 중요한 목적은 각 개인이 보건행동을 실천하도록 하는데 있다. 즉, 불건강 행동을 하는 개인의 행동변화를 유도하여 보건행동을 실천하도록 하는 것이다. 이를 위해 반드시 선행되어야 하는 것은 인간의 행동에 대한 올바른 이해이다. 인간이 특정한 행동을 하게 되는 원리에 대한 이해를 바탕으로 행동변화의 요소들을 파악하고 행동변화를 달성할 수 있는 방법을 발견하게 된다. 이러한 행동이론들은 심리학이나 사회학 분야에서 발달하기 시작하였지만 현재는 보건교육에서 일반적으로 많이 활용되고 그 실용적 측면이 크게 향상되고 있어 개인이 질병을 예방하고 건강을 증진시키고 만성적인 질환을 잘 관리하도록 하는데 또한 조직이나 지역사회의 건강을 향상시키는데 중요한 역할을 하고 있다.

인간의 행동에 관련된 이론들은 첫째, 인간의 내면세계에서 일어나고 있는 심리적인 측면에 입각하거나 둘째, 외부환경과의 상호작용관계를 통해 인간의 행동을 이해하려는 노력으로 구분할 수 있다. 효과적인 보건교육을 기획, 실행, 평가하기 위해서는 많은 시간, 노력, 실습이 요구된다. 매우 경험이 많은 교육자 일지라도 보건교육 프로그램을 개발하는 것은 어려운 일인데, 이는 프로그램의 대상, 자원, 환경이 달라지기 때문이다.

1 건강행동이론

1) KAP Model(Knowledge Attitude Practice Model)

KAP Model은 전통적인 보건교육의 원리로, 지식은 학습자의 태도에 영향을 미치고 태도는 행동에 영향을 미쳐 행동이 바르게 교정된다는 원리이다. 인간 행동의 복잡한 영향요인을 단순화시켜 설명하였다는 제한이 있다.

지식은 어떤 대상에 대해 배우거나 실천을 통해 알게 된 명확한 인식, 정보, 이해를 의미한다. 지식의 단계는 인지적 지식(awareness-knowledge), 실제적 지식(how-to-knowledge), 원리적 지식(principles-knowledge)으로 구분된다(Rogers, 1995). 인지적 지식은 새로운 사실에 대한 지식이다. 인지적 지식은 개인이 새로운 사실에 대해 더 학습하도록 동기를 유발하는 역할을 한다. 행동수정의 필요성, 새로운 행동수정의 방법 또는 보건교육 프로그램의 존재에 대한 인식(예를들어 다이어트의 필요성, 새로운 다이어트방

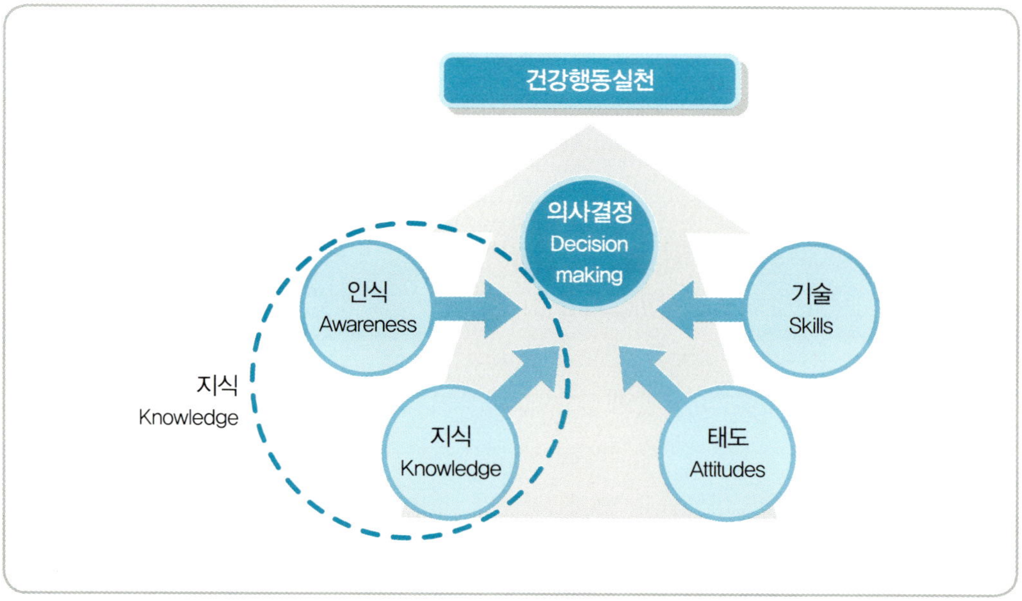

[그림 2-1] KAP Model의 원리에 의한 보건교육의 과정

법의 존재 등)을 의미한다. 실제적 지식은 건강행동을 올바로 실천하는 방법에 대한 지식이다. 예를 들면 새로운 다이어트 방법에 대한 구체적인 지식을 말한다. 원리적 지식은 새로운 건강행동의 실천이 어떻게, 왜 건강개선을 나타내는지를 설명하는 작동원리에 대한 지식이다. 예를 들어 새로운 다이어트 방법이 체중감소를 유발하고 건강개선을 유도하는 원리를 설명하는 지식이다. 지식은 태도 및 행동변화의 필수적 기초가 된다. 그러나 지식만으로는 건강행동실천을 유도할 수 없어 충분조건은 되지 못한다.

한편 태도는 특정한 사물, 사람, 또는 상황에 대한 비교적 일관된 감정 또는 믿음을 의미한다. 합리적 행동론에 의하면 태도는 특정행동의 결과에 대한 믿음(신념)들로 결정된다. 태도는 사람이 특정한 행동을 실천하도록 이끄는 결정요인이므로 건강행동실천에 대한 긍정적 태도형성은 중요하다.

건강행동을 실천하기 위해서는 지식과 태도의 변화 뿐 아니라 기술의 발달이 선행되어야 한다. 기술은 특정행동을 잘 할 수 있는 방법이나 능력을 의미하며, 보건교육에서 건강행동의 실천과 관련된 기술은 건강기술과 생활기술로 구분된다. 건강기술은 특정 건강행

[표 2-1] 청소년 흡연예방/금연교육에 적용된 건강기술과 생활기술 사례

건강기술	생활기술		
	의사소통과 대인관계기술	의사결정과 비판적 사고기술	대처와 자기관리기술
• 자신의 흡연습관 관찰하기 • 자신의 니코틴 의존도 평가하기 • 니코틴 보조제 사용법 • 식사 후 산책하기 • 흡연욕구 시 심호흡하기 • 목욕과 운동으로 몸 속의 담배 유해물질 배출시키기	• 흡연의 개인적, 사회적 부정적 결과와 이들을 하지 말아야 하는 이유에 대하여 주위 사람들에게 정보 전달하기 • 어른들에게 차 안이나 실내에서 아이들과 함께 있을 때 금연할 것을 요청하기 • 친구가 흡연하게 된 이유를 듣고 이해하기 • 호소력 있으면서 단호한 어조로 흡연의 대안적 행위 제안해주기 • 학교금연정책을 시행토록 학교고위 관계자들 설득하기 • 친구와 절교하지 않으면서 친구들의 흡연압력에 저항하기 • 금연을 시도하려는 친구에게 도움주기	• 흡연의 결과에 대한 정보 모으기 • 청소년들이 흡연해서 얻게 되는 장점과 단점에 대하여 비교분석하기 • 흡연하지 않는 사람들이 흡연하지 않는 이유를 파악하기 • 다수의 청소년들이 흡연하는 상황에서 금연하도록 결정하기 • 금연을 결심하고 도움을 받을 곳 찾기 • 담배 광고의 의도 분석하기 • 담배구입 비용이 어떻게 사용될 수 있는지에 대하여 예측해보기 • 흡연하는 이유를 분석하고 이를 대체할 방법 찾기	• 스트레스를 발생시키는 요인 분석하기 • 운동, 명상, 시간관리를 통하여 스트레스 해소하기 • 금연을 지지해 줄 수 있는 사람과 친구되기

동을 잘 수행할 수 있는 능력으로 예를 들어, 손씻기, 잇솔질, 심폐소생술 등이 포함된다. 한편 생활기술은 일상생활에서의 요구와 도전을 효과적으로 다룰 수 있는 적응적, 적극적 행동능력을 의미하며, 의사소통과 대인관계기술, 의사결정과 비판적 사고기술, 대처와 자기관리기술로 구성된다.

2) 건강신념모형(Health belief model)

건강신념모형은 미국의 공중보건 서비스에서 근무하는 사회심리학자들에 의해 질병 예방이나 진단을 위한 프로그램의 성공률이 낮은 이유를 설명하기 위하여 1950년대에 처음으로 개발되었다. 학자들은 질병예방행동을 제한하는 요소를 밝혀서 사람들의 건강행동을 설명하고자 건강신념 모형을 개발하였으며, 후에 이 모형은 건강 관련행동을 설명하는 가장 영향력 있고 널리 이용된 사회심리적인 접근이 되었다.

건강신념모형은 객관적인 사실보다는 인지(perception)가 건강행동에 더 중요한 영향을 준다는 이론이다. 즉, 인지된 감수성 및 심각성과 함께 건강행동과 관련된 혜택과 장애요인에 대한 비교검토가 건강행동의 수행에 중요한 영향을 준다고 주장한다.

건강신념모형에 따르면 건강행동의 실천가능성은 ① 질병발생의 가능성이 크다고 믿을 때, ② 질병이 심각한 결과를 가져올 것이라 믿을 때, ③ 건강행동의 결과로 나타날 수 있는 부정적 측면보다 혜택이 더 크다고 믿을 때, ④ 건강행동을 촉발시키는 사건을 경험할

Ⅰ. 인지된 위협감(perceived threats)
a. 인지된 감수성(perceived susceptibility) b. 인지된 심각성(perceived severity)
Ⅱ. 결과기대(outcome expectation)
a. 특정 건강행동에 대한 인지된 혜택(perceived benefits) b. 특정 건강행동을 실천하는데 관련된 인지된 장애요인(perceived barriers)
Ⅲ. 행동의 계기(cues to action)
Ⅳ. 자기효능감(efficacy expectation)

[그림 2-2] 건강신념모형의 구성요소

때, ⑤ 건강행동실천을 방해하는 요인을 극복할 수 있다는 자신감이 있을때 증가한다.

3) 합리적 행동론/계획된 행동론(Theory of reasoned action/Theory of planned behavior)

합리적 행동론은 개인의 동기유발이 행동가능성을 높이는 결정요인임을 강조한다. 즉, 인간의 행동은 그 행동을 하고자 하는 개인의 의도에 의해 결정되기 때문에 행동하고자 하는 의향은 행동에 대한 가장 직접적인 결정요인이 된다. 또한 개인의 행동의도는 행동수행에 대한 개인의 태도와 행동수행에 대한 다른 사람들의 생각에 대한 믿음에 의하여 결정된다고 설명한다. 개인이 특정한 행동을 함으로 얻게 될 결과가 긍정적이면 그 행동수행에 대한 긍정적인 태도를 갖게 될 것이고 주위의 사람들이 그 행동수행을 긍정적으로 본다면 개인은 이들의 기대를 만족시키기 위한 동기가 생길 것이며 이후에 긍정적인 개인의 행동을 할 것으로 예상된다는 것이다. 합리적 행동론은 행동의도에 영향을 미치는 결정요인으로 태도와 주관적 규범의 중요성을 강조하였으나, 이후에 인지된 행동통제의 요소를 보완하여 계획된 행동론으로 발전하였다.

계획된 행동론에서는 건강행동의 실천의도는 ① 특정행동을 하면 좋은 결과가 있을 것이라고 믿고, ② 그 행동을 하도록 하는 사회적 압력이 있다고 인식할 때, ③ 행동실행이 쉽게 이루어질 수 있다고 인식할 때 증가하고, 행동의 실천가능성도 증가한다.

[표 2-2] 계획된 행동론의 구성요소

구성요소	정의
행동의도(behavioral intention)	특정 행동에 대한 동기유발(motivation)이나 준비(readiness) 상태
행동에 대한 태도(attitude)	행동의 결과에 대한 믿음과 평가
주관적 규범(subjective norm)	의미있는 타인의 생각에 대한 믿음과 이를 따르려는 동기
인지된 행동통제 (perceived behavioral control)	촉진 또는 장애상황의 발생가능성에 대한 인식과 각 상황의 영향력이 행동수행을 어렵게 또는 쉽게 만들 가능성에 대한 인식

4) 변화단계이론/범이론적 모형(Stages of change theory/Transtheoretical model)

변화단계이론 또는 범이론적 모형은 건강행동의 실천에 대한 준비도는 개인에 따라 다

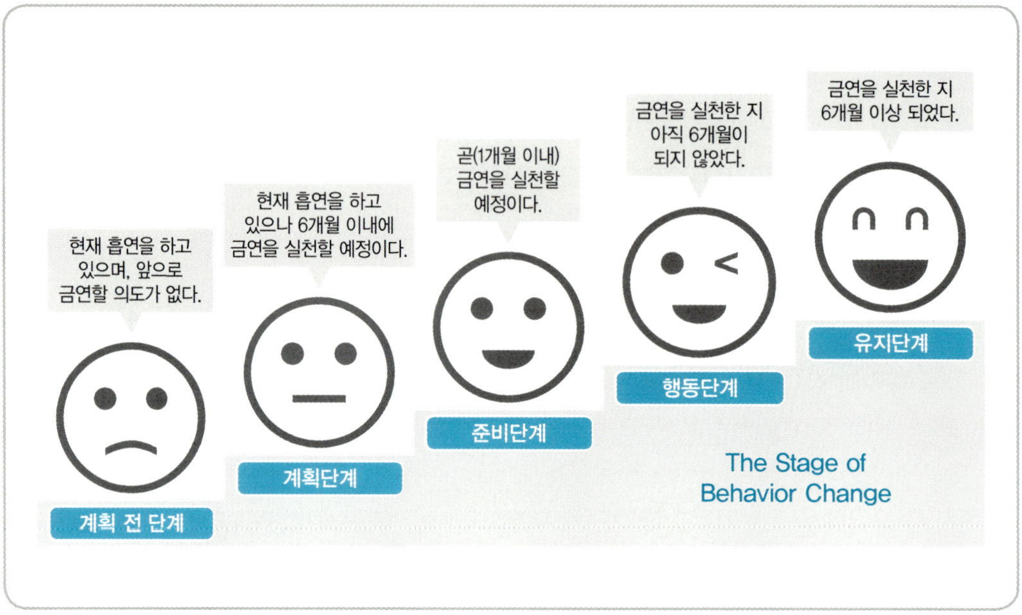

[그림 2-3] 금연 행동변화단계

출처 : http://slco.org/healthy-lifestyles/blog/stages-of-change/재인용

르며, 건강행동의 변화를 성공과 실패의 이분된 범주로 볼 것이 아니라 점차로 일어나는 역동적인 과정으로 이해해야 함을 설명하는 이론이다. 변화단계이론에서는 불건강 행동이 건강행동으로 변하는 단계(변화단계, stages of change)가 있음을 제시한다.

행동변화단계를 진행시키는 데는 변화과정(processes of change), 의사결정균형(decisional

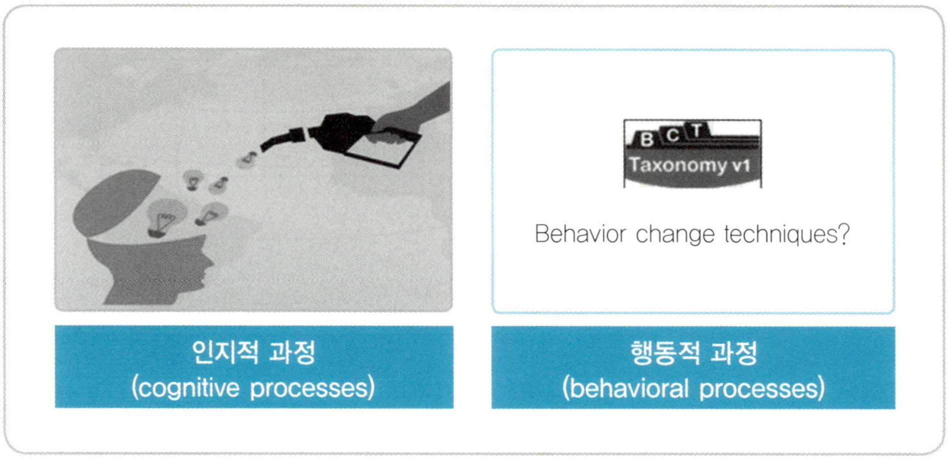

[표 2-3] 금연교육과 관련된 변화과정

	변화과정	금연교육에의 적용
인지적 과정	인식제고(consciousness raising)	금연의 필요성, 지식, 방법에 대한 인식
	극적 안도, 정서적 각성 (dramatic relief, emotional arousal)	흡연으로 인한 두려움의 증가, 금연으로 인한 안도감 경험
	환경재평가(environmental reevaluation)	자신의 흡연이 환경에 미치는 영향에 대한 인식
	자아재평가(self reevaluation)	흡연이 자신에게 미치는 영향에 대한 인식 나쁜 습관을 가진 자신의 모습에 대해 인지적, 정서적으로 평가
	사회적 해방(social liberation)	사회자체가 금연을 장려하는 방향으로 변하고 있다는 인식
행동적 과정	대체행동형성(counterconditioning)	흡연습관을 운동 등 대안적 행위로 대치
	지원관계형성(helping relationship)	금연을 위한 노력 과정에서 타인으로부터 받은 지원
	강화관리(reinforcement management)	금연을 통하여 얻게 된 보상
	자아해방(self liberation)	금연을 실천하고자 하는 자신의 선택과 노력
	자극조절(stimulus control)	금연을 촉진 또는 방해하는 요인에 대한 통제

balance), 자기효능감(self-efficacy)이 중요한 역할을 한다. 변화과정은 개인이 행동을 변화시킬 때 사용하게 되는 인지적 기술과 행동적 기술을 의미한다. 변화과정의 인지기술은 인지적 과정 또는 경험적 과정이라 하며, 행동기술은 행동적 과정으로 설명한다. 범이론적 모형은 5개의 인지적 과정, 5개의 행동적 과정의 중요성을 강조한다.

의사결정균형은 개인이 특정 행동을 변화시킬 때 자신에게 생기는 긍정적인 측면과 부정적인 측면에 대하여 비교, 평가함을 의미한다. 금연을 실천하기 위해서는 금연의 긍정적인 측면(건강개선, 담배값 절약 등)에 대한 인식이 부정적인 측면(스트레스 증가, 금단증상 등)에 대한 인식수준보다 높아야 함을 강조한다. 자기효능감은 직면한 상황에서 필요한 행동을 성공적으로 수행할 수 있다는 개인의 신념을 말한다. 금연실천에 대한 자기효능감은 고위험 상황(음주 시, 스트레스 상황 등)에서도 금연을 실천할 수 있다는 개인의 신념으로 판단한다.

범이론적 모형을 적용할 때는 대상자들이 지식, 태도, 동기유발, 경험수준과 관련하여 현재 어느 변화단계에 있는지를 파악하고 이해하는 것이 필요하며, 이들의 단계에 맞는 활동과 목표를 설정하여 주는 것이 중요하다. 왜냐하면 자신의 단계에 맞지 않는 교육은

[표 2-4] 변화의 단계와 구체적으로 관련된 보건교육 접근방법

행동변화단계/교육목표	보건교육 접근방법
계획전단계/인식개선	정보, 설득적 의사소통, 경험, 태도변화
계획단계/의사결정	정보, 설득적 의사소통, 경험, 태도변화
준비단계/실천준비	어떻게 하는가에 대한 정보, 기술개발
행동단계/실천지속	자기관리, 재발예방기술 개발, 강화, 사회적 · 환경적 지원, 귀인의 변화
유지단계/습관화	자기관리, 재발예방기술 개발, 강화, 사회적 · 환경적 지원, 귀인의 변화

실패할 확률이 높기 때문이다. 범이론적 모형에 따른 건강행동의 실천가능성은 ① 건강행동 실천을 위한 자기효능감이 높고, ② 건강행동실천으로 인한 긍정적 결과가 부정적 결과보다 크게 인식될 때, ③ 건강행동의 중요성에 대한 인식, 질병에 관한 정서적 경험이 있을 때, 질병의 개인적·사회적 결과를 인식할 때, 건강행동을 강조하는 사회분위기를 인식할 때[인지적 경험이 있을 때], ④ 불건강 행동을 건강행동으로 대체할 때, 건강행동실천을 주변인들이 지지할 때, 건강행동실천으로 인한 보상을 경험할 때, 건강행동실천을 방해하는 요인들은 멀리하고, 촉진시키는 요인들을 활용할 때[행동적 경험이 있을 때] 증가한다.

5) 행동주의(Behaviorism)

행동주의 이론은 인간 내부에서 일어나는 일을 추론하기보다는 외부적으로 드러나는 관찰 가능한 행동과 행동의 환경에 관심의 초점을 두고 행동변화를 설명하고자 한 이론이다. 대표적 기본원리는 Pavlov의 고전적 조건형성과 Skinner의 조작적 조건형성이다.

① **고전적 조건형성** : 단계적 둔화, 혐오치료 등

② **조작적 조건형성** : 긍정적 강화, 행동조성, 자기표현 훈련, 모방학습, 환권보상치료

(1) 고전적 조건형성

Pavlov의 실험에서 개에게 고기를 주면(무조건 자극, unconditioned stimulus) 침을 흘리는 것(무조건 반응, unconditioned response)을 관찰한 후, 고기를 주기 직전에 종을 울리고 주기를 반복한 후 고기를 주지 않고 종만 울려도(조건자극, conditioned stimulus)

개가 침을 흘리는 것(조건반응, conditioned response)을 관찰하였다. 알코올 중독환자의 관리에서 혐오치료(aversion therapy)는 고전적 조건형성을 적용한 대표적인 사례이다. 병원에서 환자는 메스꺼움을 일으키는 약을 먹는다. 그리고 환자는 약으로 인한 메스꺼움을 일으키기 바로 전에 술을 마시도록 처방되어 진다. 그래서 술을 마시게 되면 구토가 일어나는 경험을 수차례 반복하게 되면 무조건자극(구토를 일으키는 약) 없이도 조건자극(술)은 구토를 일으키게 한다.

(2) 조작적 학습원리

행동이란 그 결과에 의하여 통제된다. 따라서 결과에 따라 반복될 수도 있고 소멸될 수도 있다. 행동에 영향을 미치는 환경자극은 긍정적 자극인 강화와 부정적 자극인 처벌로 구분된다.

		결과(consequences)	
		긍정적(positive)	부정적(negative)
행동 (behavior)	빈도의 증가 (increase in frequency)	긍정적 강화 (positive reinforcement)	부정적 강화 (negative reinforcement)
		운동 프로그램에 참여한 후 기분이 상쾌해짐을 경험	체중관리 프로그램에서 목표체중 달성 시 회비납부 의무 제거
	빈도의 감소 (decrease in frequency)	긍정적 처벌 (positive punishment)	부정적 처벌 (negative punishment)
		혐오치료 요법을 통한 금연교육	흡연교사들의 휴게실 사용 금지 흡연자 건강보험의 혜택 감소

[그림 2-4] 강화와 처벌

출처 : McKenzie, J. F., Neiger, B. L. & Thackeray S. (2009). Planning, Implementing, and Evaluating Health Promotion Program. San Francisco, CA: Pearson.

(3) 행동주의 이론의 적용

행동주의에 따른 행동수정의 단계는 다음과 같다.

① **변화되어야 할 행동에 대한 평가** : 자신의 생활에 대한 자신의 관찰 또는 의미있는 타자(부모, 친구, 배우자)를 통한 평가, 문제와 크기와 성격에 대한 파악

② **명확한 절차와 목표의 설정** : 어떠한 방법으로 행동변화가 되어야 하는지에 대한 명확한 절차와 목표의 설정

③ **효과에 대한 모니터링** : 모니터링이란 관심이 되는 행동을 계속적으로 측정하여 평가하는 작업. 설문지, 자신의 일기, 기록 활용

행동수정의 주요기법과 절차는 다음의 표와 같다.

[표 2-5] 행동수정의 주요기법

행동수정 기법	절 차
단계적 둔화	공포 및 불안을 제거하는데 사용. 불안과 양립할 수 없는 이완반응을 끌어낸 다음 불안을 유발시키는 경험을 상상하게 함으로써 불안유발자극의 영향을 약화시킴
자기표현훈련	주로 대인관계의 문제를 해결하는데 활용. 불쾌한 감정이나 분노를 제대로 표현하지 못하는 사람, 거절을 잘 못하는 사람, 애정이나 호감을 잘 표현하지 못하는 사람들에게 매우 효과적
혐오치료	문제행동이 나타날 때마다 고통스런 혐오자극을 가하여 문제행동을 소거시키는 방법
긍정적 강화	바람직한 행동을 할 때마다 보상을 주어 그 행동을 강화시킴
행동조성	바람직한 행동을 여러 단계로 나누어 강화시킴으로써, 점진적으로 바람직한 행동에 접근하도록 유도하는 방법
모방학습(관찰학습)	다른 사람이 행동하는 것을 보고 새로운 행동과 반응을 학습하는 방법
환권보상치료	바람직한 행동을 인정해주는 것만으로 효과가 별로 없을 때 환권(token)을 주어 나중에 내담자가 원하는 물건이나 권리를 바꿀 수 있도록 하는 방법

6) 사회인지이론(Social cognitive theory)

사회인지이론은 행동의 결정요인과 행동의 변화과정을 설명하는 개인 간 수준의 이론으로써, 인간행동은 인지 또는 개인적 요인, 환경요인이 서로 상호작용하여 결정된다고 설명한다. 행동의 주요 결정요인은 자기효능감(self-efficacy), 결과기대(outcome expectation), 행동능력(behavioral capability), 환경(environment)이다.

(1) 자기효능감, 결과기대와 행동능력

자기효능감은 가장 핵심적인 이론의 요소이다. 자기효능감은 불리한 상황에서도 새로운

행동을 시작할 수 있고, 고위험 상황에서도 목표행동을 지속적으로 실천할 수 있는지, 그리고 스트레스 상황에서도 복잡한 행동을 실천할 수 있는지 여부를 예측해준다. 자기효능감은 다양한 방법을 통해 강화가 가능하다. 가장 강력한 방법은 수행을 통한 성취경험을 하도록 하는 것이다. 보건교육을 통해 교육대상자가 구조화된 경험을 하도록 하는 것이 필요한데, 구조화된 경험 속에서 자신의 목표행동을 스스로 모니터링해보고, 주요한 타인으로부터 긍정적인 피드백을 받는 것은 목표행동수행에 대한 자신의 효능감을 확신할 수 있는 기회가 된다. 적절한 목표설정 및 수행에 대한 피드백 또한 중요한 요소이다.

결과기대는 어떤 행동으로 특정결과가 발생할 것이라고 믿는 것(예: 콘돔사용은 원치않는 임신과 성병을 예방한다)을 의미한다. 특정행동을 했을 때 나타날 결과가 긍정적이라고 믿을수록 특정 행동실천의 가능성은 높아진다. 결과기대와 자기효능감은 상호 관련되어 있어, 결과기대에 대한 믿음이 강하고 긍정적이지만 자기효능감이 떨어질 때 회피나 부정이 발생하고 행동을 하려하지 않는 경향을 보인다.

행동능력은 특정 건강행동과 관련해서 무슨 행동(행동에 관한 지식)을 어떻게 수행(행동기술)해야 하는지를 아는 것을 말한다. 자기효능감이 사람의 인식이라면 능력은 실제의 것으로 행동능력의 발달은 개인 훈련, 지적능력 및 학습의 결과로 나타난다.

(2) 관찰학습과 환경

대부분의 인간행동은 모델의 관찰을 통해 수행된다. 다른 사람을 관찰함으로써 행동의 법칙을 배우고 이후에 자신의 행동으로 표현하게 된다. 관찰학습은 주의를 집중하고 다른 사람의 행동의 가장 결정적인 모습을 인지구조 속에 받아들이고, 관찰한 행동을 묘사하고 기억한 후에 필요하다고 판단되는 상황에서 이를 재생시킨다. 긍정적 보상과 강화의 결과로 동기가 부여되면 관찰된 행동실천이 지속될 가능성이 높아진다.

관찰학습을 장려하기 위해 보건교육사는 지역사회에서 역할 모델을 찾을 수 있다. 이 모델은 완전한 모델(예를 들어, 한번 시도에 금연성공)보다는 대처모델(예를 들어, 여러 번 실패한 후 금연성공)이 바람직하다. 학습자는 모델을 관찰하여 자신의 행동을 강화할 수 있다. 따라서 건강행동 변화를 위한 환경조성은 중요하다.

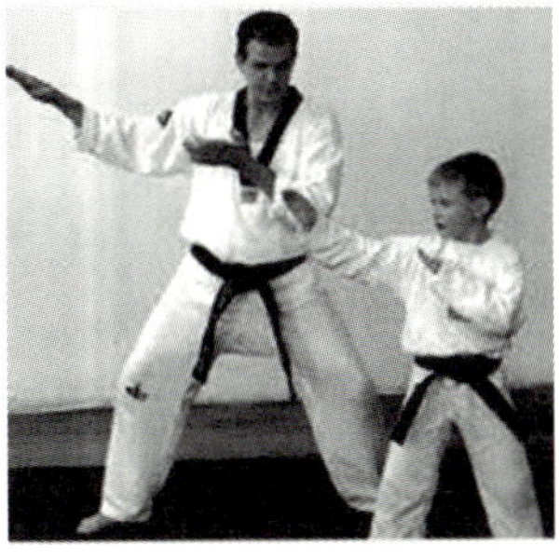

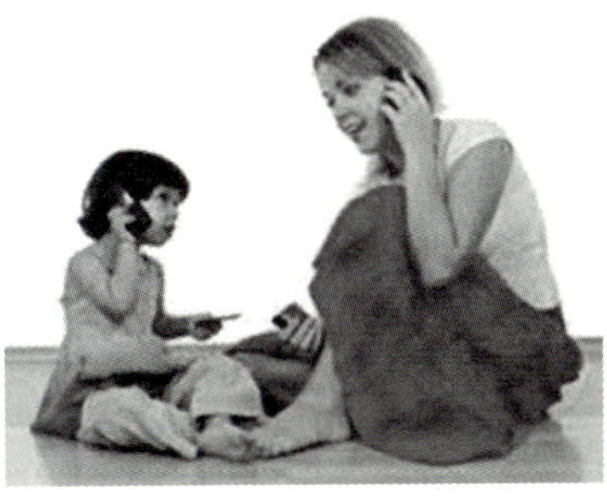

[표 2-6] 사회인지이론의 주요 구성요소 또는 행동변화 방법

구성요소 또는 방법	설 명
관찰학습(observational learning)	사람은 다른 사람의 행동을 관찰하면서 행동을 학습하는 능력이 있음
강화(reinforcement)	행동의 빈도 또는 가능성을 증가시키는 것
결과기대(outcome expectation)	특정한 행동이 특정 결과를 가져올 것이라는 개인의 기대
자기효능감(self–efficacy)	특정한 상황에서 특정한 행동의 조직과 수행을 얼마나 잘 할 수 있는가에 대한 주관적 판단
목적설정(goal–setting)	행동변화의 목적을 구체적이고 측정 가능한 형태로 설정함
자기규제행동(self–regulation)	사람은 스스로의 행동을 조절할 수 있는 능력이 있음
자기모니터링(self monitoring)	자신의 행동을 스스로 관찰하고 기록, 평가함
행동계약(behavioral contracting)	구체적인 목적과 보상이 명시된 공식적인 계약

보건교육의 대상자들은 정규교육과 관찰을 통해서 특정 건강행동을 학습하게 된다. 사회인지이론에 따른 보건교육은 보건교육사 또는 역할모델들이 대상자에게 어떻게 행동하라고 가르치는 것이 중요함을 강조한다. 개인의 행동은 그 행동의 결과에 의해서 그리고 행동에 대한 타인의 반응에 의하여 강화되거나 수정된다. 기술교육은 행동을 학습하는 자연스러운 과정들의 반복을 통해 학습되고, 행동을 학습하고 조성하는데 강화가 중요한 역할을 한다. 올바른 행동과 기술을 보였을 때 긍정적인 강화를 제공하며, 수정되어야 하는 행동이나 기술에는 부정적인 강화를 적용하는 것이 바람직하다.

7) 사회적 관계망과 사회적 지지(Social network and social support)

사회적 관계망과 사회적지지 이론은 개인이 속한 사회적 관계망의 특성과 주고받는 지지가 개인의 건강행동과 건강상태에 영향을 미치게 된다는 이론이다. 사회적 관계망(social network)은 개인 사회관계의 망, 지지를 주고받는 사람들 간의 연계로 정의된다. 사회적 관계망의 기능은 사회적 자본(social capital), 사회적 영향(social influence), 사회적 훼방행동(social undermining), 동료애(companionship), 사회적 지지(social support) 등이다.

사회적 관계망의 기능 중의 하나인 사회적 지지는 사회적 관계망의 가장 중요한 기능으로 사회적 지지는 다양한 방법으로 정의, 측정되고 있다. 일반적으로 사회적 지지의 유형은 다음과 같다.

(1) **정서적 지지**(emotional support) : 언어적, 비언어적 소통을 통해 지지, 관심을 표현함으로써 스트레스를 감소시키고, 자아존중감, 감정표현을 지지함

(2) **물질적 지지**(instrumental support) : 타인이 자신의 책임수행을 가능하게 하는 물질이나 서비스, 업무과정에 실질적 도움 제공

(3) **정보적 지지**(informational support) : 개인이 현 상황을 향상시킬 수 있는 능력을 기르는데, 그리고 어려움을 극복할 수 있는 전략을 제공하는 지지. 정보와 지식, 옹호적 지지, 교육적 지지, 기술발달 및 강화, 실제적 도움이 될 만한 이용 가능한 서비스에 대한 정보 전달

(4) **평가적 지지**(appraisal support) : 자기평가에 도움이 되는 피드백 제공. 자신의 능력을 제대로 파악하도록 도와줄 수 있는 정보 제공

사회적 지지는 스트레스가 건강에 미치는 악영향에 대한 감수성을 경감시켜주는 사회심리적 보호요인(protective factor)의 역할을 수행한다. 따라서 사회적 관계망과 사회적 지지 이론을 적용한 보건교육은 기존의 사회적 관계 강화 또는 새로운 사회적 관계 개발(멘토링, 버디시스템, 자조그룹 등)을 통해 건강행동 및 건강상태의 개선을 촉진시킬 수 있다.

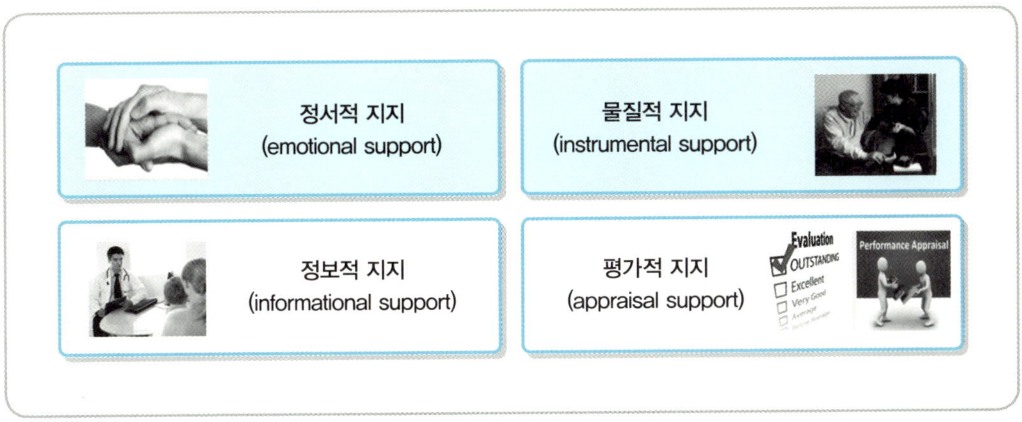

[그림 2-5] 사회적 지지의 유형

2 커뮤니케이션 이론

1) 확장병행과정모형(Extended parallel process model)

확장병행과정모형은 병행과정모형(parallel process model)이 확장된 형태로써, 건강위험 메시지가 두개의 인지적 과정, 즉 지각된 위험과 권고된 반응에 대한 효능감 과정 간의 상호작용을 통해 발생된다고 보는 이론이다. 이러한 과정들로 인해 나타나는 결과는 크게 반응이 나타나지 않는 것(no response)과 위험 통제 반응(danger control response), 공포 통제 반응(fear control response)의 3가지로 구분될 수 있다.

이러한 인지적 과정 중 첫 번째 과정은 위협(threat)에 대한 인지과정이다. 이는 보다 간단하게는 "위협에 대해 생각하는 과정"으로 간주할 수 있다. 이러한 위협에 대한 인지과정은 이 문제가 자신과 관련되어 있는지를 파악하는 지각된 감수성과 이 위험이 심각한 수준의 위험인지를 파악하는 지각된 심각성으로 다시 구성되는데, 이러한 과정에 따라 건강위험 메시지를 접한 개인이 해당 메시지에 대해 낮은 지각된 감수성과 심각성을 가지고 있

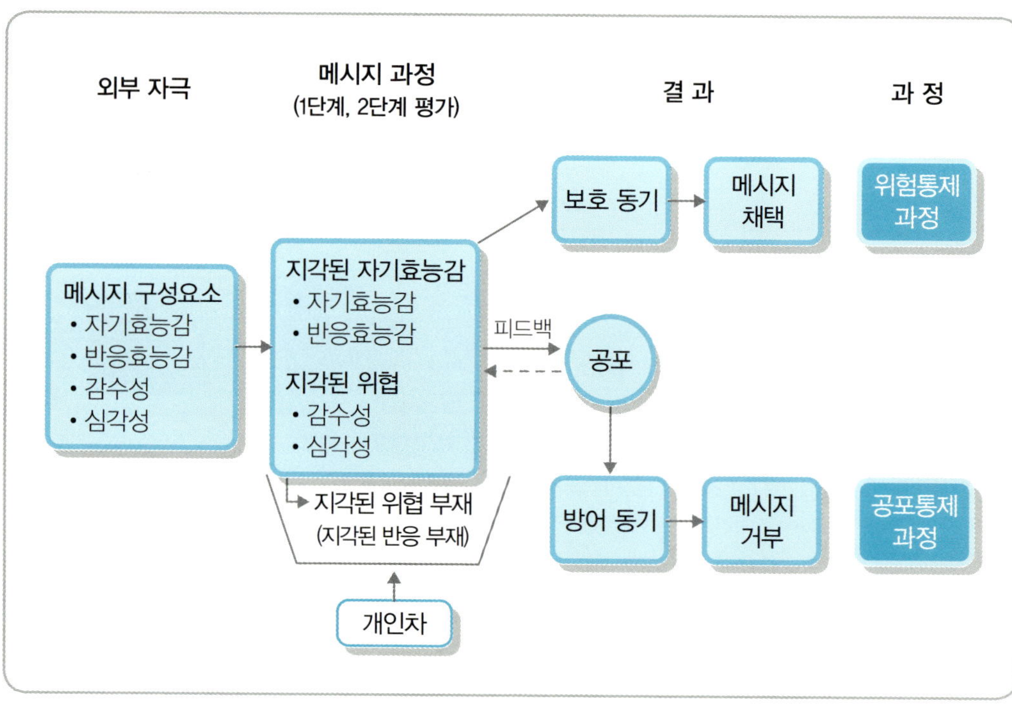

[그림 2-6] Expended Parallel Process Model(EPPM)

다면, 해당 메시지에 대해서 개인은 반응을 보이지 않게(no response)될 가능성이 높다.

이와 반대로 해당 메시지가 심각하게 인식되거나 그로 인해 자신의 건강에 대한 위협을 느꼈을 때에는 개인은 해당 문제에 대해 생각하고 메시지를 지지하여, 메시지에 제시된 행동을 실천하게 될 가능성이 높다. 또한 메시지에서 제시한 위협이 보다 강력한 것일 경우, 개인은 더욱 큰 공포를 느끼고 그것을 예방하기 위한 행동을 보다 적극적으로 실천하게 된다는 것이 이 이론의 설명이다. 바로 이 시점에서 사람들은 효능감과 권고된 반응에 대해 생각하고, 지지하게 되는데, 효능감의 수준에 따라 사람들은 위험 통제 혹은 공포 통제 반응을 보이게 된다.

위험 통제 반응은 태도와 의지, 그리고 행동이 건강위험 메시지에서 권고한 것처럼 변화되는 것을 의미한다. 개인이 높은 지각된 자기효능감을 가지고 있는 경우 개인은 권고된 반응을 자신이 실천할 수 있다고 믿게 되며, 이는 권고된 행동을 실천하는 것이 위협을 피하는 방법이라고 믿게 되는 높은 지각된 반응효능감을 가지는 것으로 연결되어, 결국은 메시지에서 제시한 위협을 심각하게 인식하게 되고 위협을 스스로 통제할 수 있다는 자신감을 가지게 된다. 개인이 위협을 통제할 수 있다고 믿을 때, 그들은 스스로 위협에 대처하기 위해 건강위험 메시지에서 제시한 권고된 지침, 즉 예방행동을 실천하게 되고, 이러한 상황에서 건강위험 메시지의 효과성은 높아지는 것이다.

공포 통제 반응은 개인이 그들이 느끼는 공포를 통제하기 위해 심리학적인 대처 반응을 보이는 것을 의미한다. 다시 말해 개인이 권고된 예방행동을 실천할 능력이 부족하다고 의심하거나(낮은 지각된 자기효능감을 가진 경우) 권고된 행동이 해당 위협을 극복하는데 실질적인 도움이 되지 않을 것이라고 의심하는 경우(낮은 지각된 반응효능감을 가진 경우)에는 해당 위협을 통제할 수 있는 방법은 없다고 생각하게 된다. 이럴 경우 개인은 그들의 공포를 통제하기 위해 방어나 회피, 부정, 유도저항과 같은 심리학적 방어기제를 활용하게 되는데, 이것이 바로 공포 통제 반응으로 나타나게 되는 것이다.

확장병행과정모형에서 중요한 개념은 지각된 위협과 지각된 효능감이 어떠한 형태로 결합되는가에 대한 문제이다. 높은 지각된 위협은 위협을 이겨내기 위한 예방행동의 실천 동기를 강화시킬 수 있다. 일반적으로 개인은 메시지에서 권고된 행동에 대한 효능감을 지각된 위협의 관점에서 그것의 용이성, 실행가능성, 권고된 예방행동 수행으로 판단하는 경향이 있다. 따라서 높은 지각된 효능감이 높은 지각된 위협과 결합될 때, 개인은 보호 동기와 위험 통제 반응을 보다 강화시킬 수 있다.

[표 2-7] 확장병행과정모형의 주요 개념

개 념	정 의
위험 통제(danger control)	개인이 특정 건강위험에 대한 심각성과 감수성이 높다고 인식할 때, 그리고 위협을 감소시킬 수 있는 행동을 취할 수 있는 자신감이 있을 때 위험통제 행동의 가능성은 높아짐
위험 통제 반응(danger control responses)	메시지를 통해 권고된 사항과 관련된 믿음, 태도, 의지, 행동적 변화
공포 통제(fear control)	개인이 특정 건강위험에 대한 심각성과 감수성이 높다고 인식하더라도 위협감소 행동을 취할 자신감이 없을 때 대신 공포감을 통제할 가능성이 높아짐
공포 통제 반응(fear control responses)	방어적 회피, 부정, 유도저항 같이 공포를 감소시키기 위한 대처 반응
결정적 시기(critical point)	지각된 위협이 지각된 효능감을 넘어서는 시점으로, 이 시점에 있는 개인은 위험 통제 과정에서 공포 통제 과정으로 전환하게 되며, 동일한 문제에 대해 공포 통제 반응을 보이기 시작함
개인차(individual differences)	세계관, 특성, 과거 경험 등의 차이 등을 의미하며, 이는 태도, 의지, 행동 등을 변화시키는 위협과 효능감 간의 상호작용 과정에 있어 간접적으로 영향을 미침

그러나 지각된 위협이 지각된 효능감을 넘어서는 시점인 결정적 시기에서는 위험 통제 과정이 공포 통제 과정으로 전환하게 된다. 공포 통제 반응에 있는 사람들은 메시지에서 권고하는 행동이 너무나 어렵고 많은 비용과 시간이 소요되며, 권고한 대로 잘 진행될 것이라 생각하지 않기 때문에 자신과 관련된 심각한 위협을 회피하기 위한 효과적인 방법으로 공포 통제 반응을 선택하게 된다. 따라서 결정적 시기에 있는 개인은 낮은 지각된 효능감과 높은 지각된 위협이 결합할 가능성이 높고, 이는 방어적 동기와 공포 통제 반응을 보다 강화시키는 결과를 가져오게 된다. 결과적으로 이러한 상황에 있는 개인은 공포를 더욱 두려워하고 자신의 공포를 제거하기 위한 수단으로 부정, 방어적 회피, 유도저항 등의 반응을 보이게 되는 것이다.

확장병행과정모형은 개인이 그들의 인지적 과정에서 잠재적으로 지각된 효능감보다 지각된 위협에 보다 가중을 두는 경향이 있기 때문에, 위협과 효능감 간의 상호작용이 어느 정도 예상될 수 있으며, 지각된 위협이 지각된 효능감을 뛰어넘는 결정적 시기에서 이전에 우위를 차지했던 위험 통제 과정이 공포 통제 과정 다음으로 넘어가게 된다고 이론은 설명하고 있다.

2) 정보처리와 설득적 커뮤니케이션(Information processing and persuasive communication)

보건교육을 통해서 전달되는 메시지가 설득력을 갖기 위해서는 효과적 커뮤니케이션 전략이 중요하다. 설득 커뮤니케이션이 되기 위해서는 대상자가 제공된 건강메시지를 이해하고, 믿고, 제안된 건강행동에 긍정적인 태도를 갖고 행동변화에 대한 동기유발이 가능해야 한다. 성공적인 커뮤니케이션 전략을 위한 구성요소에는 정보원, 메시지, 경로, 수신자, 결과의 다섯 변수가 있다. 이 모든 변수를 충분히 활용하면 대상을 설득할 수 있으며, 다섯가지의 변수가 동시에 서로 연관되어 운영될 때 더욱 효과가 높다. McGuire(1984)는 설득 커뮤니케이션의 요소를 [표 2-8]과 같이 제시하였다.

정보원은 메시지를 전달하는 사람, 메시지를 전달하는 조직을 말한다. 메시지에 대한 지지 정도는 정보원의 신뢰도에 따라 다르다. 대상에 따라 정보원 또는 전달자를 차별화하는 것을 고려하는 것이 좋다. 정보원과 수신자 사이에 문화적 유사성이 있다면 메시지를 더 잘 떠올리거나 보다 호의적인 태도를 갖게 할 수 있다.

전달하려는 메시지의 형태, 내용, 구성은 커뮤니케이션의 주요 요소이다. 동일한 메시지를 반복하여 제공하면 대상자의 지식, 태도, 행동 변화의 가능성이 높아진다. 메시지의 내용은 타겟집단이 선호하는 언어를 사용할 때 수용성이 높아진다. 호소방법, 흥미유도 방법을 선정할 때 사회문화적 특징을 활용하면 보다 긍정적인 메시지 전달이 가능하다. 메시지 전달경로와 관련되어서는, 타겟집단이 접근할 수 있는 가장 낮은 레벨의 경로를 이용하는 것이 좋다. 커뮤니케이션은 대상자의 인식, 지식, 신념, 태도의 변화를 목표로 한다. 목표는 구체적일수록 효과가 높다. 교육효과가 나타나는 시간이 짧을수록, 전달하고자 하는 내용의 범위가 좁을수록 효과적이다.

[표 2-8] 설득 커뮤니케이션 요소

정보원(source)	정보원의 신뢰성(credibility), 호감도(attractiveness), 권력(power)
메시지(message)	호소의 형태(type of appeal), 내용(content), 모순 또는 불일치(discrepancy)
경로(channel)	매개(수단, medium), 양식(modality)
수신자(receiver)	인구학적 요인(demographics), 사회심리학적 요인(psychosocial factors)
목적(destination) 또는 결과	반응시간(timing), 영역(scope), 목표(target)

3) 예방채택과정모형(Precaution adoption process model)과 리스크 커뮤니케이션(Risk communication)

예방채택과정모형은 개인 건강보호행동의 시작과 관련된 모든 단계를 파악하고, 다음 단계 진행으로 이끄는 요인들을 밝히고자 개발된 모형이다(Weinstein and Sandman, 1992). 이 이론의 기본가정은 다음과 같다.

(1) 단계를 규정할 범주체계가 필요하다.

(2) 행동을 실천하기 위해 사람들은 일정순서의 단계를 통과한다.

(3) 같은 단계의 사람들이 당면하는 공통된 장애요인이 있다.

(4) 다른 단계의 사람들은 당면하는 장애요인이 다르다.

예방채택과정모형은 범이론적 모형과 비슷하지만 변화단계의 개념이 의도된 행동을 하기까지의 시간을 강조한다면, 예방채택과정모형은 심리적 과정이 보다 세분화되어 있다. 이 모형에는 행동변화를 하지 않기로 결정하는 단계가 있는데 그 근본적인 이유는 자신의 위험을 저평가하기 때문이라고 설명한다. 타인에 비해서 자신이 위험에 처해 있지 않다고

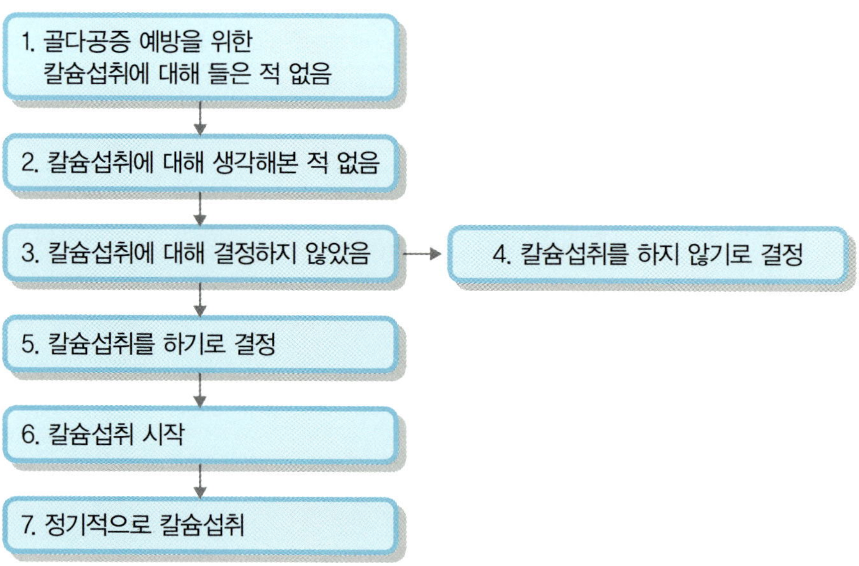

[그림 2-7] 골다공증 예방을 위한 칼슘섭취 채택과정

생각하는 것이다. 이를 비현실적인 낙관주의라 한다. 따라서 교육자는 개개인의 위험도를 절대적이고 규범적인 기준에 따라 비교해주고, 명백한 피드백을 제공하며, 위험은 위험그룹에 속해있느냐의 여부가 아닌 위험행동의 여부에 따른 것이라는 것을 알려주어야 한다.

이 과정에서 리스크 커뮤니케이션은 중요성을 지닌다. 리스크 커뮤니케이션이란 위험과 관련된 개인, 집단, 조직 간의 정보와 의견을 교환하는 반복적인 과정이다. 통제할 수 없는 위험에 화를 내는 등의 문제가 있을 수 있기에 위험에 관한 정보와 의견을 교환하기 위해서는 특별한 준비가 필요하다. 인지된 감수성을 증가하는 데에 있어서 시나리오를 바탕으로 한 위험 정보가 효과적이었다고 하는 연구결과도 있으며 위험 정보가 개인화된 대처행동에 대한 제안을 포함할 때 효과적이라는 연구결과도 있다.

인식은 변화과정에서 한 단계로, 인식을 개선시키기 위한 메시지는 행동보다는 위험과 관련된 자기평가와 결과예측의 재평가에 중점을 두어야 하고, 위험 행동에 관한 개인의

[표 2-9] 단계의 진행에 영향을 줄 수 있는 요인

단계의 진행	주요 요인
단계 1 → 단계 2	위험과 주의에 의한 매체의 메시지 전달
단계 2 → 단계 3	위험과 주의에 의한 매체의 메시지 전달
	중요한 주변 사람과의 커뮤니케이션
	위험과 관련된 개인의 경험
단계 3 → 단계 4 또는 5	위험의 발생가능성과 심각성에 대한 믿음
	개인적 감수성에 대한 믿음
	예방의 효과성과 어려움에 대한 믿음
	타인의 행동과 권고안
	사회규범에 대한 인식
	공포감과 걱정
단계 5 → 단계 6	실천에 필요한 시간, 노력과 자원
	구체적인 실천방법에 대한 정보
	행동의 계기 및 reminder
	실천에 대한 도움제공

출처 : Glanz, K., Rimer, B. K. & Viswanath, K. (2008). Health Behavior and Health Education. San Francisco, CA: Jossey-Bass Publishers.

최근 경험이나 예상되는 결과를 상기시켜줌으로써 메시지를 개인화할 수 있다.

3 교수-학습이론

교수-학습이론들은 지식이나 기술을 학습자에게 학습시키는 가장 효과적인 방법에 관한 여러 가지 원리와 법칙을 제시하여 준다는데 큰 의의가 있다. 교수-학습이론은 흔히 행동주의적인 이론과 인지론적 이론으로 구분되거나, 학습과제를 중시한 이론과 지도방법을 중시하는 이론으로 구분되기도 한다. 그러나 어느 학습이론이 어느 유형에 속하는가에 대해서는 명확한 구분이 곤란하다. 학습이론은 지식이나 기능을 학습자에게 학습시키는 가장 효과적인 방법에 관한 여러 원리와 법칙을 제시해 준다는 의미에서 처방적인(prescriptive) 성격을 갖으며, 특정 교수, 학습을 평가할 수 있는 기준을 마련해준다는 측면에서는 규범적(normative) 이어야 한다. 따라서 학습이론은 교수·학습과정을 비판, 평가할 수 있는 근거 내지는 척도를 제공해 줄 수 있는 것이다.

1) Bruner의 학습이론

Bruner는 미국의 인지심리학의 대표적인 인물로서, 특히 인지발달 및 인지학습이론을 발달시키는 데 많은 영향을 미쳤다. 브루너는 발달이론이 교육과 연결되어야 함을 강조하면서 어린이의 지적발달이 어떻게 학습과 학습에 관련되어져야 하는가에 관심을 가졌다.

브루너의 인지학습이론은 개념화이론 또는 유목화이론이라고도 불리는데 개념화 또는 유목화는 같은 개념으로서 개념들 간의 관계를 파악하거나 개념을 변형시키는 것을 의미한다. 어린이는 성장하면서 주변의 세계를 이해하는 능력이 확대되어 가는데 이들에게 학습을 시키는 방법은 어린이 스스로가 주위에 있은 대상을 관찰하여 거기서 공통되는 유목을 발견하도록 하는 발견학습의 형태이어야 함을 주장하였다. 따라서 브루너의 학습이론은 각 영역의 인지발달, 표상양식, 그리고 학습형태를 포함하는데, 학습이론과 직접 관계되는 것은 학습의 형태이다. 브루너 학습이론의 4가지 특성은 교수이론에 대한 기본명제라고 볼 수 있다.

(1) 선행경향성(predisposition toward learning)

학습이론은 학습자 개인에게 학습에로 나아가는 선행경향성(predisposition toward

learning)을 가장 효과적으로 심어줄 수 있는 경험들을 명백히 해줄 수 있어야 한다. 학습경향성은 학습준비성, 출발점 행동과 유사한 개념으로 학습하고자 하는 또는 문제를 해결하고자 하는 경향이나 의욕을 뜻한다. 문화의 특징이나 동기체제, 개인적 요인들이 학습의 경향성을 결정하는 데 크게 작용한다. 학습이론에서는 이러한 여러 요인들을 어떻게 이용하여 설정된 목표달성에 적합한 학습경향성을 학습자의 내면에 가지게 할 것이냐에 관심을 가진다. 어떠한 학습목표를 달성하기 위한 최적의 선행경향성을 갖추기 위하여 필요한 구체적인 경험은 다음과 같다.

① 교수자와 학생간의 상호작용 속에서 학습이 이루어지게 된다. 그러나 교수자와 학생간에는 권위와 관련된 문제가 존재하고 있는데, 이러한 권위관계를 어떻게 조절하는가에 따라 선행경향성은 영향을 받게 되고, 학생의 독립적인 문제해결 능력과 능력에 대한 자신감에 영향을 주게 된다.

② 학습에 대한 태도는 성, 연령, 사회적 계층에 따라 달라지므로 이러한 태도를 고려하는 것이 좋다.

③ 학습이란 탐구에 의하여 일어나므로 탐구에 대한 활력이 일어나도록(activation), 이러한 활력이 지속되도록(maintenance), 또한 올바른 방향(direction)의 탐구가 일어나도록 조절해주어야 한다. 탐구의 활력화를 위해서는 최적의 불확실성을 마련하는 것이 필요하다.

(2) 지식체의 구조화

학습이론은 학습자가 가장 쉽게 파악할 수 있도록 지식체를 구조화하는 방법을 분명히 해주어야 한다. 교과를 이루고 있는 기본개념과 핵심적인 아이디어 및 기본원리들을 지식의 구조라 한다. 지식을 모두 가르치는 것이 아니라 학습의 경제성을 도모하여 기본이 되는 핵심만을 가르치는 것이 필요하다. 지식구조의 중요성을 강조한 배경은 현대의 폭발적 과학기술 혁신과 이에 수반하는 교육내용의 다양화, 과도화의 경향이 지식구조화의 필요성을 초래하였다는 점과 학습자의 지적 성장을 인식론적으로 규명한 결과 인지단계의 구조와 지식의 구조가 일치하는 것이 요청된다는 것이다.

(3) 학습의 계열화

학습자료를 어떻게 제시하는 것이 효과적인지 그 계열을 명백히 해주어야 한다. 즉,

① 학습자의 배경, 발달단계, 학습자료의 성격 등 개인차에 따라 가장 좋은 학습계열은

달라진다.

② 지식의 구조를 개념적으로 파악하고 여러 가지 상황에 쉽게 적용할 수 있게 하기 위해서는 특수한 사실들을 기초로 한 귀납적 방법을 적용하는 것이 좋다.

③ 계열 속의 단계 간 간격의 크기는 달성하고자 하는 교육목표의 성격과 학습자의 현재 능력수준에 따라 달라질 수 있다.

(4) 상벌의 적용

교수학습 과정에서의 상벌의 성격과 그 적용방법을 명백히 해줄 수 있어야 한다.

① 내적 보상(intrinsic reward)이 이루어져 학습자체에 대한 성취감이나 즐거움을 경험하게 되면 이러한 결과는 강화요인으로서 작용하게 되어 학생들은 자발적으로 학습에 정진하게 된다. 따라서 내적 보상이 외적 보상의 우위에 있다.

② 상이나 벌이 외부에(부모 또는 교수자 등) 의해서 통제되는 정도만큼 성취로부터 받는 내적 보상은 감소를 가져온다.

③ 학습에 실패한다는 것은 다음 성취, 향상을 위한 정보가 된다. 실패 시 외적 벌이 가해지면 실패에 따른 교훈은 감소된다.

④ 성공에 따르는 강한 외재적 보상은 다음에 그 행동만을 다시 하게 할 가능성이 크다. 학습은 저차원적인 것에서 고차원적으로 진행되는 것이 바람직하나, 중간단계의 학습에 대한 성취에 강한 외적 보상을 주는 것은 고차원적인 성취를 방해할 수 있다.

⑤ 외재적인 벌에 따르는 오류는 행동을 와해시킬 가능성이 높으며 시정이 되기는 힘들다.

⑥ 교수자의 임무는 내재적·외재적 상벌의 균형을 정하는 일이다.

2) Glaser의 학습이론

학습의 과정이 의도적이며 유목적적인 활동이라면 그 과정은 계획된 활동이어야 한다. Glaser(1962)는 교수의 과정을 하나의 체계적이고 조직적인 체계로 보고 학습의 개념적인 모형을 처음으로 체계적으로 개발하였다. 그는 학습의 단계를 4단계로 구분하여 설명하였는데 이것을 도식화하면 [그림 2-8]과 같다.

학습의 각 단계는 하나의 흐름으로 이어져 끝나는 것이 아니라 각 단계에서 얻어진 정보는 전 단계를 평가하는 자료로 활용된다.

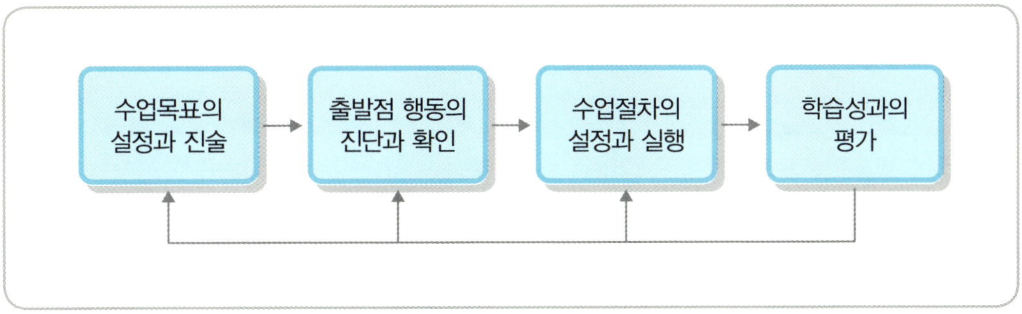

[그림 2-8] Glaser의 학습모형

(1) 학습목표의 설정

학습의 과정은 학생들에게 무엇을 가르칠 것인가를 결정하여 학습의 목표를 설정하는 일부터 시작된다. 학습목표란 특정한 학습절차를 통하여 학생들이 달성하는 특수한 성취 행동(performance)이다. 성취행동은 도착점 행동(terminal behavior)이라고도 불린다.

학습목표를 설정하는 것은 학습자들이 무엇을 학습하기를 원하는가를 파악하는 일과 교과의 내용을 분석하는 일 등이 포함된다. 이 같은 일들은 그 뒤의 출발점 행동을 진단하고 학습을 진행하며 학습성과를 평가하는 일련의 학습계획을 결정하는 출발점이 된다는 데 중요한 의의가 있다. 따라서 학습목표의 명확한 설정이라는 의미는 전체 학습과정의 진행과 결과에 관련된다. 학습목표는 추상적인 진술보다는 관찰가능하고, 측정할 수 있는 행동목표로 세분화되어야 한다.

(2) 출발점 행동의 진단

글레이저 학습모형의 두 번째 단계는 설정된 학습목표를 달성하기 위해 학습자의 현재의 수준을 진단하는 일이다. 글레이저는 이것을 출발점 행동(entry behavior)의 진단이라 하였다.

출발점 행동이란 글레이저가 처음 사용한 말로서 새로운 학습이 시작되는 단계에서 학생들이 가지는 선행학습의 정도를 말한다. 예를 들어 소숫점을 이해하기 위해서는 분수에 대하여 알고 있어야 한다. 이때 분수에 대한 이해를 선행학습이라고 한다.

이처럼 다음의 새로운 내용을 학습시키기 위해서는 그 내용에 대해 이미 습득하고 있는 학습자의 수준을 기초로 삼아야 한다. 이 때 학습자의 수준정도는 학습자의 지식과 능력에 관련된 지각적, 인지적, 운동 기능적 개념만을 의미하는 것이 아니라 학습자의 흥미·

학습방법 등도 파악하여야 함을 의미한다. 이에 Bloom(1976)은 출발점 행동을 지적 출발점 행동과 정의적 출발점 행동으로 나누었다. 지적 출발점 행동에는 지능, 적성, 선행학습을 그리고 정의적 출발점 행동에는 흥미, 태도, 자아개념을 포함시켰으며, 이들 지적·정의적 출발점 행동이 학생들의 학업성취 수준의 65%를 결정짓는다고 하였다. 출발점 행동은 외연적이고 관찰 가능한 성취행동으로 진술되어야 한다. 도착점 행동과 출발점 행동이 구체화되면 교수자는 학습의 시작점과 도착점을 결정할 수 있다.

(3) 학습절차(학습과정)

학습절차란 교수자가 실제로 학습을 전개하는 활동으로 학습목표로 향하는 실천작업을 말한다. 즉, 현재의 학습할 내용에 대한 학습지도 활동이 펼쳐지는 단계이다. 학습절차라는 측면에서 이 단계는 크게 학습지도와 형성평가의 단계를 포함한다. 학습지도 단계에는 도입→전개→정리의 단계를 포함하여, 형성평가의 단계에는 형성평가 결과에 따른 심화 및 보충학습의 단계를 포함한다.

형성평가(formative evaluation)란 학습지도의 성과를 학습활동 진행 도중에 점검해봄으로써 학생들이 이미 무엇을 충분히 이해했고 무엇을 충분히 이해하지 못하고 있는지를 밝혀냄으로써 어떤 부분을 수정해야 하는지에 관한 정보를 수집하려는 목적에서 이루어지기 때문에 학습지도 활동이 끝난 후 최종적으로 하는 평가와는 구분이 된다.

(4) 학습성과의 평가

학습모형의 첫 단계에서 설정된 학습목표가 얼마나 달성되었는지를 평가해보는 마지막 단계는 학습절차 진행 중에 이루어지는 형성적 평가와 구별되는 총괄평가(summative evaluation)이다. 총괄평가는 일정기간의 학습이 끝났을 때 하게 되는 평가이다.

3) Bloom의 완전학습 모형

Bloom이 제시한 완전학습을 위한 학습전략의 기본입장은 학습에 사용한 시간의 연장과 학습에 필요한 시간의 단축이다. 완전학습이란 한 학급내의 95% 이상의 학습자들이 주어진 학습과제의 90% 이상을 완전히 학습해내는 것을 의미한다. 일반적으로 개인차가 있는 실질적인 집단인 학급에서 어떤 교과이건 신체적 또는 능력적인 측면에서 큰 결함이 있는 5% 정도의 학생들을 제외하고 각 개인에게 최적의 학습조건이 마련되면 거의 대부분의 학생이 완전한 학습을 해낼 수 있다는 것이다.

완전학습은 학습성취의 정규분포를 가정하는 불완전학습에 대한 상대적 개념으로 거의 대부분의 학생이 모두 수를 받도록 하려는 것이다. 교육자들은 보통 학교학습에서 학습자의 1/3은 완전학습을, 다른 1/3은 보통학습자이고 나머지 1/3은 겨우 통과하거나 실패할 것이라고 기대하는 경향이 있다. 이러한 기대는 자기충족적인 예언력을 나타내며, 학기가 끝났을 때 학생들의 성적분포는 불완전학습에 대한 기대대로 이루어지는 경우가 많다. 이러한 결과는 교육의 가장 큰 낭비가 된다고 설명하고 있다.

완전학습이 이루어지는 데 있어서 전제가 되는 문제가 적성·인과설과 정상분포의 굴레에서 벗어나는 일이다. 전자는 학습자의 학습능력이나 학습적성에 큰 개인차가 있기 때문에 학습성과에도 큰 개인차가 있을 것이라는 이론이다. 후자는 학습자들의 개인차가 상당한 크기의 한 집단 안에서 정상적으로 분포된 것이므로 학력평가의 기준도 점수분포의 정상성에서 벗어날 수 없다는 논리이다. 그런데 완전학습이론의 주장은 이와 같은 정상분포는 우연성의 분포로서 교육은 우연성에 의존하기보다는 이러한 우연성을 깨뜨리고 인공적인 분포가 되게 할 수 있다는 주장이다. 이와 같은 우연성을 깨뜨리기 위하여 블룸은 캐롤의 학교학습 모형을 활용하였다. 캐롤은 학습자가 어떤 과제를 학습하는 데 필요한 시간을 얼마나 사용하느냐의 정도에 따라 그 학습정도가 결정된다는 것을 제시하였다.

$$\text{학습의 정도} = \frac{\text{학습에 사용한 시간}}{\text{학습에 필요한 시간}}$$

이 방정식에서 학습의 정도를 백분율로 나타내고 그것을 결정하는 것은 학습자가 주어진 과제를 기준점까지 학습하는 데 필요로 하는 시간에 비하여 실제로 학습에 사용한 시간의 함수관계이다. 학습에 필요로 하는 시간은 학습자의 적성, 학습이해력, 학습의 질이라는 세 가지 변인에 의하여 결정되며 학습에 사용한 시간은 학습자에게 주어진 학습기회와 학습자의 지구력 등에 따라 결정된다. 학습자 변인으로는 적성, 학습이해력, 지구력과 같은 개인차에 따라 결정되는 변인으로 학습의 질과 학습을 하는 데 허용된 시간에 따라 결정되는 변인이다.

(1) 학습자의 적성

학습자의 적성이란 완전학습을 하는 데 필요한 시간량을 결정해 준다. 이 개념은 전통적인 적성, 성적 인과설의 대표적인 개념이다. 적성이란 개념을 고정적인 것으로 보지 않고 최적의 학습조건하에서 주어진 학습과제를 일정한 수준으로 성취하는 데 필요로 하는 시간으로 본다. 그러므로 적성이란 언제나 특정학급 과제와 관련되는 개념으로 보았기 때문에 학습시간을 단축하기 위하여 학습자의 적성수준을 높여주고 학습조건을 개선해 주어야 한다.

적성수준을 높여주는 일은 적절한 훈련에 의하여 가능하다. 특히 저학년의 경우 그 가능성이 더욱 크다. 학습적성, 일반지능 등 지적능력이 신장될 수 있는 환경조건은 언어발달을 자극하는 환경을 마련하는 것이며 여러 문화적 요소를 직접적, 감각적으로 경험하거나 독서와 같은 간접경험을 하는 것이다. 또한 학교에서 사고를 요구하는 문제들을 자주 제시하고 다양한 문제들을 자발적으로 해결하는 분위기를 조성하는 것이 필요하며, 부모와의 의사소통의 질을 높이는 것도 중요하다.

(2) 학습자의 학습이해력

학습이해력이란 학습자가 학습내용이나 교육자의 설명, 제시된 과제를 이해하는 정도이다. 이것은 학습의 질과 학습자의 적성과 상호작용적 맥락에서 파악되어야 한다. 즉 학습자의 일반지능과 언어능력에 따라 좌우된다. 따라서 능력 차원에서 보면 학습이해력은 일반적 능력이고 학습자의 적성은 특수능력이 될 것이다.

학습이해력을 증진시키는 방안으로 학습자의 학습이해력 자체를 증진시키는 방법과 학습의 질을 개선하는 방법이 있다. 학습이해력 증진을 위해서는 언어이해력을 증진시키는 것이 필수적이다. 또한 설명방법이나 수준이 다른 다양한 교과서를 활용하거나 시청각 자료 등의 보조 자료를 활용하는 것이 좋다.

학습의 질을 개선하기 위해서는 학습자 개개인의 이해력에 알맞은 학습을 하도록 하여야 하며, 소집단을 구성하여 학습과정의 어려움을 서로 의논하는 기회를 마련하는 것이 도움이 된다. 경우에 따라서는 개인지도를 하는 것도 좋다.

(3) 학습자의 지구력

지구력은 학습동기와 흥미에 많은 영향을 받는다. 물론 학습습관에도 많은 영향을 받고 학습자의 특정학습 과제에 대한 흥미와 집중력 등에 의해서도 영향을 받는다. 학생의 지구력을 증가시켜주는 노력도 중요하지만 그보다 지구력의 절대량을 줄이는 방안도 모색되어야 한다. 학습자료를 개인차에 맞게 조절해주거나, 학습과정에서 잦은 피드백을 주며,

필요에 따라 개별지도를 실시하고 학습의 질을 개선시키는 방법을 통하여 지구력의 절대량을 줄이는 것이 완전학습에 더 효과적이다.

(4) 학습의 질

학습의 질을 높일 수 있는 최적의 방법은 개별화 학습이 되도록 하는 것인데, 그렇게 하기 위해서 교육자는 학생 개개인에 관한 모든 정보를 수집해야 한다. 예를 들어 학생의 적성, 선행학습정도, 학습 습관, 성격, 흥미, 동기, 학습 환경 등에 대해 알고 있어야 한다. 한편으로는 학습과정에서 항상 개선을 위한 단서를 파악하고 이를 토대로 피드백을 하면서 학습의 질을 높여야 한다.

(5) 학습의 기회

캐롤의 모형에서 학습기회는 완전학습에 이르는 가장 중요한 개념으로 학습자에게 실제로 주어지는 시간을 의미하였다. 그러나 블룸은 단순히 투입된 시간의 양이 학습결과에 중요한 것이 아니라 그 시간을 얼마나 유효적절하게 활용했느냐가 더욱 중요하다고 하였다. 따라서 시간을 효과적으로 활용하면 대부분의 학생들이 완전학습에 도달되는 시간을 단축할 수 있다.

4) Ausubel의 유의미 학습모형

1960년대에 들어서면서 미국의 행동주의 주도의 학습이론은 인지론에 관심을 가지기 시작하였고 따라서 인간의 기억현상을 학습현상의 하나로 다루기 시작했다. 뿐만 아니라 기억에 관한 전통적인 연구들은 무의미 철자나 숫자 등의 기계적인 암기과정을 주로 다루었다. 이 같은 학습연구에서의 경향은 인지적 학습의 과정을 강조하는 오수벨의 이론이 전개되면서 학습이론에도 변화를 가져오기 시작했다.

Ausubel은 학습이란 거의 기억작용에 의해 이루어진다고 하면서 파지와 망각에 관한 포섭이론이라는 독창적인 이론을 제시하였다. 포섭이론은 인지론자들의 가정처럼 인간의 의식 속에 인지구조라는 조직이 존재하는데 인지구조란 어느 한 시점에서 학습자가 유용하게 사용할 수 있는 현재의 지식체계를 의미한다고 하였다. 그런데 이 인지구조는 하나의 위계를 형성하고 있는데, 가장 장점은 가장 포괄적이며 일반적이고 추상적인 개념들이 차지하고 그 개념은 다시 보다 하위의 덜 포괄적이며 덜 일반적인 개념들을 흡수하게 되는데 이러한 포섭이란 용어를 사용하여 접근하였다. 그의 이론에서 포섭이란 하위의 개념을 포함하는 것뿐 아니라 기존의 인지구조에 있는 개념이 새로운 개념이나 아이디어로 접근하여 그것들을 흡수하는 관계를 의미한다. 따라서 그의 이론에서 포섭은 곧 학습을 의미하며 그가 사용한 포섭인자라는 용어는 개개의 개념을 의미한다. 다시 오수벨이 사용한 용어에 의해서 학습을 설명하자면 결국 하나의 포섭인자들이 상·하의 위계 또는 동일한 수준의 병렬적인 포섭의 형태를 갖추어가는 과정을 의미한다.

이러한 포섭이론에 입각하여 보면 학습은 학습되어야 할 새로운 개념·아이디어·지식 등의 학습과제와 학습자의 인지구조와 관련된다. 즉 이들 새로운 학습과제가 이미 가지고 있는 기존의 인지구조와 관련될 때 학습자에게 새로운 의미를 부여하게 되며, 학습은 유의미하게 된다. 오수벨이 이처럼 학습에서의 의미를 강조하는 아유로 그의 이론을 유의미 학습이론이라 한다.

그는 유의미 학습이 이루어질 수 있는 조건으로 ① 학습과제의 유의미성, ② 학습자의 정착지식, ③ 학습자의 유의미학습을 위한 학습자세를 제시하였다. 오수벨의 유의미학습에서 핵심적인 부분은 학습자의 언어이다. 학습자는 언어라는 기호를 사용하여 외부의 자극들에 대한 영향을 저장하게 되는데 이것이 곧 학습자의 인지구조의 일부가 된다. 그리고 새로운 개념이나 아이디어가 그의 인지구조에 포섭되기 위해서는 그 학습자의 인지구조에 의미 있게 관련이 되어 있어야 한다는 것이다. 그렇게 되면 학습해야 할 개념이나 아이디어는 구성력이 높아져서 논리적 의미성에 따라 정리된다는 것이다. 그런데 이 때에 언어와 의미가 거의 절대적인 기능을 가지고 있다는 것이다. 이런 점에서 그의 이론을 유의미 언어학습이라고도 하며 기계적인 기호학습과 구별한다.

오수벨은 유의미 언어학습의 기억이론을 명명학습·개념학습·명제학습·발견학습과 같은 학교학습에 적용될 수 있다고 전제하면서 학습과제를 포섭이론에 맞도록 계획하여야 한다고 주장한다. 그의 인지론적 입장은 브루너의 인지론적 학습이론에 대한 관심과 더불어 학습이론으로서 많은 관심을 받고 있으며, 실제로 학교학습에서 유의미 언어학습이 차지하는 의의와 비중으로 보아 하나의 독자적인 학습이론으로 활용하는 것이 합리적일 것이다.

5) 인본주의 학습이론

인본주의는 행동주의가 객관성을 주장하면서 인간적인 요소인 사고나 감정 등의 내면적

과정을 배제하고 있다고 보는 입장이다. 동물을 연구대상으로 하여 나타난 결과를 인간에게 적용하거나 인간을 동물이나 사물처럼 취급하려는 데는 한계가 있다고 주장하면서 인간을 새로운 시각에서 추구하려고 한다.

인본주의는 개개인의 인간과 각자의 독특한 특성에 관하여 지대한 관심과 중점을 두는 것이 특색이며, 이들의 주 관심은 인간의 존재와 성장에 있다. 즉 인간은 역동적 생물체이며 각기 독특하게 성장하는 과정을 가지는 특수체인 것이다. 인간을 좁은 법칙 속에 넣을 수 없는 역동적 체제로 보며 항상 새로운 이상을 추구하고 인간 스스로에 대하여 의문을 부단히 제기하는 존재로 진·선·미와 같은 보다 나은 것을 추구하는 끊임없는 마음의 움직임이 항상 작용하는 특성을 가지고 있을 뿐만 아니라 그에 따른 과정이나 결과로서 문화라는 것을 향유하게 된다는 사실에 주목한다.

이와 같은 인본주의에서 추구하는 학습이론을 요약하면 다음과 같다.

(1) 학습자들에게 자유선택의 기회를 부여하면 그들은 최선의 것을 선택하게 된다.
(2) 학습은 학습자의 중심으로 이루어져야 효과적이다.
(3) 학습은 학습자가 긍정적 자아개념을 갖도록 도와주는 것이다.
(4) 학습은 학습자의 조화적인 발달을 도모한다.
(5) 학습은 학습자로 하여금 그들의 신념과 태도와 가치를 분명히 의식하여 행동하도록 돕는 것이다.
(6) 교육자는 촉진자, 격려자, 조력자가 된다.

제2절 이론에 근거한 보건교육/건강증진 전략

1 이론과 보건교육 프로그램 개발

1) 이론을 통한 건강행동의 결정요인 파악

건강행동에 영향을 미치는 요인들은 매우 복잡하고 다양하므로 특정한 건강행동을 변화시키기 위해서는 그 행동의 주요 결정요인을 알아야 한다. 건강행동 결정요인의 유형은 크게 근접 영향요인(proximal influences)과 원위 영향요인(distal influences)으로 구분된다.

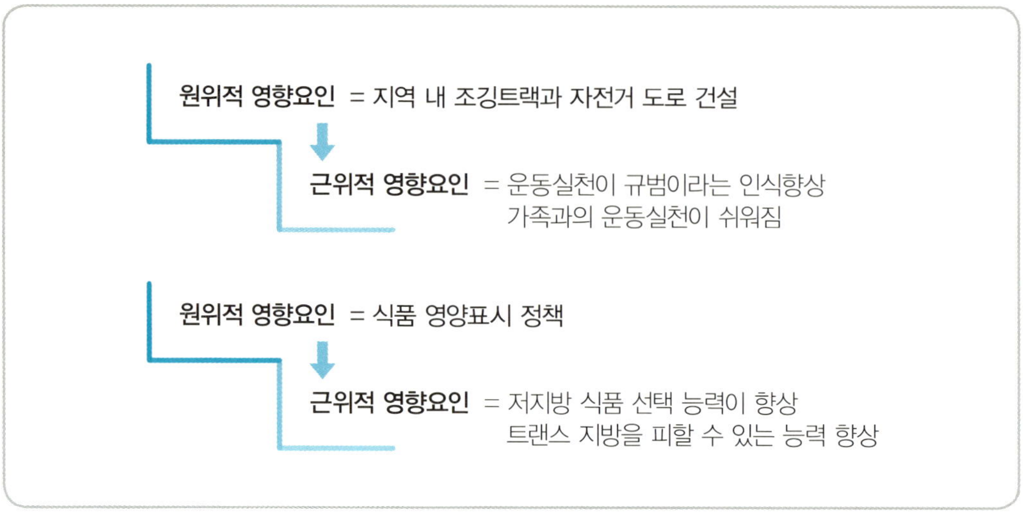

[그림 2-9] 건강행동실천에 관여하는 원위 영향요인과 근접 영향요인

위의 그림에서와 같이 원위 영향요인은 근접 영향요인에 영향을 줌으로써 개인의 건강행동실천의 결정요인으로 작용한다. 건강행동 결정요인의 파악을 위한 질문들은 다음과 같다.

(1) 현재의 행동이 위험 또는 문제가 있다는 점을 인지하고 있는지?
(2) 권유된 건강행동실천의 효과성에 대해 충분히 확신하고 있는지?
(3) 현재의 위험행동을 강화하는 요인들은 무엇인지?
(4) 건강행동실천능력을 저해하는 사회적, 경제적, 물리적, 법적 환경적 측면은?
(5) 건강행동실천능력을 지지하는 사회적, 경제적, 물리적, 법적 환경적 측면은?
(6) 건강행동을 시작하기 위해 어떤 형태의 자기효능감과 기술이 요구되는가?

건강행동 결정요인은 상당부분 이론에 의해 파악된다. 따라서 건강행동이론, 헬스 커뮤니케이션 이론 및 교수-학습이론에서 제시하는 행동의 결정요인을 포괄적으로 이해하고 있어야 하며, 행동의 유형별, 대상별, 상황별 차별화된 결정요인의 특성을 파악하고 있어야 한다. 이론이 적용된 보건교육 프로그램이 행동변화를 유도하는 과정은 다음의 그림과 같다.

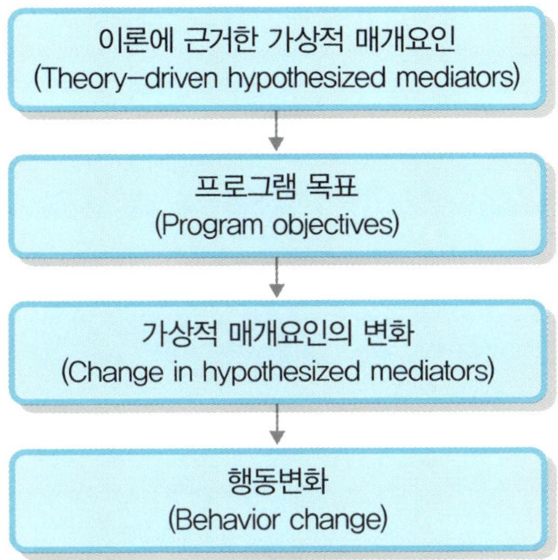

[그림 2-10] 이론적용을 통한 보건교육 효과의 과정

2) 보건교육의 방법과 구체적 전략 개발

대상자들의 행동변화를 위해서 그리고 환경에 영향을 주는 조직과 사회적 요인들을 변화시키기 위해서 이론에 근거한 행동변화의 방법과 전략들을 개발한다. 보건교육에서 중재방법이란 개인 또는 집단의 행동, 사회구조의 변화를 유도할 수 있는 과정을 의미하는 것으로 이론이나 경험적 근거들을 통해 파악된다. 개인의 행동, 집단, 사회구조에 어떻게 변화를 유도할 것인가? 행동변화와 환경 조건에 영향을 주는 이론이 제시하는 기법이다. 반면, 중재전략이란 중재방법을 구체화한 수단을 의미한다. 다양한 중재방법들을 조직하고 프로그램의 요소로 전환시켜 전달하는 방식이다. 선정한 방법을 활동으로 전환시키는 것은 전략개발의 과정을 통해서 이루어진다(Bartholomew 등, 2011). 예를 들어 보건교육을 통해 급식서비스 관리자의 식품구입 행동에 영향을 미치기 위해 설득과 모델링을 활용하고자 한다면 이는 중재방법이 되며, 잘 실천하고 있는 학교에는 식품의약품안전처에서 건강식품구입 인증서를 제공하는 것은 중재전략이 된다. 보건교육의 목표에 적절한 중재 방법과 전략 개발은 다음의 순서로 진행한다.

(1) 구체적인 방법과 전략을 선정하는 데에 있어, 향 후 참여 프로그램 대상자들의 의견을 검토하고 이들의 시각을 고려한다.

(2) 결정요인의 변화를 유도할 수 있는 방법을 파악하고(이론에 근거하여), 특정 방법이 어떠한 조건에서 가장 효과적인지에 대해서도 파악한다.

(3) 방법을 선정한다.

(4) 방법을 중재집단에게 전달할 전략을 선정하거나 개발한다.

(5) 변화목표와 전략의 조화여부를 확인한다.

[표 2-10] 사회인지이론에 근거한 청소년 금연/흡연예방 교육 프로그램

구 분	목표수준		목 표
건강개선	결과목표		건강개선(혈압 등)
			흡연관련 증상과 징후 경험 감소
건강행동실천	영향목표	행동목표	금연실천율 증가
			비흡연자의 금연시작 예방
결정요인(매개요인)	학습목표	지식	흡연의 폐해에 관한 지식 향상
		결과기대	금연의 이득에 대한 인식 향상
		자기효능감	금연에 대한 자기효능감 향상
		기술	금연기술 향상

2 이론과 프로그램 수행 및 평가

이론은 프로그램에 필수적인 요소들이 모두 포함되어 있는지를 판단하는 근거가 된다. 따라서 이론의 적용은 프로그램의 잠재적인 효과를 극대화시키는 방법이다. 예를 들어, 금연 실천율을 향상시키기 위한 보건교육에서 금연 실천에 관련된 결정요인을 포괄적으로 다루지 않는다면 교육의 효과성을 기대하기 어렵다. 보건교육에 적용할 수 있는 이론은 매우 다양하고, 복잡한 생태학적 현상을 이해하기 위해서는 하나 이상의 이론의 적용이 요구된다.

이론을 선정하는 지침이나 이론의 복합적 활용에 대한 지침은 거의 없다. 따라서 관련된 이론을 발견하고 수행에 적용하는 능력 개발을 위해 전문가들은 보건교육 프로그램 기획과 수행 시 이론 선정과 적용의 지침을 개발하기 위해 다음과 같은 사항의 보고가 요청된다.

(1) 프로그램 개발에 고려된 이론, 이론의 구성요소, 이론 선정의 근거

(2) 추상적인 이론의 구성요소가 구체적인 프로그램 요소로 어떻게 전환되었는지, 이 과정에서 경험한 문제들
(3) 프로그램 요소가 행동변화를 유도하게 된 메커니즘(매개요인은 무엇인가?)
(4) 채택한 접근방법이 건강증진프로그램을 위한 이론의 활용에 기여한 점

이론은 특정 건강증진프로그램의 필수 요소들이 모두 적절히 포함되어 있는지를 진단하는 지침역할을 하므로 제3종 오류(Type III error)를 파악하는데 도움이 된다. 제3종 오류란 보건교육 프로그램이 설계 또는 수행과정이 부적절했음에도 불구하고 프로그램의 효과성이 없다고 판단하는 오류를 의미한다. 또한 이론은 적절한 과정 및 효과성 평가 지표 선정의 근거가 된다.

3 이론의 적용에 대한 유의사항

이론을 적용하기 위해서는 다음의 사항에 유의한다.
(1) 과거와 현재 개발된 이론들에 대한 충분한 검토를 한다.
(2) 해결하고자 하는 보건문제에 대한 이론들의 적용가능성을 검토한다. 특히 영향의 수준(level of influence)을 검토한다.
(3) 몇 가지의 이론의 적용가능성을 발견했으면 비슷한 대상이나 건강문제에 대하여 그 이론이 활용되었던 구체적인 증거들을 검토한다.
(4) 한 가지 이상의 이론을 적용한다.
(5) 이론의 모든 요소들을 활용한다.

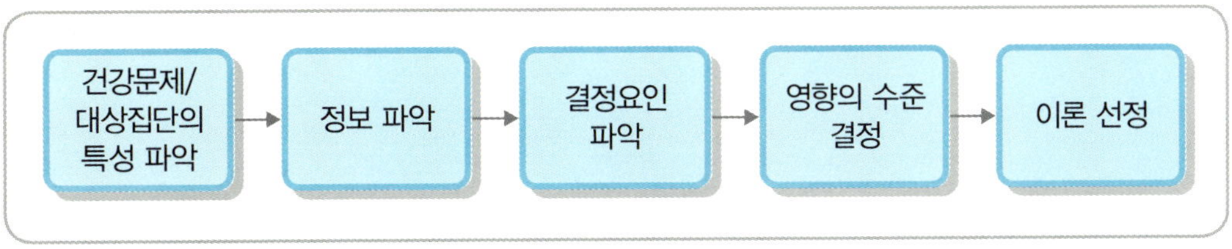

[그림 2-11] 이론 선정의 과정

요 약

보건교육의 일차적인 목표는 개인 및 집단의 행동변화를 유도하여 건강행동을 실천하도록 하는 것이다. 이를 위해 반드시 선행되어야 하는 것은 인간의 행동에 대한 올바른 이해이다. 인간이 특정한 행동을 하게 되는 원리에 대한 이해를 바탕으로 행동변화의 요소들을 파악하고 행동변화를 달성할 수 있는 방법을 발견하게 된다. 본 장에서는 보건교육과 관련된 이론을 건강행동이론, 커뮤니케이션 이론, 교수-학습이론으로 구분하여 살펴보았다.

건강행동이론은 개인 및 개인 간 수준의 이론을 중심으로 기술하였는데, 개인수준의 이론으로는 KAP Model, 건강신념모형, 합리적 행동론/계획된 행동론, 범이론적 모형, 행동주의 이론을 살펴보았다. 개인 간 수준의 이론으로는 사회인지이론, 사회적 관계망과 사회적 지지 이론을 제시하였다. 보건교육에서 설득적 커뮤니케이션의 중요성이 강조됨에 따라 확장병행과정모형, 정보처리와 설득커뮤니케이션, 예방채택과정모형과 리스크 커뮤니케이션 이론을 함께 다루었다.

교수-학습이론은 지식이나 기술을 학습자에게 학습시키는 가장 효과적인 방법의 원리와 법칙을 제시하여 주며, 교수, 학습과정을 비판·평가할 수 있는 근거를 제공한다. 본 장에서는 다양한 교수-학습이론을 통해 학습 원리와 과정을 이해하고자 하였으며, 더 나아가 효과적인 보건교육방법과 매체 개발에 적용할 수 있도록 하였다. 브루너의 학습이론, 글레이저의 교수의 과정, 블룸의 완전학습, 인지적 학습과정을 강조하는 오수벨의 이론 및 인본주의를 정리하여 제시하였다.

이론에 근거한 보건교육방법과 전략의 중요성을 설명하였고, 이론이 보건교육 프로그램의 개발, 수행, 평가과정에 어떠한 역할을 하고 중요성을 지니는지를 제시하였다. 마지막으로 이론을 선정하고 적용하는 지침이 없는 현재의 상황에서 보건교육전문가들이 이론적용과 관련하여 반드시 보고하여야 하는 주요 내용을 기술하였고, 이론을 적용하는데 유의해야 할 사항들을 정리하였다.

참고문헌

김명, 고승덕, 김영복, 김혜경, 손애리, 유승현, 이자경, 황명희송. (2014). 보건교육 · 건강증진 이론. 서울: 계축문화사.

Bartholomew L. K., Parcel, G. S., Kok, G., Gottlieb, N. H., & Fernández, M. E. (2011). Planning health promotion programs: An intervention mapping approach(3rd ed.), San Francisco, CA: Jossey-Bass.

DiClemente, R. J., Crosby, R. A. & Kegler, M. C. (2002). Emerging Theories in Health Promotion Practices and Research. San Francisco, CA: Jossey-Bass.

Glanz, K., Rimer, B. K. & Viswanath, K. (2008). Health Behavior and Health Education. San Francisco, CA: Jossey-Bass Publishers.

Green, J. (2000). The role of theory in evidence-based health promotion practice. Health Education Research, 15, 125-129.

McKenzie, J. F., Neiger, B. L. & Thackeray S. (2009). Planning, Implementing, and Evaluating Health Promotion Program. San Francisco, CA: Pearson.

National Cancer Institute. (1997). Theory at Glance: A guide for health promotion practice. http://rex.nci.nih.gov/NCI_Pub_Interface/Theory_at_Glance/HOME.html.

Prochaska, J. O., DiClemente, C. C. & Narcross, J. C. (1992). In search of how people change: Applications to addictive behavior. American Psychologist, 47(9),1112-1114.

Rogers, E. (1995). Diffusion of Innovation. New York, NY: The Free Press.

Simons-Morton, B. McLeroy, K. R. & Wendel, M. L. (2012). Behavior theory in health promotion practice and research. Burlington, MA: Jones & Bartlett Learning.

Sorenson, J. R. & Steckler, A. (2002). Improving the health of the public: A behavioral-change perspective. Health Education Research, 17(5), 493-494.

Weinstein, N. D., & Sandman, P. M. (1992). A model of the precaution adoption process: Evidence from home radon testing. Health Psychology, 11, 170-180.

제3장

보건교육방법

제3장

보건교육방법

|교육목표| 1. 보건교육방법의 유형 및 특성과 장단점을 설명한다.
2. 교육목표에 적합한 교육방법을 선정하기 위한 기준을 설명한다.

제1절 보건교육방법의 유형 및 특성

1 강의법(Lecture)

강의는 보건교육사에게 가장 기초가 되고 오래된 교육법으로, 교육자 중심의 설명을 통해 대상자에게 중요한 정보를 전달하고 이해시키는 방법이다.

교육자는 학습자의 입장에서 내용을 이해하기 쉽도록 설명해야 하며, 학습자에게 질문을 하거나 학습자 간에 토의를 하게 하는 등의 방법을 통해 학습자의 적극적인 수업 참여를 이끌어야 한다. 또한 도표, 그림, 영상 그리고 음악 등의 시청각 자료를 적절하게 사용하는 것은 학습 효과를 더욱 높이는 강의법 중 하나이다.

1) 장단점

장 점	단 점
• 짧은 시간 안에 많은 양의 정보를 전달할 수 있다. • 다수의 학습자에게 사용될 수 있다. • 준비물이 거의 필요하지 않다. • 토론을 시작하기 전, 학습자의 생각을 자극할 수 있다. • 녹음할 수 있다.	• 학습자들의 관심을 끌기 어려워 학습의 효과가 나타나지 않을 수 있다. • 교육자에게 보조자료 없이 한 주제에 대해 이야기할 수 있는 높은 지식수준이 요구된다. • 교육자가 저명하거나 존경 받는 사람이 아니라면 학습자들에게 신뢰를 얻기가 어렵다.

2) 강의의 순서

(1) **도입** : 학습자들의 흥미나 요구사항을 받아들여 관심을 끌만한 내용을 다뤄 학습자들의 주의를 집중시킨다.

(2) **시작** : 학습자들에게 강의의 목표와 강의할 내용을 소개한다.

(3) **진행** : 학습내용을 논리적으로 체계화시켜 분명히 전달하도록 한다. 강의를 진행하는 과정에서 학습자들의 집중력을 강화시키기 위하여 표정, 손짓 등의 비언어적인 방법을 활용해야 한다.

(4) **마무리** : 강의 내용을 요약하고 정리하며, 중요한 부분을 강조하면서 강의를 마무리한다.

3) 강의법의 팁

강의에 적절한 콘텐츠를 개발하되, 유의할 점은 한 번에 너무 많은 양을 다루지 않도록 해야 한다. 강의를 구성할 때는 충분한 예제를 포함하여 도입, 시작, 진행, 마무리의 단계가 명확하도록 해야 한다. 또한 중요한 부분을 강조하기 위해 핸드아웃을 나누어 주는 것도 고려한다.

4) 활용 사례

(1) 강의법을 활용한 자살예방 · 생명존중 교육의 예시

다음은 우리나라 10대 사망원인 1위인 자살을 주제로 하여, 강의법을 통해 A 초등학교

6학년 학생들을 대상으로 진행한 자살예방·생명존중 교육의 수업목표와 내용이다.

[표 3-1] 자살예방 · 생명존중의 수업목표와 수업내용

수업목표	수업내용
• 자살의 경고 신호에 대하여 열거할 수 있다.	• 자살의 경고 신호는 아래와 같다. – '먼 곳에 가고 싶다', '아는 사람이 아무도 없는 곳에 가고 싶다', '잠들고 다시 깨어나지 않으면 좋겠다'와 같은 말로 자살을 넌지시 암시한다. – 아끼던 물건을 주변 사람에게 주거나 오랫동안 만나지 않았던 사람들을 갑자기 찾아가는 등 이별을 준비한다. – 위험한 사고가 발생할 만한 행동을 한다. – 손목을 긋거나 정량 이상의 약을 복용하는 것과 같이 실제 자해행위를 한다.
• 자살 위험자를 도울 수 있는 방법에 대하여 설명할 수 있다.	• 자살 위험자가 있을 경우 도울 수 있는 방법은 아래와 같다. – 가족이나 가까운 사람에게 알려야 한다. – 혼자 있지 못하게 한다. – 자살을 시도할 수 있는 위험한 물건이나 상황에 가까이 있지 못하도록 한다. – 자살예방 전문가를 만나도록 한다.
• 생명을 존중하는 태도를 갖는다.	• 자살예방서약서를 쓴다.

출처 : 한마음한몸자살예방센터, www.3079.co.kr 참고

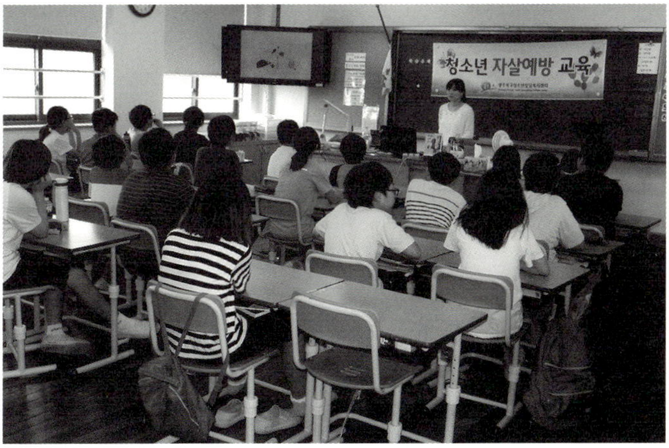

[그림 3-1] 자살예방교육

출처 : 광주북구청소년상담복지센터(www.ok1388.kr)

광주 북구 청소년상담복지센터에서는 H초등학교 6학년 학생들을 대상으로 자살예방교육을 하고 있다. 교육자는 교육의 중심이 되어 학생들에게 이해하기 쉽게 설명하고 있다. 또 교육자는 학생들의 학습효과를 높이기 위해 시청각 자료를 활용하고 있다. 사진에서 볼 수 있듯이 강의법은 다수의 학습자에게 사용되며, 학습자는 준비물이 거의 필요하지 않다.

(2) 강의법을 활용한 재난안전교육의 예시

이는 화재보험협회(KFPA)에서 국세청 및 서울청 직원 300여명을 대상으로 화재예방교육을 실시하는 장면이다. 국세청 직원들의 안전의식을 강화하고 화재 등 재난사고 발생 시 행동요령을 숙지하여 인적·물적 피해를 최소화하기 위한 목적으로 진행되었다. 화재원인 및 대책, 화재 시 피난 등 대처요령, 안전생활수칙 등의 이론교육과 함께 동시에 소화기 사용법 등 실습교육을 병행해 진행되었다.

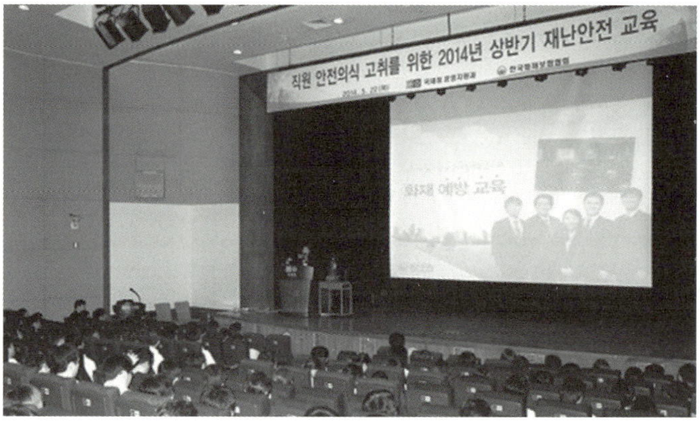
직원 안전의식 고취를 위한 2014년 상반기 재난안전 교육
화재 예방 교육

[그림 3-2] 화재예방교육

출처 : 매일경제. 2014.5.23. KFPA, 국세청 직원 화재예방교육

(3) 강의법을 활용한 금연교육의 예시

대전과학기술대학교에서는 재학생들을 대상으로 한 금연교육을 진행하고 있다. 이 교육은 참가자를 선착순으로 모집한 뒤, 다양한 금연 관련 교육을 주제로 4차례에 걸쳐 다양한 금연교육 및 상담을 받게 하였다. 또한 더욱 활발한 학생들의 참여를 위해 참가 학생들이 6개월 동안 교육 등을 받은 뒤 보건소에서 최종 확인을 받게 되면 장학금과 부상을 받을 수 있게 하였다.

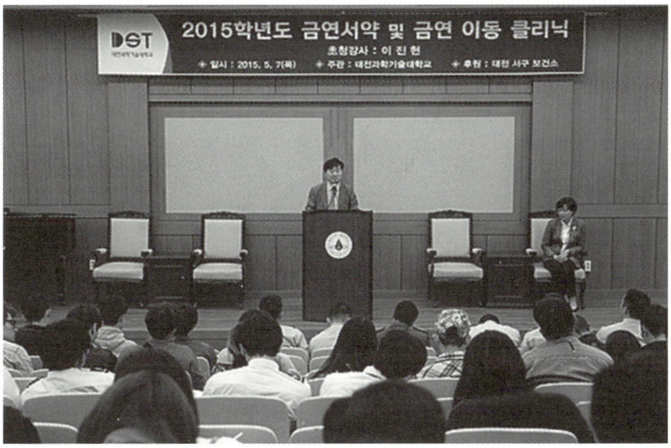

[그림 3-3] 금연교육

출처 : 뉴시스. 2015.5.7. 대전과기대 금연교육…6개월 지속되면 장학금도

2 시범(Demonstrations)

시범은 교육자가 실제 기술을 보이고 학습자들이 이를 관찰하여 새로운 기술을 학습하는 방법이다. 따라서 단순히 말로 풀기 어려운 내용의 교육에 적합하다. 교육자는 시범을 보이는 동시에 설명해야 하므로 철저한 사전준비가 필요하다.

효과적인 시범을 위해 시범 장면을 비디오로 녹화하여 여러 번 반복해서 보여주는 것은 학습자에게 큰 도움이 된다. 또한 시범 후 학습자에게 직접 실습할 기회를 주고 교육자가 이를 관찰하여 잘못된 점을 알려주는 것이 바람직하다.

1) 장단점

장 점	단 점
• 학습자들의 관심이 높을 때 사용하면 좋다. • 과학적 방법을 가르치기에 적합하다. • 주제의 이론적 측면을 강화할 수 있다. • 개별화 지도가 가능하다. • 배운 내용을 그대로 실제 상황에서 적용하기에 쉽다.	• 비용과 시간이 많이 소요된다. • 특수 장비가 필요할 수도 있다. • 예상치 못한 결과가 발생할 수 있다. • 주변 환경을 잘 통제하지 못할 경우 위험이 발생할 확률이 높다. • 교육자의 준비정도에 따라 학습효과가 달라진다.

2) 활용 사례

(1) 시범을 활용한 구강교육의 예시

태안군보건의료원에서 군청과 해양경찰서 직원 등 관내 직장인 200명을 대상으로 구강교육을 하고 있다. 교육 내용은 불소를 이용한 충치예방법, 올바른 잇솔질 및 칫솔선택, 치주병의 예방 및 관리, 구강위생용품 배부, 불소바니쉬 도포 등이다. 특히 올바른 잇솔질 및 칫솔 선택에 대해 구강 모형을 통해 시범을 보여줌으로써 학습자들의 이해를 돕는다.

군 보건의료원 관계자는 '최근 치주병 등 구강질환이 많이 발생하고 있어 올바른 잇솔질과 치주병 예방 및 관리를 철저히 해야 한다'며 "군보건의료원에서 실시하는 구강교육에 참석하시면 구강건강관리에 많은 도움이 될 것"이라고 밝혔다.

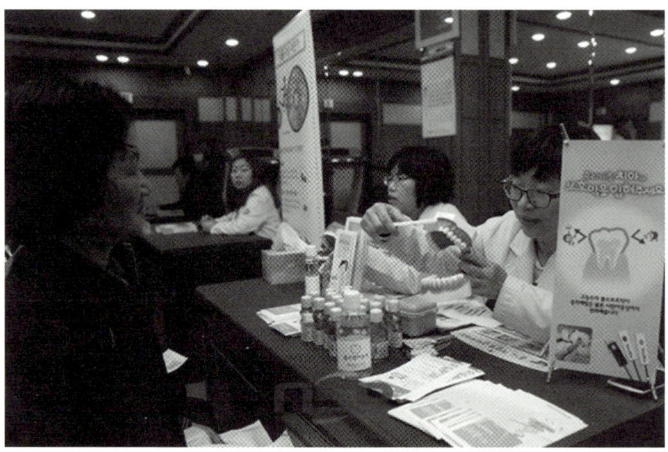

[그림 3-4] 구강교육

출처 : nsp통신, 2013.11.12., 태안군, 관내 직장인 200여명 대상 구강교육 실시

(2) 시범을 활용한 심폐소생술 교육의 예시

부천의 S초등학교에서 5, 6학년 학생들을 대상으로 대한인명구조협회 소속 전문 강사를 초청해 청소년 응급처치 및 심폐소생술(CPR) 교육을 학급별로 실시했다. 학생들은 응급처치의 원리, 위급상황 시 행동요령, 심폐소생술, 기도폐쇄, 자동제세동기(AED), 상처 및 골절처치 등에 대해 설명을 들었다. 이후 강사의 시범과 인체마네킹 등 심폐소생술 연습도구를 활용한 의식 확인, 구조요청, 흉부압박, 인공호흡의 순서로 실시됐으며 참여한 모든 학생들이 심폐소생술을 직접 체험하는 시간을 가졌다.

이번 교육에 참가한 한 6학년 학생은 "친구나 주변 사람들에게 긴급한 상황이 발생했을 때 심폐소생술이 얼마나 중요한 것인지 알 수 있었고, 실제로 위급한 상황이 발생했을 때 오늘 배운 것을 잘 활용해서 소중한 생명을 살리는데 도움이 되도록 하겠다."고 소감을 전했다.

학생들에게 일상생활에서 일어날 수 있는 응급상황에 대한 신속하고 간단한 응급처치를 배워 생명을 구할 수 있는 심폐소생술의 중요성을 몸으로 익히고 배울 수 있는 좋은 기회가 되었다. 또한 실제 학생들의 생활습관과 학교환경 등을 고려한 맞춤형 교육지원으로 학생들의 안전생활 습관화에 많은 도움이 되었다.

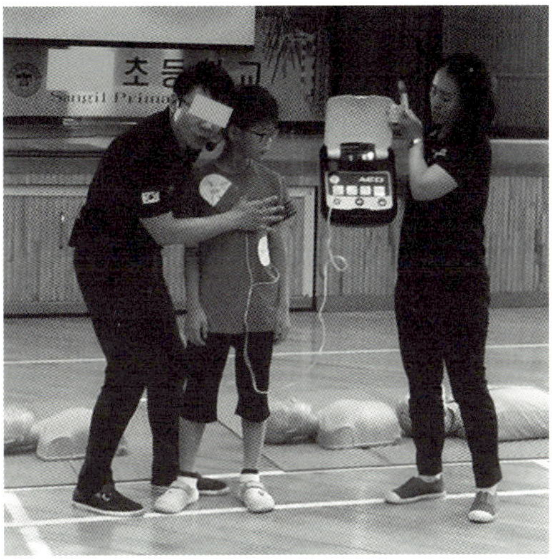

[그림 3-5] 심폐소생술 교육

출처 : 경기도부천교육지원청, 내 손으로 만드는 '4분의 기적, http://www.goebc.kr/

(3) 시범을 활용한 영양 및 위생교육의 예시

이는 조리사 등을 대상으로 급식실 위생·안전관리는 물론 영양 및 위생교육이 진행되는 장면이다. 교육내용은 소규모 어린이급식시설에서 근무하는 조리사 등을 대상으로 한 '저

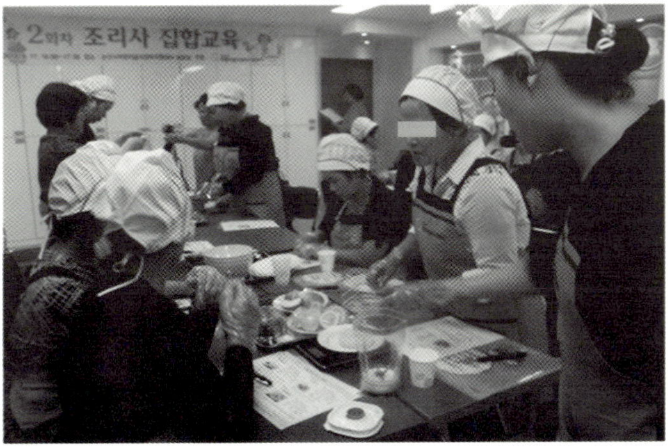

[그림 3-6] 영양 및 위생교육

출처 : 금강일보, 2014.09.22., 논산 어린이급식센터, 위생교육 호응

염소스 만들기'이다. 이 교육에서는 시범과 동시에 조리사들이 직접 만들어 보는 방식으로 진행됐다. 먼저 교육자가 저염소스를 만드는 시범을 보인 후, 조리사들이 직접 실습할 기회를 가짐으로써 더 효과적으로 학습할 수 있는 기회를 제공했다.

3 토론법(Debates)

토론은 오늘날 여러 영역에서 사용되는 보건교육방법으로서 자신의 주장을 논리적으로 전개하여 상대를 설득하는 방법이다. 토론은 간단한 규칙을 기반으로 학습자간의 다양한 견해를 주고받는다. 이 과정에서 다양한 관점을 이해할 수 있다.

토론은 언어적 상호작용을 통해 의견을 교환하여 집단사고 과정을 거쳐 문제를 해결해 나가는 능력을 기를 수 있게 한다. 어떤 주제에 대해 효과적으로 토론하기 위해서 학습자는 사전지식이 필요하다.

1) 장단점

장 점	단 점
• 협동심과 책임감을 기를 수 있다. • 학습자간 다양한 관점을 확인할 수 있다. • 학습자들이 재미있고 즐겁게 참여할 수 있다.	• 사회자의 체계적인 관리가 필요하다. • 사전지식이 필요하므로 학습자의 부담을 가중시킨다. • 상대 측 패널에 관해 부정적 감정을 키울 수 있다. • 시간이 많이 소요된다.

2) 활용 사례

(1) 토론법(원탁식 토론)을 활용한 자살예방 교육의 예시

천안교육지원청은 생명존중, 인권존중, 안전학교 조성을 위해 천안 중고등학교 원탁토론회를 개최했다. 이를 통해 우리 학생들이 생각하는 생명존중과 인권존중이 무엇이고 학교생활을 하면서 경험한 사례들을 공유하며 이것들에 대한 올바른 실천 방안을 찾을 수 있었다. 또 학생들이 원하는 안전학교는 어떠한 학교인지를 묻고 찾을 수 있었다.

토론회는 8모둠으로 나뉘어 진행됐다. 학생들은 생명과 인권존중, 안전한 학교 세 가지

주제 중 하나를 택하고 그 안의 3단계 과제를 모둠별로 풀어나간 뒤 의견과 방안을 제시했다. 그리고 모둠별로 선택한 주제로 토론 한 뒤 정리한 내용을 발표하는 시간을 가졌다.

토론회를 진행한 ○○고등학교 정○○ 교사는 "도출된 의견을 각 학교에 전달하는 상향식 방법으로 바뀌면 주요 교육 정책이 학생들에게 확산되고 실천될 가능성이 높아질 수 있다는 것이 오늘 토론회가 갖는 가장 중요한 의미"라고 했다.

토론회에 참석한 ○○중학교의 한 학생은 "나와 정반대의 의견을 가지고 있는 친구와 토론을 하면서 상대방 주장에 대해 한 번 더 생각하게 됐고, 더불어 내 의견을 제시하고 서로 공유하고 소통하면서 절충안을 찾아갈 수 있었다"고 했다.

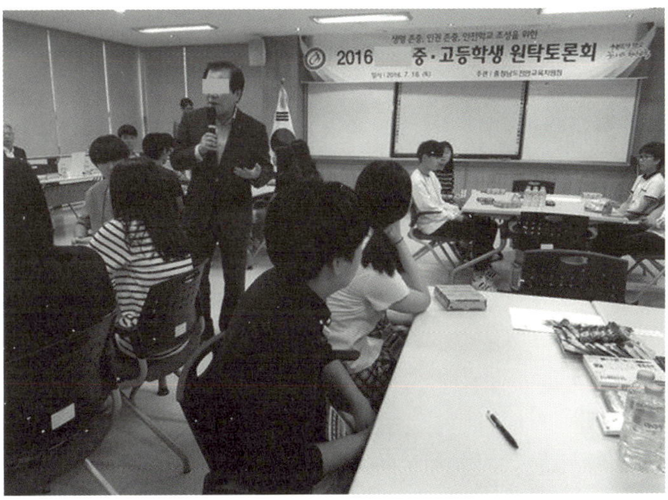

[그림 3-7] 토론법(원탁토론)을 활용한 자살예방 교육

출처 : 디트뉴스24. 2016.7.18. 청소년들이 직접 '생명, 인권존중, 안전학교'를 묻고 찾다

(2) 토론법(배심토론)을 활용한 생명존중교육의 예시

전문적인 자살예방대책과 자살예방센터의 필요성에 관해 토론하고 자살예방정책의 방향을 정립하기 위한 토론회의 한 장면이다. 사전에 충분한 지식을 가진 소수의 전문가가 다수의 청중 앞에서 배심토론을 진행했다. 국내 유수의 자살예방 전문가들이 모여 우리나라와 지역을 위한 자살예방사업 현재와 미래에 대한 심도 깊은 얘기를 나눴다.

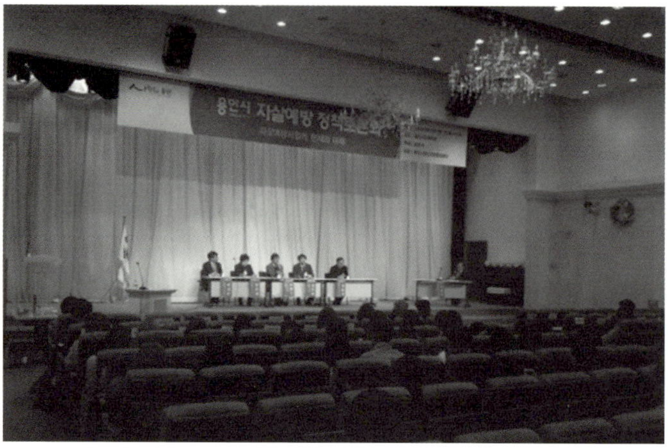

[그림 3-8] 토론법(배심토론)을 활용한 생명존중교육

출처 : 아시아뉴스통신. 2015.3.19., 용인시, '자살예방 정책토론회' 개최

4 문제 해결법(Problem solving)

문제 해결법은 제시된 상황에서 학습자들이 문제점을 찾고 이에 대한 해결책을 찾아 나가면서 학습하는 방법이다. 문제가 주어졌을 때 학습자들은 최선의 정답을 찾기 위해 노력해야 한다. 다수의 정답이 존재하여 최적의 정답을 찾지 못해도 이 과정 자체가 하나의 학습 방법이 된다. 이 방법의 목적은 학습자 간의 토론을 촉진시키고, 학습자들이 다양한 견해에 노출되도록 하는 것이다. 문제 해결법에서 학습자는 자신들에게 할당된 학습 내용에 따라 관련 지식, 수기, 태도 등을 각자가 공부하고 온 뒤, 다른 학생들에게 발표하거나 가르쳐 준다. 이 내용을 듣고 서로의 의문점을 질문하거나 토론하며 파악된 지식, 수기, 태도 등을 통합하여 문제 해결법들을 나열한다. 따라서 학습자는 상황의 복잡성을 적극적으로 파악하고 내부로부터 도출된 문제를 탐구하고 해결하는 역할을 수행한다. 이 과정에서 학습자는 제시된 상황에 몰두하여 현실적인 사상에 대해 학습하게 된다.

문제 해결법의 특징은 다음과 같다. 첫째, 실제 상황과 관련 사례를 중심으로 수업이 진행된다. 둘째, 학습자 간의 협동적 작업을 통해 이루어진다. 셋째, 학습자 중심의 학습으로 자기주도적 학습이 진행된다. 넷째, 교육자는 조력자로서 학습과정을 관찰하고 안내함으로써 학습자들을 보조하여 학습을 촉진시킨다.

1) 장단점

장 점	단 점
• 학습자들이 탐구하는 습관을 통해 문제 해결 능력을 키울 수 있다. • 단 하나의 정답이 존재하지 않는 것을 배울 수 있다. • 상호작용을 위한 공통의 규칙을 만들 수 있다. • 현존하는 지식을 탐구함으로써 고차원의 사고를 할 수 있다.	• 시간이 많이 소요된다. • 하나의 명확한 정답이 없으므로 학습자들이 부정적인 생각을 가질 수 있다. • 학습자가 중요한 부분을 미리 학습하지 않았거나 불필요한 부분을 학습할 수 있다. • 교육자는 학습자를 잘 안내하기 위해 더 많은 준비가 필요하다. • 사전학습을 위한 다양한 매체가 준비되어 있어야 한다.

2) 활용 사례

(1) 일하고 있는 직장에 싸이렌이 울리고 연기가 나고 있는 것을 발견하였다. 이때 나는 어떻게 행동해야 할까?

관련 단원	소화와 순환
학습 목표	영양소의 종류와 기능을 이해한다
학습 문제	〈특명! 맞춤형 식단을 찾아라〉 다희는 아까부터 책상에 놓인 한 장의 편지를 가만히 바라보고 있습니다. 그 편지는 미국에 사는 사촌 동생 현지에게서 온 것입니다. 다희가 무슨 고민을 하는지 편지 내용을 살짝 볼까요? 다희 언니, 안녕! 얼마 전 건강검진에서 내가 비만이라는 결과가 나왔어요. 그래서 비만아를 위한 식이요법 교육 프로그램에 참여하고 있어요. 힘들긴 하지만 운동과 식사 조절을 하다 보니 체중이 조금씩 줄고 있어요. 근데 오늘 교육 중에 옆에 앉은 미국인 친구가 한국의 음식에 대해서 묻는 거에요. 한국음식이 다이어트에 좋다는 얘기를 어디서 들었나 봐요. 정말 그런가요? 언니, 우리 또래가 좋아할 만한 한국 음식 중에 다이어트에 도움이 되는 음식들을 좀 추천해 주세요. 〈후략〉 만약 어려분이 다희라면 사촌 동생 현지에게 어떤 도움을 줄 수 있을까요? 다희의 고민을 함께 해결해 봅시다.

[그림 3-9] 문제 해결법을 활용한 식단 짜기

출처 : 이용길, 강경희, 2009.12.30., 실생활 중심의 PBL 문제 설계 및 프로그램 개발, 18pp

(2) 사내식당에서 일하는 조리사라고 가정해보자. 음식의 간이 짜고 사내식당의 공기가 좋지 않다며 항의가 많이 들어왔다. 원인이 무엇인지 여러 방면으로 생각해보고, 이를 예방할 수 있는 방법에는 무엇이 있는지 생각을 확장해본다. 또한, 안전한 작업 환경을 만들기 위해서 직원들에게 어떤 훈련이 필요한지 생각해보자.

(3) **문제 해결법을 활용한 식단 짜기**

이 문제 설계에서는 학습자 자신이 '나'라는 주인공이 되어 주어진 문제를 직접 해결하도록 하는 형식으로 전문가적인 관점에서 해결책을 제시하도록 하는 성격을 띠고 있다. 특히 다이어트와 관련한 소재를 사용하여 학습자들의 흥미를 고려하였다.

5 역할극(Role-plays)

역할극이란 어떤 상황을 주어진 역할에 맞게 연기함으로써 학습하도록 하는 교육방법이다. 학습자는 주어진 대본이 없어도 학습주제에 따라 연기해야 한다. 역할극에서 학습자들은 연기를 통해 문제해결능력과 의사소통 능력 등 사회생활에 필요한 능력도 기를 수 있다. 이때 교육자는 학습자의 성격에 맞춰 이에 맞는 역할을 미리 준비해야 한다.

1) 장단점

장 점	단 점
• 별도의 학습도구가 필요하지 않다. • 어렵고 감정적인 주제를 다룰 수 있다. • 학습자들이 두려움 없이 연기할 수 있다. • 직접 참여함으로써 학습자의 흥미유발이 가능하다.	• 학습자들이 거부할 경우 학습이 이뤄지지 않는다. • 의도치 않은 결과가 나타날 수 있으므로 교육자가 세세하게 준비하여 대비해야 한다. • 교육자가 모든 학습자를 통제할 수 없다.

2) 활용 사례

(1) 역할극을 활용한 학교폭력 예방교육의 실시

위 장면은 광주 북부경찰서에서 열린 학교폭력예방교육에서 학교전담 경찰관 등과 중학생들이 만들어낸 역할극의 한 장면이다. 이 공연은 학교폭력 실태와 예방법을 역할극의 형태로 교육하는 것이다. 중학생 20명과 경찰관들이 직접 대본과 연출을 맡아서 학생들에게 직접 참여할 기회를 제공하였다. 가해자 역은 경찰들이 피해자 역은 실제 중학생이 맡아 진행하였다. 학생들은 이 역할극을 통해 학교폭력의 심각성을 깨닫고, 역할극이 끝난 뒤 학교폭력예방교육에 대해 설문조사를 하여 학생들의 눈높이에 맞춘 예방교육을 위한 자료로 활용한다.

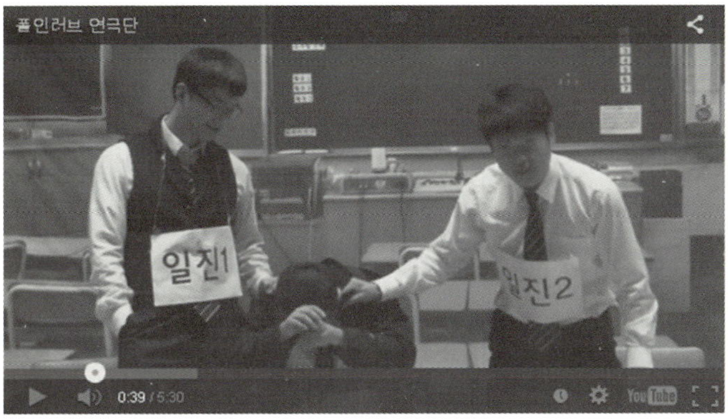

[그림 3-10] 학교폭력예방교육 역할극

출처 : 경찰청 공식 블로그 폴인러브 2013.5.7. "노스페이스 내놔" 역할극으로 학교 폭력 예방을 http://polinlove.tistory.com/5549

(2) 역할극을 통한 성교육의 예시

대구의 한 초등학교의 학생이 임신 체험복을 입고 산모가 되는 역할극을 통해 성교육을 받고 있다. 학생들이 임신 체험복을 입고 주어진 상황에 맞게 직접 연기함으로써 흥미 유

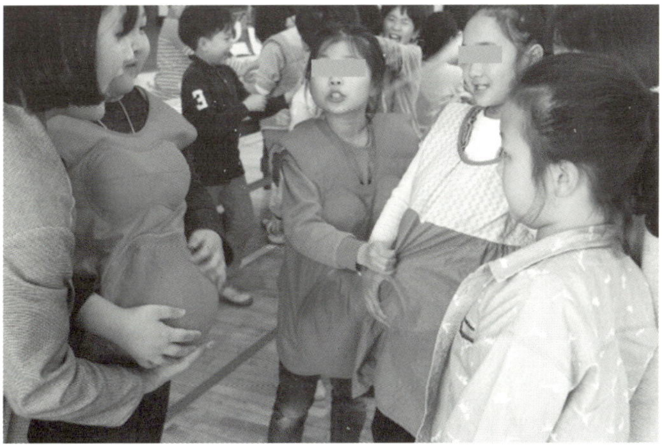

[그림 3-11] 성교육 역할극

출처 : 대구신문. 2016.5.15. 임신체험복 입어보고 태아모형 만져보고

발이 가능하다. 또한, 교육자는 역할극을 통해 어렵고 감정적인 주제를 다룰 수 있게 된다. 교육자는 학습자들이 큰 주제에서 벗어나지 않도록 세세하게 준비하여 학습자들이 교육내용을 더욱 쉽게 이해할 수 있도록 돕는다.

6 프로젝트법(Project)

프로젝트란 학습자가 학습 목표를 달성하기 위해 스스로 계획하고 실천하는 방법이다. 이 방법은 학습자의 자발적이고 능동적인 학습활동이 가능하며 주로 어렵고 심층적인 주제일 때 많이 사용된다. 프로젝트법을 진행하기 전, 프로젝트 목표와 학습자의 지식수준, 흥미 유발 정도, 시설 및 자원을 함께 고려해야 한다. 학습자가 스스로 문제를 정하고 계획하여 해결해 나가는 과정이므로 교육자는 직접적으로 참여하지 않고 간접적이고 보조적인 역할을 담당하여야 한다.

프로젝트법은 목표설정, 계획수립, 실행, 평가, 마무리의 순서로 이루어지며 실행단계는 학습자들이 세운 계획을 바탕으로 실제로 과제를 수행하고 활동하는 단계이다. 이 단계에서 교사는 학습자들의 활동이 목표 달성을 향해 지속될 수 있도록 흥미와 동기를 유지시켜주고 격려해야 한다. 또한 교사는 미리 곤란한 상황을 예측하여 개별지도에 즉각적으로 임할 수 있도록 준비해야 한다.

1) 장단점

장 점	단 점
• 학습자에게 동기부여가 가능하다. • 자주성과 책임감을 계발할 수 있다. • 비용이 적게 든다. • 개별화 지도가 가능하다.	• 학습자에게 수준에 따라 학습효과가 달라질 수 있다. • 기존의 학습방법에 익숙한 학습자들에게 부담으로 작용될 수 있다.

2) 활용 사례

(1) 당뇨병 관리 프로젝트

당뇨 환자들의 모임을 중심으로 당뇨병을 통합적으로 관리하는 프로젝트를 실시한다.

개인별로 설정하는 목표(당 수치, 콜레스테롤 수치, 운동시간과 운동의 강도, 식이조절)의 세부적인 수치는 다를 수 있지만, 프로젝트에 소속되어 당뇨병을 통합적으로 관리하고자 하는 구성원들이 추구하는 방향성은 같을 것이다. 구성원들이 목표 달성을 위하여 계획을 세우고, 실행, 평가하는 과정에서 지역사회의 보건소에서 근무하는 보건교육사가 자문위원이 되어 프로그램이 활발하게 진행·지속될 수 있도록 도움을 주며, 자금 후원을 받아 물질적인 도움을 준다. 이 프로젝트는 지역사회보건사업의 일환으로 고위험자들의 건강을 관리함으로써 건강불평등을 감소시킬 수 있다.

(2) 감염병 집단발생 조기 대응 프로젝트

해외 여행객 급증과 세계 유동인구의 증가 등으로 각종 감염병 발생요인이 증가하고 있으며, 메르스 유행에 이어 금년 지카바이러스가 중남미 지역에 확산되는 등 감염병 예방에 빨간 신호가 켜졌다. 이에 대응하고자 문경시는 유관기관(의료기관, 학교 등)과 협조체계를 구축하고 보건소장을 반장으로 한 역학조사 및 감염병관리팀, 실험검사팀, 예방접종팀 등 비상방역 대응체계를 구축했다. 연중 비상방역 근무체제를 확립해 해외에서 유입되는 감염병을 철저히 감시하고 감염병 발생 시 만전을 기할 방침이며, 특히 지카바이러스가 모기로 전파되는 점을 감안해 선제적으로 방역을 위하여 모기 유충 구제를 실시하여 모기 발생을 근원적으로 차단할 것이다. 또한 공원, 유원지 등에 해충퇴치기(67대)를 설치 가동하고, 방역소독반(14개반 28명)을 편성하여 주택밀집지역, 하천변 등에 방역소독기 62대를 동원하여 취약지 집중 소독을 실시하여 감염병 발생을 예방하고자 한다(출처 : NEWS경북, 2016.2.26. 문경시, 시민과 소통하는 건강도시로의 도약).

7 시뮬레이션법(Simulations)

시뮬레이션법은 실제 상황과 비슷한 조건의 가상 현장에서 학습자들이 활동하게 하는 방법이다. 학습자들은 실제와 유사한 상황에서 위험부담 없이 학습할 수 있다. 즉, 시뮬레이션법은 수업시간에 배운 이론 내용과 실제 상황 사이에 다리를 놓는 과정이다.

시뮬레이션법은 학습자로 하여금 단순히 지식을 습득하도록 하거나 암기하도록 하는 것에 그치지 않고 직접 가상의 현장에서 의사결정에 참여하도록 함으로써 비판적 사고와 분석적 태도를 습득할 수 있게 한다. 시뮬레이션법이 많이 쓰이는 예로 심폐소생술, 응급처치법 등이 있다.

1) 장단점

장 점	단 점
• 학습자에게 실제상황과 유사한 환경을 제공할 수 있다. • 어려운 주제에 쉽게 접근할 수 있다. • 다양한 학습 주제를 다룰 수 있다. • 중요한 기술은 여러 번 반복할 수 있다.	• 시간과 비용이 많이 소요된다. • 대집단을 대상으로는 사용하기 어려운 교육방법이다. • 수업준비가 제대로 되지 못하면 단순한 흥미 거리로 끝날 수 있다.

2) 활용 사례

(1) 시뮬레이션법을 이용한 심폐소생술

위기상황 발생 시 응급환자에게 시행할 수 있는 각종 응급처치와 신속하고 올바른 대응방법에 대한 이론수업과 실습이 아산교육지원청 직원 상대로 진행되었다. 심정지 환자 발생 시 환자의 소중한 생명을 지키기 위한 심폐소생술 및 심장 자동제세동기 사용법에 대해 직원들의 호응이 높았고, 전 직원이 실습에 참여하였다.

현재규 교육장은 "남은 훈련 기간 뿐 아니라 주기적으로 재난에 대비하는 시스템을 점검하고 교육현장의 위기대응 능력을 제고해, 교육 가족들의 건강과 안전을 위해 최선을 다하겠다."고 했다.

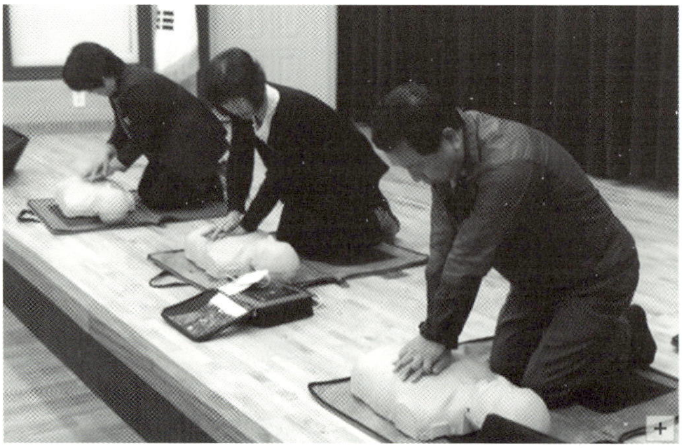

[그림 3-12] 심폐소생술 시뮬레이션

출처 : 대전투데이. 2015.5.20. 아산교육지원청, 심폐소생술 훈련 전직원 실시

(2) 시뮬레이션법을 통한 화재 대피 교육의 예시

이는 화재 시 대피방법을 시뮬레이션 기법으로 학습하고 있는 장면이다. 학습자들은 실제 화재 상황과 비슷한 가상의 현장에서 직접 활동하게 된다. 가상의 현장 상황에서 진행되므로 학습자는 위험부담 없이 효과적으로 학습할 수 있다. 학습자들은 수업시간에 배운 이론 내용과 실제 상황을 잇는 가상의 현장에서 직접 의사결정에 참여하게 되므로 비판적 사고와 분석적 태도를 습득할 수 있다.

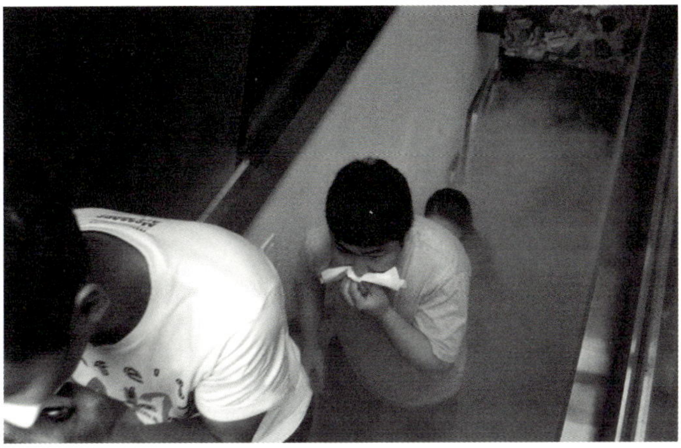

[그림 3-13] 화재 대피 교육

출처 : 소방방재신문, 2015.08.10. 강남소방서, 피규어 뮤지엄 화재대피 교육 실시

8 브레인스토밍(Brainstorming)

브레인스토밍이란 묘안 착상법 혹은 팝콘회의라고 부르며, 순간적으로 번뜩 떠오르는 생각을 잡아내는 방법이다. 이렇게 떠오르는 생각을 종이에 기록하거나 말로 표현한 후 글로 기록 혹은 기록된 문장을 정리하여 생각을 논리화한다. 그러므로 사회자와 서기의 역할이 중요하다. 학습자들이 편안하게 생각을 내놓을 수 있도록 환경을 조성하는 것이 중요하기 때문이다. 일반적으로 십여 명이 한 그룹을 이루어 15분 정도의 단시간 동안 브레인스토밍을 한다. 브레인스토밍은 규칙을 정하거나 어떤 계획을 세울 때, 기발한 생각이 필요할 때, 학습자의 의견을 끌어내어 발전시키고자 할 때 사용하는 것이 좋다.

1) 장단점

장 점	단 점
• 장비가 필요하지 않다. • 모든 학습자들의 중요한 기여자로 인정받을 수 있는 기회를 제공한다. • 협력적 환경을 조성할 수 있다. • 어떤 주제라도 토론의 주제로 삼을 수 있다.	• 시간이 많이 필요하다. • 예상치 못한 결과가 발생할 수 있다. • 학습자들이 적극적으로 참여하지 않을 가능성이 존재하므로, 이럴 경우 성공적으로 이끌 수 없다.

2) 활용 사례

(1) 천식 알러지 예방법

① **구성원** : 어린이 및 청소년

② **사회자** : 임상전문가, 예방의학자, 공중보건행정가 등

③ **진행**

㉠ 진행자가 구성원들의 공통적인 배경을 설명하고 의논할 주제를 설명한다.

㉡ 진행자가 안내한 순서를 따라 어떤 환경에서 지내는지, 지금까지 예방 훈련을 어떻게 진행했는지 간략하게 소개하도록 한다.

㉢ 순서대로 본인이 직접 경험했거나 주변 사람들로부터 습득한 효과적인 천식 알러지 예방법을 발표하고 그 이유를 간략하게 설명한다.

㉣ 효과적인 예방법의 특성을 도출하고 가장 좋은 아이디어를 선정 또는 조합하여 프로그램 개발, 적용에 활용한다.

(2) HIV 전염병 퇴치법[1)]

① **구성원** : 뉴욕 주의 수백 명 인구

② **사회자** : 보건교육사, 보건 관련 전공자 등

③ **진행**

㉠ 진행자가 구성원들의 공통적인 배경을 설명하고 의논할 주제를 설명한다.

㉡ 진행자가 안내한 순서를 따라 시민들은 HIV/AIDS에 감염된 경험이 있는지 또는 국가에서 치료를 위한 검사나 보험을 권유받은 적이 있는지, 있다면 어떻게 대처했

1) 출처 : ANDREW M. CUOMO, 2015.4.29., 2020년 말까지 뉴욕주에서의 HIV/AIDS 퇴치법

는지 발표한다.

㉢ HIV 전염병 퇴치를 위한 방법을 자유롭게 발표한다.

㉣ 발병 이후 효과적인 대처의 특성을 도출한다.

㉤ 발표된 내용을 중심으로 취할 수 있는 효과적인 대처방법의 우선순위를 결정한다.

(3) 브레인스토밍을 활용한 건강 유지

'인체'에 관한 브레인스토밍의 예

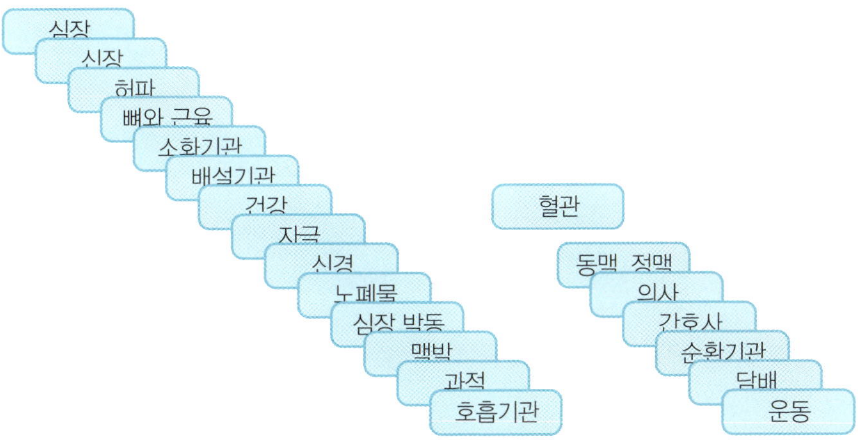

'인체' 브레인스토밍 후 유목화하기

우리 몸에서 볼 수 있는 것		우리 몸의 기관		건강의 유지하는 방법		인체와 관련된 사람들
		소화기관		담배		의사
		호흡기관		운동		간호사
		순환기관		영양소		보건 선생님
		배설기관		편식		

출처 : 한국교원단체총연합회(http://www.kfta.or.kr/)

9 협동학습(Cooperative learning and group work)

협동학습은 다른 학습자와의 상호작용을 통해 넓은 분야를 학습하는 과정이다. 이는 모든 학습자들이 공통의 목표를 가지고 소그룹을 만들어 자신의 개인적 경험을 공유하는 점에서 브레인스토밍과 유사하다. 하지만 협동학습은 상호의존성을 목표로 한다는 점에서 브레인스토밍과 구별될 수 있다. 협동학습에서 학습자들은 협동적으로 과제를 수행하여 보상받는다. 이때 한 그룹은 다양한 성취수준의 학습자로 구성된다. 그러므로 학습자가 다른 학습자를 서로 돕고 가르치는 동료학습법을 활용할 수 있다.

1) 장단점

장 점	단 점
• 동료학습이 이루어지므로 고전적 학습방법들보다 재미있게 참여할 수 있다. • 협동적인 분위기를 조성하기 쉽다. • 학습자는 다양한 견해를 접할 수 있으므로 창조적이고 높은 수준의 답을 얻을 수 있다. • 참여자들이 적극적인 태도로 임할 수 있다.	• 결과를 예측하기 어렵다. • 학교에서 협동학습을 하는 경우 여러 방해 요소가 존재할 수 있다. • 과하게 적극적인 학생들에 의해 분위기가 주도될 수 있다. • 개별학습을 원하는 학생들에게는 부담이 될 수 있다.

2) 활용 사례

(1) 다문화가정의 보건교육 탐구

개발도상국 출신의 교환학생이나 대학원생을 구성원에 포함시킨다. 구성원들은 정보를 모으고, 조직하고 그 정보들을 이해하고 통합시키기 위해 토론을 한다. 교육자는 학생이 탐구하는 기술을 도와주고 문제가 있을 때에는 탐구활동을 중단하며, 탐구기술을 훈련할 기회도 주어야 한다. 다문화가정 부모들의 보건교육 내용과 배경에 대한 학습에 다문화가정 부모를 면접에 섭외하고 의사소통을 도우며 문화 이해도를 높이는데 협력효과가 높다.

(2) 자궁경부암 예방접종 홍보 UCC 개발

동영상뿐 아니라 그림과 텍스트 등의 콘텐츠를 구성원들이 직접 제작하여 이를 협동학습과 접목하고 운영하면 여러 측면에서 좋은 효과를 기대할 수 있다. 전공지식, 촬영, 영상편집, 음악 등 다양한 분야에 취미를 가지고 있거나 전문성을 가진 사람들로 소집단을 구성하여 협동학습을 하면 각자가 가진 전문성과 경험을 바탕으로 작업을 배분하고 다시 통합하여 훌륭한 결과를 산출할 수 있다.

제2절 ICT 활용교육

1 ICT와 디지털 매체의 발전

1) 스마트 시대로의 변화

정보통신기술(Information & communication Technology, 이하 ICT)의 발달은 단순한 기술 발전을 넘어 ICT기술을 기반으로 사회의 급속한 정보화로 이어져 사회 전반적으로 사람들의 일상을 변화시키고 있다. ICT는 IT라는 광역의 범위에서 정보를 교환하는 기술을 지칭하는데(한국정보통신기술협회, 2016), 최근에는 IT와 사물의 결합, 즉 생활속 사물들을 유무선 네트워크로 연결해 정보를 공유하는 환경인 IoT(사물 인터넷) 기술이 개발되어 생활환경 뿐만 아니라 교육환경과 교육방법에도 많은 변화를 가져오고 있다.

1990년대 후반 인터넷 기술 발전에 따른 이러닝의 활용, 이후 모바일 기기의 보급과 전국적인 무선 네트워크망이 보급되면서 언제 어디서나 학습을 할 수 있는 환경이 조성됨에 따라 최근에는 태블릿 PC, 스마트TV, 웨어러블 기기 등 다양한 매체의 개발 보급이 확대됨에 따라 정보통신기술과 디지털 매체를 활용한 교육방법에 대한 관심이 대두되고 있다.

2) 디지털 매체

(1) 디지털 매체의 개념

디지털 매체는 문자 텍스트, 사운드, 이미지, 동영상 등 다양한 형태의 정보로 이루어진 메시지 혹은 서비스가 하나의 미디어를 통해 제공되는 멀티미디어적 특성을 지니는 것으로(정현선, 2005), 다양한 정보의 처리를 위해 디지털 압축, 전송, 복원 기술을 사용하는 것으로 정의된다. 이는 처리하는 데이터의 성질에 따른 매체 분류 유형으로, 유무선 인터넷망을 통해 연결이 가능한 컴퓨터, 디지털TV, IPTV, 디지털 카메라, 모바일, 사물인터넷(IoT) 기기 등이 포함된다.

디지털 매체를 활용한 의사소통은 양방향성, 다대다(多對多) 소통, 채널의 양적 확산 및 네트워크화, 다양한 형태의 정보 통합화 등을 특징으로 하고 있어서 신문, 텔레비전, 라디오 등과 같은 기존의 일방향적 소통방식의 매체와는 다른 특성이 있다(윤준수, 1998). 학습자가 학습목표를 달성하기 위하여 학습과정에서 활용하는 전자 매체로서 과학기술의 발달과 함께 디지털 매체를 교육에 적용할 수 있는 가능성이 증가하고 있다.

컴퓨터를 활용하는 교육에서 교수학습자료 컨텐츠는 초기 단일 컴퓨터에서만 실행되었던 것이 초고속 통신망과 하이퍼미디어 환경을 기반으로 언제 어디서나 접속가능하고 사용자와의 다양한 상호작용이 가능한 웹기반 멀티미디어로 발전하였다. 텍스트와 그래픽 위주의 학습자료에서 대용량의 영상과 사운드를 담은 생생하고 화려한 자료가 개발되어졌다. 멀티미디어의 기본요소인 텍스트, 사운드, 이미지, 애니메이션, 비디오를 분리된 형태로 제공하는 멀티미디어 클립 형태의 자료를 제공하고 있다. 이러한 자료를 가장 많이 사용하는 유형은 교사가 수업 내용을 전달할 목적으로 사용하는 형태이며, 학습자 스스로 공부할 수 있도록 멀티미디어의 특성을 최대한 반영한 학습자의 개별학습용으로도 개발되어 활용되고 있다.

(2) 디지털 매체의 특징

디지털 매체의 특징은 다음과 같다(smaldino et al(2005) : 설양환 외(2005). 재인용).

① 다양성

매체 자체의 다양성 뿐만 아니라 그 매체가 담아내는 컨텐츠의 다양성은 인터넷이라는 정보전달수단에 힘입어 문자, 음성, 그래픽, 동영상, 비디오 등의 다양한 자료를 필요한 학습자에게 전달할 수 있다.

② 최신의 자료

지역, 나라의 한계를 넘어 세계적으로 모든 정보망을 이용하여 최신의 정확하고 방대한 자료를 수집할 수 있다.

③ 자료 이동의 용이성

물리적 한계를 넘어 전자우편이나 홈페이지, SNS를 통하는 등 다양한 방식으로 자료를 이동시키고 주고 받을 수 있다. 이를 통해 필요한 정보와 의견을 교환할 수 있다.

3) ICT와 디지털 매체를 활용한 교육의 변화

(1) ICT 활용 교육의 개념

ICT를 활용한다는 것은 정보를 취급하는 하드웨어, 소프트웨어 통신 등의 구체적인 도구가 되는 사물뿐 아니라 도구를 활용하여 자료를 수집하고, 자기에게 필요한 방식으로 가공하거나 재창출할 수 있는 기능을 말한다(박성익 외, 2013). ICT를 활용한 교육은 인터넷 네트워크를 이용하여 모바일과 유비쿼터스 매체를 포함하는 디지털 매체와 디지털 콘텐츠를 활용한 교육이라 할 수 있다(노혜란 외, 2012).

90년대 후반 IT기술과 컴퓨터를 교육에 활용하여 언제, 어디서나, 누구나, 수준별 학습이 가능한 이러닝 교육방법이 개발되었으며, 이러닝의 한계점을 보완하고 장점을 취합하기 위해 온라인, 오프라인 혼합학습방법인 블렌디드 러닝(Blended Learning)이 개발되었다. 이후 모바일 디바이스의 발전으로 모바일 러닝(Mobile Learning, M-러닝) 개념이 등장하여 무선 디바이스를 통해 교수학습환경 자체가 확장되었다. 모바일 디바이스는 책상 앞에서 벗어나 학습자가 위치한 곳 어디서나 학습을 가능하게 하였으며, 이후 유비쿼터스 러닝(Ubiquitous Learning, U-러닝)은 센서와 네트워킹 기술의 발달로 일상생활에서 접하는 모든 상황에서 학습이 가능한 환경을 조성해 주었다.

(2) ICT를 활용한 교육의 장점과 기능

장 점	기 능
① 학습의 자율성을 보장하고 유연한 학습활동을 제공한다. ② 학습자의 학습을 지원하여 자기주도적 학습 환경을 제공한다. ③ 창의력과 문제해결력 신장에 도움을 준다. ④ 다양한 활동경험을 부여함으로써 수업의 질적, 양적 향상을 도모한다. ⑤ 교육의 장을 확대시킬 수 있다.	① 많은 정보와 자료들을 습득하고 활용하여 이를 학습에 활용할 수 있도록 돕는다. ② 필요한 학습자원을 제공하고 학습 환경의 향상, 학습자의 집중력 지속과 흥미유발을 지원하는 도구로서의 기능을 가진다. ③ 학습자가 직접 찾고 탐구하는 과정을 통해 능동적인 방식으로 학습하고 자발적인 참여를 촉진하는 기능을 가진다. ④ 학습자들사이의 상호 소통과 교류를 통해 학습을 하도록 도움으로써 협동학습을 가능하게 한다.

출처 : 김정렬 외, 2003

2 컴퓨터를 활용한 교육방법

컴퓨터를 기반으로 하는 멀티미디어의 특성은 그것이 가지고 있는 현실과 유사한 환경을 제공하는 다중매체의 사용, 사용자와의 상호작용 환경 제공, 하이퍼링크를 통한 비선형적 탐색 가능, 대용량 저장성 및 검색의 용이성, 네트워크를 기반으로 하는 신속하고 광범위한 접근성에서 찾을 수 있다(백영균외, 2010)

1) 컴퓨터의 교육적 활용 유형

컴퓨터의 교육적 활용 유형은 다음과 같다(백영균외, 2010).

(1) 도구적 활용

컴퓨터의 도구적 활용은 기본적인 운영체제, 워드프로세서, 스프레드시트, 데이터베이스, 프레젠테이션 도구, 전자우편과 인터넷과 같은 일반적인 응용프로그램을 학습 보조 도구로 사용하는 형태를 말한다.

(2) 교수적 활용

교수 학습용 코스웨어는 컴퓨터 보조수업 (Computer-Assisted Instruction: CAI) 컴퓨터 관리수업(Computer-Managed Instruction: CMI)으로 구분할 수 있다.

① 컴퓨터 보조수업

컴퓨터가 교수자 역할을 수행하여 반복연습형, 개인교수형, 게임형, 시뮬레이션형, 문제해결형 등으로 구분할 수 있다. 컴퓨터 보조수업의 장점은 개별화가 가능하다는 것과 학습자에게 흥미 있는 학습경험을 제공할 수 있다는 것이다. 반면 단점은 비용이 많이 들고, 프로그램 개발이 어려우며, 흥미를 장시간 유지하기가 어렵다는 것이다.

㉠ **반복연습형**(drill and practice) : 반복연습형은 새로운 지식이나 기술을 습득한 후 학습한 내용을 정착시키고 숙련도를 높이기 위해 사용한다.

㉡ **개인교수형**(tutorial) : 새로운 지식이나 기술을 가르치고자 할 때 제공되는 프로그램이다. 학습목표와 학습내용의 제시, 학습결과의 확인과 피드백을 제공한다.

㉢ **게임형** : 교육용 소프트웨어에 경쟁, 도전, 흥미요소를 포함시켜 학습자가 능동적

으로 학습에 참여하도록 함으로써 원하는 학습목표에 도달하도록 하는 형태이다. 학습자에게 적합한 수준의 난이도를 유지함으로써 도전감을 줄수 있어야 한다.

㉣ **시뮬레이션형** : 비용이나 위험부담이 높은 학습과제의 경우 컴퓨터를 이용하여 최대한 유사한 환경을 개발하여 제공하는 형태로 보다 복잡한 상황에서 문제해결이나 의사결정과정을 학습하는데 유용하다.

㉤ **문제해결형** : 학습자가 복잡한 문제를 해결해 나가도록 만든 형태로 도전적인 문제를 해결하기 위해 정보와 데이터를 수집하고, 문제를 진술하며, 가설을 세우고 실험을 통해 해결안을 도출한다.

② 컴퓨터 관리수업

컴퓨터가 직접적으로 수업기능을 하기 보다는 수업을 관리하는 활동을 맡은 시스템으로 교수자의 수업을 도와주는 형태로 개별 학습자의 학습과정과 결과에 대한 정보를 관리한다. 대부분의 컴퓨터 보조수업에는 컴퓨터 관리수업의 기능이 포함되어 있다.

(3) 행정적 활용

교육과 관련된 행정업무를 처리하기 위한 컴퓨터를 활용하는 것으로 워드프로세스, 스프레드시트 등의 일반 사무용 소프트웨어와 현재 보건기관에서 사용하고 있는 지역보건의료정보시스템(PHIS)과 같은 사업의 관리목적으로 개발된 소프트웨어를 사용한다.

3 ICT와 디지털 매체를 이용한 교육방법

1) 스마트 교육으로의 발전양상

90년대의 ICT 활용교육에서 시작하여 이러닝 시대, U-러닝 시대를 거쳐 스마트교육의 시대로 변화해 온 양상을 제시한 것이다(김영애, 2012).

데스크탑 위주의 ICT 활용 교육에서 2000년대 초의 이러닝 시대로 접어들면서 인터넷을 활용한 교육으로 전환되었다. 또한, 학생들의 학습 이력을 관리하는 학습관리시스템(learning management system)이 개발되어 단순하게 일차적인 학습으로 끝나지 않고, 지속적인 학습 형태가 체계화되는 교육이 이루어지는 단계로 발전하였다.

	ICT활용교육	이러닝	유러닝	스마트러닝	+ 제도
특징적 학습형태	컴퓨터보조수업(CAI) 인터넷활용교육(WBI)	학습관리(LMS)	이동학습(m-Learning)	소셜러닝	지능형맞춤학습(Intelligent, Adapted)
주요 서비스	에듀넷(문자통신) EBS위성방송 사이버학습교재	사이버가정학습 EBS수능 인터넷방송	모바일콘텐츠 증강현실콘텐츠	앱서비스 SNS활용	온라인학점 스마트교과서 개인포트폴리오
주요 기기	데스크탑PC	인터넷PC	모바일노트북 PDA, PMP	스마트폰 스마트TV	
시기	1996년 이후	2003년 이후	2005년 이후	2010년 이후	스마드기기

[그림 3-14] 스마트교육으로의 발전양상

출처 : 교육부(2011) ; 김영애(2012) 재인용

이러한 이러닝 시대는 2005년 이후 유비쿼터스라는 개념이 도입되면서 언제나 이동해 다니면서도 학습에 접할 수 있는 상황이 제공되었다. 즉, 모바일 기기와 더불어 모바일에 가능한 콘텐츠의 개발이 함께 이루어져 시간과 공간을 초월한 학습 환경의 기반이 마련되었던 것이다. 이제 스마트 시대로 넘어오면서 유비쿼터스 시대의 모바일에서 가능한 교육 체제 위에 개인화된 맞춤식 교육이 가능한 체제가 이루어지고 있다.

교육방법의 변화에 따라 교육기술 또한 변화되어져 왔다. 90년대 초기에는 고전적 학습관리시스템을 통해 인터넷을 통한 코스웨어 중심의 통제적 학습과정, 학습자가 찾아가는 학습방법으로 수행되었다. 이후에는 학습활동중심의 액션러닝(action learnng)을 통해 역할별 학습/교육/훈련, 개인화된 학습이 수행되어졌다. 최근에는 정보통신과 다양한 매체의 개발에 따라 스마트 러닝(smart learning)을 통해 학습에 대한 사회적 동기를 부여하고, 상황에 대한 인지교육, 학습자 맞춤형 교육방법으로 발전해 왔다(장진영, 2013).

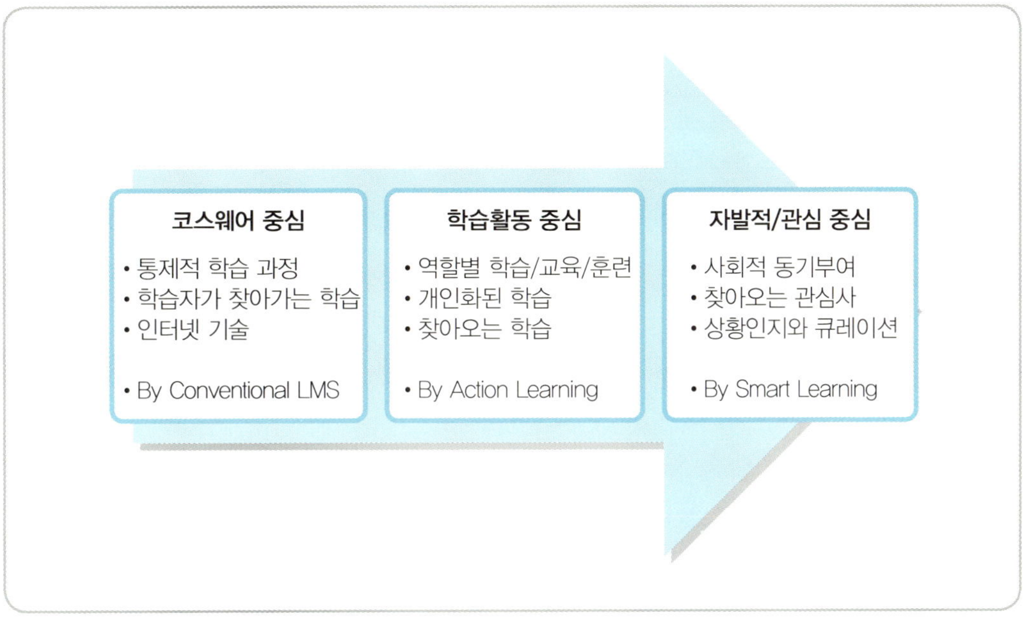
코스웨어 중심
• 통제적 학습 과정
• 학습자가 찾아가는 학습
• 인터넷 기술
• By Conventional LMS
학습활동 중심
• 역할별 학습/교육/훈련
• 개인화된 학습
• 찾아오는 학습
• By Action Learning
자발적/관심 중심
• 사회적 동기부여
• 찾아오는 관심사
• 상황인지와 큐레이션
• By Smart Learning

[그림 3-15] 스마트 러닝기술의 발전양상

출처 : 장진영(2013)

2) e-러닝

(1) 이러닝의 개념과 특성

e-러닝은 지식과 수행향상을 위한 다양한 해결 방안들을 전달하기 위하여 인터넷 기술을 활용하는 것이다라고 정의되고 있다(Rosenberg et al(2001) : 백영균 외(2010) 재인용). 시간과 장소에 구애받지 않고, 인터넷, 유선망, 웹기술을 활용하여 학습자가 사이버 공간을 통해 수행하는 학습으로 원격지에서도 교육을 제공할 수 있으며, 컴퓨터 특유의 교재가 이용가능한 특징이 있다(황은향, 2013).

e-러닝이 포함하여야 하는 세 가지의 개념적 준거는 다음과 같다(박성익 외, 2013).

① e-러닝은 기본적으로 네트워크를 바탕으로 한다는 것이다.

② e-러닝에서는 인터넷의 표준 기술을 활용하여 사용자인 개별학습자에게 최종적으로 컴퓨터 등을 통하여 수업이나 정보가 제공된다.

③ e-러닝은 단순히 전통적인 교육, 훈련, 연수 이상의 폭 넓은 학습에 대한 관점을 포함하고 있다.

(2) 이러닝의 유형

① 교수 방법에 따른 유형

반복연습형, 개인교수형, 게임형, 시뮬레이션형, 문제해결형, 자료제시형이며, 컴퓨터의 교수적 활용유형과 동일하다.

② 면대면 활동에 따른 유형

㉠ 온라인 학습(online learning)

사이버교육기관에서 찾아볼 수 있는 유형으로, 교수–학습과정이 인터넷을 기반으로 하는 사이버공간에서 이루어지는 것을 전제로 한다. 이러한 사이버형을 효과적으로 운영하기 위해서는 학습관리시스템(Learning Management System : LMS)이 있어야 한다.

㉡ 혼합학습(blended learning)

블렌디드(blended)형은 면대면 기반의 오프라인 교육과 인터넷 기반의 온라인 교육을 결합한 교수 학습방법이다. 사이버 공간의 교수 학습활동을 대면 교육의 선수학습 또는 후속학습활동으로 실시하는 형태이다. 전통적인 면대면(face to face) 교실 수업을 동시에 실시함으로서 비 면대면(non face to face)의 온라인 수업에서 부족할 수 있는 의사소통, 상호협력, 상호작용 등을 보완해줌은 물론 면대면 수업이 갖고 있는 집합식 교육의 유용성을 함께 활용하여 학습효과를 극대화할 수 있는 장점을 갖고 있는 교육 프로그램이다(최락인 외, 2016).

blended learning은 단순히 온라인과 오프라인의 학습 환경만을 결합하는 것이 아니라 학습목표, 학습방법, 학습시간과 공간, 학습활동, 학습매체, 상호작용 방식 등의 다양한 학습요소들의 결합이 이루어질 수 있으며 다음과 같은 전략으로 활용될 수 있다(임정훈, 2011).

ⓐ 학습자의 학습내용 및 학습 경험 강화를 위한 두 가지 이상의 제시기법이나 전달방식 결합

ⓑ 맞춤형 학습해결책을 제공하기 위한 교실 훈련, 실시간 자기주도적 e-Learning 실시

ⓒ 학습요구에 적절히 부응하기 위한 다양한 매체와 방법을 혼합하는 총체적 접근 전략 활용

ⓓ 교실수업과 온라인 수업, 온라인 수업과 면대면 지도, 시뮬레이션과 구조화된 수업코스, 정형화된 수업과 비형식적 활동 등 두 가지 이상의 상이한 학습방법의 활용 전략

ⓔ 전통적인 단일한 수업방식과 다양한 기술을 조합, 활용하는 원격교육 방법

ⓕ 온/오프라인 학습 환경, 다양한 학습방법, 학습 경험과 과제들을 적절히 혼합하고 활용

3) u-러닝

(1) u-런닝(ubiquitous learning)의 개념

유선과 무선 통신의 융합과 가전기 안에 내장된 컴퓨터칩을 이용하는 u-런닝(ubiquitous learning)은 학습자의 필요에 따라 개방적 학습자원을 선택해서 활용하는 통합적 학습체계를 말한다. u-런닝을 무선 인터넷과 초고속 인터넷을 이용해서 태블릿 PC나 PDA단말기, 노트북 상에서 교육을 받거나 실시간으로 자료를 검색, 다운로드 할 수 있는 교육서비스로 정의하기도 한다 그러나 이것은 협의의 개념으로, 특정한 단말기나 매체를 의미하는 것이 아니라, 새로운 기술적 환경에 적합한 학습기재를 의미한다.

u-러닝은 교육과 관련된 공간의 관련기관과 사물들을 지능화하고 이들을 연결시켜, 학습자들이 언제, 어디서나, 누구나 접근할 수 있는 학습자 중심의 학습체계를 종합적으로 지원한다(교육인적자원부, 2004). u-러닝의 학습환경 변화는 교육중심에서 학습중심으로, 개념중심에서 실천중심으로, 학습통제에서 학습자에 대한 조언으로 교육체계의 변화가 일어난다. u-러닝 환경에서는 면대면 교실수업과 인터넷 기반수업을 통합할 수도 있으며 가상교육의 제한점으로 지적되는 인간적인 접촉의 부족함이나 독립 학습에 대한 두려움, 그로 인한 동기유발 저하 등을 보완할 수 있다(이성흠, 2008).

(2) u-러닝의 특성

u-러닝의 특성은 다음과 같다(박숙희 외, 2007).

① 언제 어디서나 내용에 관계없이 어떤 단말기라도 학습할 수 있는 교육환경을 조성해 줌으로써 보다 창의적이고 학습자 중심의 교육을 가능하게 한다.

② 획일적이거나 강제적이지 않다. 학습자 각자의 개별적 욕구에 따라 학습하게 된다.
③ 일정한 장소에 고정되어 있지 않으며, 인터페이스나 휴대가 간편하다.
④ 학습공간에 제한되지 않는다. 모든 실제 세계의 공간이 학습공간이 된다.

4) m-러닝(mobile learning)

m-러닝은 모바일 무선 컴퓨팅기술을 사용하여 학습자의 이동성과 유목성을 원활하게 하거나 촉진하는 방식으로 이루어지는 교육방법으로 정의할 수 있다(이인숙, 2004). e-러닝의 한 형태로 볼 수 있으며, 장소와 이동에 제약이 없는 장치로 인한 학습을 일컫는다. 스마트폰 등 모바일 기기를 통해 언제 어디서나 자유롭게 인터넷에 접속해서 교육을 받을 수 있게 하는 시스템으로 모바일 인터넷 속도가 빨라지고, 단말기 성능이 좋아지면서 다양한 분야에 대한 교육이 가능해 졌다(황은향, 2013).

m-러닝의 특징은 다음과 같다(이성흠, 2008).
(1) 이러닝의 시공간을 초월한 교육에 이동가능성을 추가하는 새로운 학습형태이다.
(2) 학습에 대한 자기주도성이다.
(3) 학습장소의 편재성이다.
(4) 즉시 접속성이다.
(5) 학습공동체 형성이 가능하다.

m-러닝이 교육 전달을 향상시키고 이를 통해 교육성과를 높이는 세 가지 장점은 다음과 같다.
(1) m-러닝은 전통적인 교육이 가진 시간, 장소 그리고 협업의 한계를 뛰어넘어 학습 내용과 전문가와 쉽게 연결해 준다.
(2) m-러닝은 개별학습자별로 맞춤형 교육 솔루션을 제공하며, 교수자에게는 학생별로 이해와 학습 페이스를 감안하여 수준 학습이 가능하도록 돕는 소프트웨어와 상호작용 미디어를 활용해 교수 프로세스를 최적화 하는 것을 돕는다.
(3) m-러닝은 교육의 효율성은 낮추는 특정 문제들에 대한 개선안을 제시할 수 있다.

구분	내용
사이버 교육	• 보건복지 신규자, 관리자 경력에 따른 맞춤형 과정 추천 • 개인별 진단에 따른 모듈별 과정 조합을 통한 맞춤형 과정 수강 • 고용, 문화 등 타 분야 이해를 통한 다양한 창조교육 콘텐츠 제공
모바일 교육	• 융복합 인재양성을 위한 인문 · 예술 등 감성충전 지식콘텐츠 운영 • 짧은 모듈 단위의 보건복지직무콘텐츠 제공을 통한 학습 효율화 제고 • 소진해소 및 힐링을 위한 전문칼럼리스트의 다독다독칼럼 서비스 제공
혼합 교육	• 집합교육과 연계한 보건복지직무분야 사이버혼합교육 확대 • 플립러닝 도입을 통한 기본 및 심화학습 강화
열린 교육	• 글로벌 인재 양성을 위한 세계명사교육콘텐츠 제공 • 오송CEO포럼 맛보기 강좌 제공 등 보건복지직무 학습 지원 • 회원가입없이 24시간, 365일 학습 서비스 실시
교육 플랫폼	• 교육 사각지대 해소를 위한 교육시스템 기반의 보건복지교육 무상 서비스 실시 • 공공기관 및 민간 대상 체계적인 학습 지원을 위한 교육인프라 제공 • 기관 전용 학습홈페이지 제공을 통한 맞춤형 과정 개설 가능

[그림 3-16] 보건복지인력개발원 사이버교육센터의 교육 유형

출처 : 보건복지인력개발원(http://www.kohi.or.kr)

5) 스마트 러닝(Smart learning)

첨단기술, 정보통신의 발달 및 컴퓨터의 발전으로 정보화시대, 유비쿼터스시대가 도래함에 따라 그 기술의 성장에 힘입어 이러닝은 스마트 러닝으로 발전해왔다. 스마트러닝은 하드웨어와 소프트웨어의 발달로 다방면적인 개인과 개인, 개인과 사회의 소통이 쉬워지고, 개인의 사회참여가 편리해짐에 따라 사회문화적으로 학습 환경에 있어서도 발달한 것이라 볼 수 있다(노혜란 외, 2012).

(1) 스마트러닝의 개념

스마트러닝은 인터넷, 전자장비 등을 활용한 교육의 일종으로, 유러닝(u-learning)에 포함되면서 학습자들의 다양한 학습 형태와 능력을 고려하고 학습자의 사고력 소통능력,

문제해결능력 등의 개발을 높이며 협력학습과 개별학습을 위한 기회를 창출하여 학습을 보다 즐겁게 만드는 학습으로서 장치보다 사람과 콘텐츠에 기반을 둔 발전된 ICT 기반의 효과적인 학습자 중심의 지능형 맞춤학습으로 정의하고 있다(곽덕훈, 2010).

(2) 스마트러닝의 특성

스마트러닝의 특징을 크게 기술적인 측면과 학습 방법적인 측면으로 구분하여 보면, 첫째, 기술적인 특징으로는 스마트 기기, 소셜네트워크(SNS), 다양한 어플리케이션 활용 등이 이에 속하며 이를 교육에 적극적으로 활용함으로써 학습자에게 시간과 장소에 구애받지 않는 학습의 편의성을 증가시켜 주며 동시적(실시간적) 학습을 지원한다. 또한 학습자 간, 학습자-교수자 간 뿐 아니라 학습자원과의 상호작용을 높이고 개방된 학습 환경을 허용하여 학습자와 교수자 외의 외부인의 참여를 통해 효과적 학습이 일어남과 동시에 학습자에게 흥미를 유발할 수 있다. 둘째, 학습방법적인 특징으로는 이러한 기술적인 지원을 바탕으로 구성주의 학습 환경을 더 잘 구현하여 실제적이고 맥락적인 유의미한 학습, 사회적 학습, 협력학습, 자기주도적 학습 등이 이루어진다고 보고 있다(강인애 외 2015).

스마트 러닝의 수행하는 교수자는 이전부터 강조되어오던 학습의 촉진자로서의 역할뿐만 아니라 개방적, 참여적, 공유적 특성이 반영되어 나타나는 다양한 학습자가 원하고 만들어 내는 컨텐츠를 학습자료 및 정보로서 인정하고 받아들이며 이에 대한 관리자 및 진행자로서의 역할을 수행해야 한다. 교수자의 역할 변화와 함께 학습자의 경우도 이전부터 강조되어오던 학습의 주체로서의 역할, 지식의 생산자이자 소비자로서의 역할이 구체화되게 된다.

이러한 특징들은 사회성, 상시성, 적응성, 실제성, 기술기반(technology-based)이라는 스마트러닝의 5가지의 특성으로 도출된다(이준희, 2005).

① 사회성

스마트 러닝은 사회적(Social) 학습으로 협력적 학습, 상호작용, 관계형성 등이 핵심이며, 소통 및 상호작용성에 즉흥성, 즉시성을 포함하는 특성을 가지고 있다.

② 상시성

스마트 러닝은 언제, 어디서나 학습이 이루어지는 상시성을 띠고 있다. 스마트기기 접속의 상시성을 바탕으로 학습에 대한 물리적 경계와 학습구성원의 경계가 허물어져 외부인들의 참여까지 허용하게 되는 학습 환경을 구성하게 된다.

③ 적응성

맞춤형 학습을 가능하게 하는 적응적(Adaptability)인 특성을 지니고 있다. 스마트 기기는 이동성, 휴대성과 더불어 위치기반 또는 상황 인지(context-aware)기술을 기본으로 하고 있다. 개인 학습자나 그룹이 처한 특정 환경이나 상황(사용자의 위치, 사용자의 개별적 상태나 요구, 물리적 환경 상황, 컴퓨팅 시스템 상황 등)에 대한 정보를 감지하여 그에 적절한 대응(사용자가 원하는 특정 정보 제공, 또는 특정 활동이나 서비스의 수행 등)을 수행하게 할 수 있게 되었다. 스마트 러닝 환경에서는 각기 다른 특색과 배경, 문화를 지닌 학습자 개개인의 개별적 경험, 지식, 관심과 조율되어 개별 맞춤형으로 전개된다.

④ 실제성

스마트 러닝의 특성상 상시적('always-on')이므로 공식적(형식적) 교육환경과 비공식적(비형식적) 교육과의 경계가 없어지고 일상생활 자체도 지속적으로 학습자의 실제 학습환경으로 편입되어간다. 이는 학습과 개별학습자와의 직접적 관련성을 부여하여 학습에 대한 재미, 관심, 동기를 향상시킨다.

⑤ 기술기반(technology-based)

스마트 러닝은 기술을 기반으로 이루어진다. 스마트 기기가 누구나 손쉽게 활용이 가능한 형태와 기능을 지니고 학습자의 학습을 지원하는 도구가 된다. 스마트 러닝은 스마

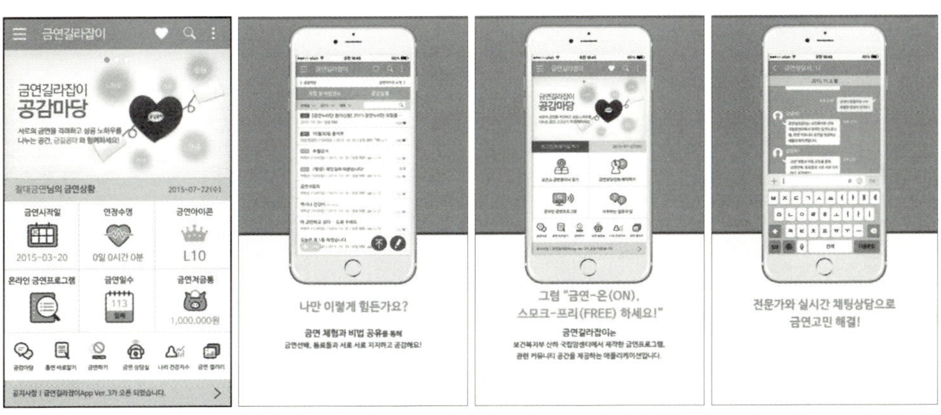

[그림 3-17] 금연지원 모바일 어플리케이션

출처 : 보건복지부 금연길라잡이 모바일 어플리케이션

트 폰, 소셜 미디어뿐만이 아니라 이들의 인프라로서 다양한 멀티플랫폼(스마트 폰 플랫폼 또는 앱 플랫폼, tablet PC 플랫폼, 그리고 PC web) 또는 클라우드 컴퓨팅을 기반으로 하기도 한다.

4 디지털 매체 활용 교육시 고려사항

2011년 이러닝산업실태 조사 보고서(정보통신산업진흥원)에 의하면 개인 이러닝 수요시장 1조930억원(2011년) 정도이며 매년 꾸준히 증가하고 있다. 개인 이러닝 사용시 개선사항으로 제시된 사항은 다음과 같다(정보통신산업진흥원, 2011).

1) 학습 집중력이 떨어짐

개인 사용자들 대상의 설문조사에 의하면 오프라인과 비교할 경우 먼저 학습집중력이 떨어지는 문제점을 과반수가 지적하고 있다. 그 원인은 이러닝의 사용방법 중 과반수가 교육방송이나 동영상과 같은 일방적인 방법으로 이루어지는데 따른 것이라고 할 수 있다. 따라서 향후 스마트러닝은 학습자들의 자발성과 집중력을 높이는 동기화 혹은 감성교육 시스템을 도입하는 것이 필요할 것이다. 즉 학습목표 제시와 동기화 과정 그리고 피드백과 평가시스템을 통해서 집중력을 높여야 한다.

2) 양방향 교육의 부재

오프라인 대체교육의 효과가 낮은 것이나 질문 등의 불편을 겪는 경우가 발생하는데 이는 일방성이라는 공통점이 있으므로 학습자의 자기주도성을 증진시키고 스마트러닝의 편의성을 높일 수 있는 쌍방향 교육시스템을 강화하는 것이 중요하다. 즉 오프라인 대체교육의 한계를 넘어서 스마트러닝의 장점을 극대화할 수 있는 커리큘럼이나 창의적인 교육방식을 개발하는 것이 필요하다.

3) 낮은 교육 친화성

교육친화적이지 못한 경우나 원하는 콘텐츠가 부족한 측면에 대해서도 교육목적을 수행하고 성취할 수 있는 다양한 교육공학적 방법 선택을 개발하고 또 일정한 검증과정을 통해서 교육적 효율성을 높여야 한다. 교육 콘텐츠도 도식적이고 틀에 짜여진 방식이 아니라 대상, 난이도, 기간, 피드백, 평가 등을 고려한 창의적인 아이디어를 적극 도입하는 것이 필요하다.

4) 비용대비 효과

스마트러닝이 그 특성상 저렴한 비용이 강점인 동시에 비용대비 효과가 낮다는 의견이 제시되고 있어 저비용 고효율의 학습시스템에 대한 고민이 필요하다. 학습효과를 향상시킬 수 있는 차세대 교육용 플랫폼을 개발하고 쌍방향 감성교육과 객관적 평가시스템 등을 적극적으로 도입해서 교육적 효율성을 높이는 동시에 스마트러닝이 학습자들에게 오프라인 교육에 대한 비교 우위 대안이 될 수 있도록 해야 한다.

제3절 보건교육방법 선정

1 보건교육방법 선정기준

보건교육은 지식이나 정보의 단순 전달이 아니라 학습자 스스로 자신의 건강을 지키는 태도를 갖게 한다. 더 나아가 행동으로 옮겨지는 실천에 중점을 두어야 한다. 보건교육을 통하여 학습자의 목표에 도달하기 위해서는 효과적인 교육방법이 필요하다.

보건교육방법을 선택할 때에는 학습자의 수, 학습의 난이도, 교육에 참여한 대상자들의 사전지식 정도, 대상자들의 선호와 기대, 교육장소 및 시설을 고려하여야 한다(박노례, 2003). 만약 학습자의 수가 많다면 강의가 적합하고, 반대로 학습자의 수가 적다면 그룹토론이나 시범, 역할극 등이 적합하다. 또한 학습 목표가 비교적 간단한 지식의 암기나 이해가 아니라 복잡한 심리 행동적인 영역이라면 단순히 강의나 토의를 통하여 학습 목표가 달성되기 어렵다. 따라서 학습 목표는 지식, 태도, 행위 중에서 어떤 영역에 해당하는지, 해당 영역에서 난이도의 정도는 어떠한지에 따라 달라져야 한다.

학습자들의 사전지식 정도 또한 고려해야 하는데, 교육수준이 낮다면 강의는 적절하지 않다. 낮은 사회경제적 위치에 있는 학습자에게는 언어적인 의사소통이나 추상화된 개념을 다루기보다는 비언어적 의사소통과 구체적인 활동을 통해 교육을 실시해야 한다. 또한, 교육대상자들이 어떤 교육방법을 선호하는지를 고려해야 하고, 교육장소와 시설에 따라 교육방법이 달라져야 한다.

Relay(1994)는 교육방법을 선택할 때의 기준으로 교육내용, 학습자, 교육자원, 조직의 기대를 제시하였다. 교육내용에서는 교육내용의 성격이 지식, 태도, 행위 중 어느 것인지 교육내용이 정확한 답을 요구하는지 아니면 논쟁의 여지가 있는지, 교육내용이 일반적인 수준의 학습만 하면 되는지 아니면 자세히 학습해야 하는지를 고려한다.

학습자 측면에서는 학습자의 학습 스타일이 적극적인지, 성찰적인지, 논리적인지, 실용적인지를 고려하고 학습자의 학습경험이 어느 정도인지, 학습자의 수가 많은지 적은지, 지속적인 교육이 필요한지, 학습자의 학습에 대한 기대치는 어느 정도인지를 고려한다.

교육자원 측면에서는 교육 기술과 경험을 갖춘 사람을 요청할 수 있는지, 새로운 교육자원을 개발할 수 있는지, 교육을 실시한 장소와 시간의 제약이 있는지 고려한다.

[표 3-2] 보건교육방법의 유형별 특성

항목	세부 선정 기준
교육내용	• 교육내용이 요구하는 필요 능력(지식, 기능, 태도) • 교육내용이 요구하는 결과 유형(정답, 다양한 의견, 바람직한 해결방안 등) • 교육내용의 수준
교육대상 (학습자)	• 교육대상의 학습태도(적극적, 논리적, 실용적) • 교육대상의 학습경험 • 교육대상의 크기(수) • 교육대상의 위치 • 지속적인 교육의 필요성 • 교육대상의 학습에 대한 기대치 등
교육자원	• 교육기술과 경험을 갖춘 인력의 자원 • 새로운 학습자원의 개발 • 교육장소 확보 • 교육시간 할당 등
조직의 기대	• 조직이 선호하는 교육방법 • 조직의 구체적인 교육목표 • 조직의 특정 평가방법 또는 측정방법

자료원 : 한국산업간호학회(2009). 2009년 후기학술대회 자료

조직의 기대 측면에서는 조직이 어떤 학습방법을 선호하는지, 조직이 원하는 구체적인 학습 목표가 있는지, 조직이 요구하는 학습 평가 방법은 무엇인지 고려해야 한다.

2 보건교육 분류기준에 따른 교육 유형

보건교육방법은 분류기준에 따라 여러 가지 유형으로 나뉠 수 있다.

먼저 보건교육은 학습자의 크기에 따라 개인교육, 집단교육, 대중교육으로 나눌 수 있다. 개인교육은 학습자 개인을 대상으로 실시하는 교육을 말하며, 스스로 학습하는 자가 학습법을 포함한다. 개인교육의 종류에는 면접, 상담, 컴퓨터 보조학습 등이 있다.

집단교육의 종류에는 브레인스토밍, 집단토의, 프로젝트법, 강의, 심포지엄, 패널토의, 포럼 등이 있다. 이 중 브레인스토밍, 집단토의, 프로젝트법, 연구그룹은 집단의 규모가 비교적 작을 때 적합하고 강의, 심포지엄, 패널토의, 포럼은 대규모일 때 활용하는 것이 좋다.

대중을 대상으로 하는 보건교육은 교육대상의 범위가 명확하지 않고, 장소와 시간에 의한 제약을 받지 않는다는 특성이 있다. 대중을 대상으로 하는 교육의 종류로는 캠페인, 온라인 등을 이용한 원격교육, 방송이나 인터넷 등 언론 매체를 이용한 교육이 있다.

보건교육은 교수–학습과정의 전략에 따라 설명적 접근과 경험적 접근으로 나눌 수 있는데, 이는 교수–학습과정의 철학에 의한 것이기도 한다. 설명적 접근은 교수–학습을 교육자가 설명하고 학습자는 수용하는 과정으로 바라보는 것이고, 경험적 접근은 학습자가 경험을 통해 교육내용을 발견해 나가는 과정으로 보는 것이다. 설명적 접근은 직접교수전략 또는 수용학습으로 표현할 수 있고, 경험적 접근은 간접교수전략 또는 발견학습으로 표현될 수 있다.

교수–학습과정은 교수가 주도할 수 있고 학습자가 주도할 수도 있다. 보건교육의 유형은 교육주체가 누구이냐에 따라 교육자 주도 교육, 학습자 주도 교육, 상호작용 교육으로 나눌 수 있다. 교육자 주도 교육의 예로 강의, 시범, 모델학습이 있고, 학습자 주도의 교육의 예로는 프로그램학습, 컴퓨터 보조학습, 현장실습, 실험, 역할극, 시뮬레이션(simulation), 게임, 연습 등을 들 수 있다. 상호작용 교육의 예로는 토의, 프로젝트법이 있다.

보건교육은 기대하는 교육성과의 수준이 지식습득에 중점을 두는가, 아니면 더 나아가 문제해결에 중점을 두느냐에 따라 지식습득 중심의 교육, 문제해결 중심의 교육, 지식습득과 문제해결의 혼합교육으로 나눌 수 있다. 지식습득 중심의 교육은 교수–학습과정의 전략에 따른 분류 중 설명적 접근과 유사하고, 문제해결 중심의 교육은 경험적 접근과 유사하다고 할 수 있다.

보건교육에서 적용되는 다양한 방법은 위의 분류기준에 따라 해당하는 유형이 다르다. 예를 들어 강의는 대상자의 규모에 따라 집단교육의 유형에 해당하면서, 교수-학습과정의 전략에 따라서는 설명적 접근이며, 교수-학습과정의 주체에 따라서는 교육자 주도 교육에 해당되고, 교육성과의 수준에 따라서는 지식습득에 중점을 둔 교육에 가깝다.

따라서 보건교육방법을 선택할 때 가장 중요한 고려요인은 보건교육의 목적이다. 보건교육의 목적, 소요시간, 연령층, 대상자의 크기, 예산에 따라 다양한 보건교육방법을 선택할 수 있다. 다음은 보건교육을 선택하기 위한 기준과 그에 따른 보건교육방법을 제시한 것이다.

[표 3-3] 보건교육방법 선택 행렬(Methods Selection Matrix)

보건방법론	인지적 영역	정의적 영역	심동적 영역	소요 시간	연령	인원수	예산	비고
1. 친해지기 (Getting acquainted)	○	△	△	15+	전 연령	제한 없음	하	
2. 오디오(Audio)	○	△	△	15+	전 연령	제한 없음	하	장비 요함
3. 시청각자료 (Audiovisual materials)	○	△	△	15+	전 연령	제한 없음	중	장비 요함
4. 브레인스토밍(Brainstorming)	○	X	X	20+	전 연령	20	하	
5. 사례연구(Case studies)	○	○	X	30+	전 연령	20	하	
6. 협동학습 (Cooperative learning)	△	△	△	30+	전 연령	20	하	
7. 토론법(Debates)	△	△	X	30+	전 연령	30	하	
8. 광고/게시판(Displays/ Bulletin boards)	○	X	X	30+	전 연령	제한 없음	하	특정 소재 필요
9. 교육적 게임 (Educational Games)	○	X	○	20+	전 연령	30	하	
10. 시범(Experiments and demonstrations)	○	X	X	30+	전 연령	강사 수에 비례	중상	장비 요함
11. 현장학습(Field trips)	X	△	X	60+	전 연령	강사 수에 비례	하	
12. 초청연사(Guest speakers)	○	△	X	30+	전 연령	제한 없음	하	
13. 상상법(Guided imagery/ Visualization)	X	○	X	2+	전 연령	제한 없음	중	장비 요함
14. 유머(Humor)	○	○	X	5+	전 연령	제한 없음	하	

15. 강의법(Lecture)	o	X	X	5+	전 연령	제한 없음		
16. 대중매체(Mass media)	o	X	X	5+	전 연령	제한 없음	하	접근 권한 필요
17. 모형학습(Models)	o	X	X	5+	전 연령	제한 없음	하	장비 요함
18. 음악(Music)	o	o	X	5+	전 연령	제한 없음	하	장비 요함
19. 사보(Newsletter/flyers)	o	X	X	120+	전 연령	제한 없음	중	장비 요함 및 복사본 필요
20. 패널(Panels)	△	o	X	30+	전 연령	제한 없음	하	
21. 또래학습(Peer education)	△	o	X		전 연령	강사 수에 비례	중	특별한 훈련 필요
22. 프로젝트법(Personal improvement projects)	X	o	△		10+	제한 없음	하	충분한 시간 필요
23. 문제해결법 (Problem Solving)	X	X	X		전 연령	25	하	
24. 인형극(Puppets)	X	X	X		전 연령	25	하	장비 요함
25. 역할극(Role-Plays)	X	X	X		10+	25	하	
26. 자기평가(Self-appraisals)	X	X	X		10+	제한 없음	하	유인물 또는 컴퓨터 필요
27. 봉사학습(Service learning)	X	X	X		전 연령	제한 없음	중	보험 필요
28. 시뮬레이션법(Simulations)	X	X	X		10+	25	중상	특정 소재 필요
29. 스토리텔링(Storytelling and literary venues)	X	X	X		10+	제한 없음	하	추상적 사고 요함
30. 장비 보조 학습 (Technology-assisted instruction)	o	△	X		30+	제한 없음	상	장비 및 wi-fi 필요
31. 연극(Theater/scripts)	X	X	X		전 연령	제한 없음	중	대본 필요
32. 가치명료화 기법 (Value clarification)	X	X	X		14+	30	하	
33. 낱말 게임(Word games and puzzles)	X	X	X		10+	제한 없음	하	유인물 필요

자료원 : Gilbert G.G & Sawyer R. G. Health education creating strategies for school & community health, 4th. UK London Jones and Barlett Publishers, Inc., 2014 .pp.105-106

o = 흔히 사용됨(common use) △ = 사용할 수 있음(possible) X = 거의 사용되지 않음(uncommon)

요 약

[제1절 보건교육방법의 유형 및 특성]

- **강의법**은 중요한 정보를 교육자 중심의 설명을 통해 대상자에게 중요한 정보를 전달하고 이해시키는 방법이다. 교육자는 학습자들이 이해하기 쉽게 정보를 전달하고, 학습자들이 수업에 적극적으로 임할 수 있도록 이끌어야 한다. 또한, 시청각 자료를 적절하게 사용하여 학습효과를 높일 수 있다. 강의법은 짧은 시간에 많은 양의 정보를 전달할 수 있으나 학습자들의 관심을 끌기 어려워 학습 효과가 나타나지 않을 수도 있다.
- **시범**은 교육자가 실제 기술을 학습자에게 보이고, 학습자는 이를 관찰하여 기술을 학습하는 방법이다. 시범은 말로써 정보전달이 어려운 교육에 적합하다. 효과적인 시범을 위해 시범장면을 녹화하여 학습자가 반복 시청하도록 하고 또한 학습자가 관찰한 뒤 직접 실습할 기회를 주는 것이 더 바람직하다. 이 방법은 배운 내용을 그대로 실제 상황에 적용하기에 용이하나 특수 장비 등이 필요할 수 있어 비용과 시간이 많이 소요된다.
- **토론법**은 자신의 주장을 논리적으로 전개하여 상대를 설득하는 방법이다. 학습자들은 간단한 규칙에 따라 다양한 견해를 주고받아 많은 관점을 이해할 수 있다. 효과적인 학습을 위하여 학습자들에게 사전지식이 요구된다. 토론은 학습자 간 언어적 상호작용을 통해 집단사고 과정으로 문제를 해결해 나가는 능력을 기를 수 있게 한다. 이 과정에서 학습자는 협동심과 책임감을 기를 수 있으나 시간이 많이 소요되고, 자신과 반대의 의견을 가진 참여자에게 부정적 감정을 키울 수 있다.
- **문제 해결법**은 제시된 상황에서 학습자들이 문제점을 찾아 이에 대한 해결책을 찾아나가면서 학습하는 방법이다. 학습자들은 문제해결을 위해 지식, 수기, 태도 등을 선수학습한 뒤 이 내용을 발표한 뒤 서로 간 의문점을 질문하거나 토론하여 문제 해결법 등을 나열한다. 학습자 중심의 자기주도적 학습이 가능하며 고차원의 사고를 가능하게 한다. 하지만 명확한 답을 찾지 못하는 경우 학습자가 이에 대해 불편한 감정을 가질 수 있으며 사전학습을 위한 다양한 매체가 준비되어야 한다.
- **역할극**은 특정 상황을 주어진 역할에 맞게 연기하는 교육방법이다. 학습자는 역할극을 통해 문제를 해결할 수 있는 능력을 기를 수 있다. 역할극은 학습자가 실제로 극

에 참여하게 함으로써 학습자들의 흥미를 유발할 수 있다. 그러나 교육자가 모든 학습자를 통제할 수는 없으므로 역할극 전 철저하게 준비하여야 한다.

- **프로젝트법**은 학습자가 학습 목표를 달성하기 위해 스스로 계획하고 실천하는 방법으로 교육 주제가 어렵고 심층적인 경우 많이 사용한다. 목적설정, 계획수립, 실행, 평가, 마무리의 순서로 이루어지며 교육자는 학습자들의 흥미유발과 동기부여를 지속적으로 하여야 한다. 개별화 지도가 가능하며 비용이 적게 든다는 장점이 있지만 학습자들의 수준에 따라 학습효과가 달라진다는 점에서 조심스럽게 접근해야 하는 교육방법이다.
- **시뮬레이션법**은 수업시간에 배운 이론 내용을 바탕으로 현실 세계와 비슷한 환경을 조성하고, 학습자들이 활동하도록 하는 방법이다. 그 예로 심폐소생술, 응급처치법 등이 있으며 이로 인해 어려운 기술을 쉽게 배울 수 있고 기억력도 높여줄 수 있다는 것이 특징이다. 하지만 시간과 비용이 많이 소요되고 많은 사람을 상대로 시행하기에는 어렵다는 단점이 있는 방법이다.
- **브레인스토밍**은 순간적으로 떠오르는 생각을 종이에 기록하고 정리하여 생각을 논리화시키는 작업이다. 일반적으로 10~15명이 한 그룹을 이루어 15분 정도로 단기간에 이루어지며 장비가 필요하지 않고 어떤 주제라도 토론의 주제로 삼을 수 있다는 장점이 있다. 그러나 시간이 많이 필요하고 학습자들이 적극적으로 참여하지 않으면 성공하기 어려운 방법이다.
- **협동학습법**은 다른 학습자와의 상호작용을 통해 학습하는 과정으로 공통의 목표를 향해 소그룹을 만들어 자신의 개인적 경험을 공유하는 것이다. 협동하면서 문제를 해결해 나가는 방식으로 학습자들은 다양한 견해를 접할 수 있으며 재미있게 참여할 수 있지만, 결과를 예측하기 어렵고 개별학습을 원하는 학습자에게는 부담스러울 수 있다.

[제2절 ICT를 활용한 교육]

- 1990년대 후반 인터넷 기술 발전에 따른 이러닝 방법의 활용, 이후 모바일 기기의 보급과 전국적인 무선 네트워크망이 보급되면서 언제 어디서나 학습을 할 수 있는 환경이 조성됨에 따라 최근에는 태블릿 PC, 스마트TV, 웨어러블 기기 등 다양한 매체의 개발 보급이 확대됨에 따라 정보통신기술과 디지털 매체를 활용한 교육방법에 대한 관심이 대두되고 있다.

- 디지털 매체는 문자 텍스트, 사운드, 이미지, 동영상 등 다양한 형태의 정보로 이루어진 메시지 혹은 서비스가 하나의 미디어를 통해 제공되는 멀티미디어적 특성을 지니는 것으로 다양한 정보의 처리를 위해 디지털 압축, 전송, 복원 기술을 사용하는 것으로 정의된다. 디지털 매체의 특징은 다양성, 최신성, 자료이동의 용이성이다.
- 컴퓨터를 활용한 교육방법은 주로 교수적 도구로 사용되며, 컴퓨터 보조학습, 컴퓨터 관리학습시스템으로 활용된다.
- 90년대 후반 IT기술과 컴퓨터를 교육에 활용하여 언제, 어디서나, 누구나, 수준별 학습이 가능한 이러닝 교육방법이 개발되었으며, 이러닝의 한계점을 보완하고 장점을 취합하기 위해 온라인, 오프라인 혼합학습방법인 블렌디드 러닝(Blended Learning)이 개발되었다. 이후 모바일 디바이스의 발전으로 모바일 러닝(Mobile Learning, M-러닝) 개념이 등장하여 무선 디바이스를 통해 교수학습환경 자체가 확장되었다. 모바일 디바이스는 책상 앞에서 벗어나 학습자가 위치한 곳 어디서나 학습을 가능하게 하였으며, 이후 유비쿼터스 러닝(Ubiquitous Learning, U-러닝)은 센서와 네트워킹 기술의 발달로 일상생활에서 접하는 모든 상황에서 학습이 가능한 환경을 조성해 주었다. 이어 개인 최적화 맞춤형 교육으로서 다양한 스마트기기를 활용하는 스마트러닝(smart learning)이 개발되어 활용되고 있다.
- ICT를 활용한 교육은 많은 정보와 자료들을 습득하고 활용하여 이를 학습에 활용할 수 있도록 도와준다. 또한 필요한 학습자원을 제공하고 학습 환경의 향상, 학습자의 집중력 지속과 흥미유발을 지원하는 도구로서의 기능을 가진다. 학습자는 직접 찾고 탐구하는 과정을 통해 능동적인 방식으로 학습하고 자발적인 참여를 촉진하게 되며, 학습자들사이의 상호 소통과 교류를 통해 학습을 하도록 도움으로써 협동학습을 가능하게 하는 장점이 있다.
- 디지털매체 활용 교육시에는 학습자의 학습집중력 저하, 일방적 교육시스템의 운영, 교육친화적이지 못하거나 콘텐츠의 부족, 비용대비 효과에 대한 고려가 반드시 수반되어져야 하며, 교육적 효율성을 높이는 동시에 스마트러닝이 학습자들에게 오프라인 교육에 대한 비교 우위 대안이 될 수 있도록 노력해야 한다.

[제3절 교육방법 선정]

보건교육방법을 선택할 때에는 학습자 수, 학습 난이도, 학습자의 사전지식 정도, 학습자의 선호와 기대, 교육장소 및 시설을 고려해야 한다. 또한, 학습목표에 따라서도 보건교육방법이 달라진다. 또한 Relay(1994)는 교육내용, 학습자, 교육자원, 조직의 기대를 제시하였다. 교육내용 측면에서 교육내용의 성격과 답의 논쟁 여부, 교육내용의 깊이 정도를 고려한다. 학습자 측면에서 학습자의 학습스타일과 학습 경험의 정도, 학습자의 수, 지속적 교육, 학습에 대한 기대치를 고려해야 한다. 또한 교육자원 측면에서 교육자의 전문성과 새로운 교육자원 개발, 교육장소와 시간을 고려한다. 조직의 기대 측면에서 조직이 선호하는 학습방법과 구체적 학습목표, 평가방법을 고려해야 한다.

보건교육방법은 분류기준에 따라 여러 가지 유형으로 나뉠 수 있는데 여러 유형 가운데 하나를 선택할 때 가장 중요한 고려요인은 보건교육의 목적이다. 보건교육은 목적, 소요시간, 연령층, 대상자의 크기, 예산을 기준으로 알맞은 보건교육방법을 선택할 수 있다. 예를 들어, 학습자의 수가 많은 경우 강의법, 패널토론 등이 적합하고 학습자의 수가 적은 경우는 브레인스토밍, 집단토의, 프로젝트법의 교육방법을 사용할 수 있다.

참고문헌

강인애, 임병노, 박정영. (2015). 스마트러닝의 개념화와 교수학습전략 탐색 : 대학에서의 활용을 중심으로. 교육방법연구. 24(2), 283-303.

곽덕훈. (2010). 스마트 교육의 의미와 전망, 스마트 교육 코리아 발표자료집. 한국 이러닝산업협회.

교육과학기술부, 한국교육학술정보원. (2011). 스마트 교육 추진 전략 실행계획(안). 스마트 교육 추진 전략 실행 계획(안) 오픈 정책 설명회.

교육인적자원부. (2004). 인적자원개발 혁신을 위한 유비쿼터스학습체제 구축방안. 서울

김영애(2011). 교육정책네트워크 이슈페이퍼-스마트교육의 현황과 발전방향. 한국교육개발원, 한국교육학술정보원.

김정렬, 한희정. (2003). ICT 활용 영어교육. 서울: 교문사.

노혜란, 박선희, 최미나 (공역). (2012). 교육방법 및 교육공학. 2판. 파주: 교육과학사.

박성익, 임철일, 이재경, 최정임 (공역). (2013). 교육방법의 교육공학적 이해. 4판. 파주: 교육과학사.

박숙희, 염명숙. (2007). 교수학습과 교육공학. 학지사.

박인혜 외 9인. (2011). 보건교육. 정문각.

백영균, 박주성, 한승록외 6인. (2010). 유비쿼터스 시대의 교육방법 및 교육공학. 학지사.

설양환 권혁일 박인우 외 4인. (2005). 교육공학과 교수매체(8판). 아카데미프레스.

신유선 외 10인. (2010). 보건교육학. 수문사.

윤순녕 외 10인. (2010). 보건교육방법론. 수문사.

윤준수. (1998). "인터넷과 커뮤니케이션 패러다임의 대전환". 서울: 커뮤니케이션북스 ; 정현선(2005)에서 재인용.

이갑순 외 4인. (2006). 간호과정을 적용한 보건교육. 현문사. 제3판.

이경희 외 8인. (2014). 보건교육. 수문사.

이성흠. (2008). 교육방법 및 교육공학. 1판. 파주: 교육과학사.

이인숙. (2003). e-Learning 환경에서의 자기조절학습전략, 자기효능감과 e-Learning학습전략 수준 및 학업성취도 관련성 규명. 교육공학연구.

이인숙. (2004). 유비쿼터스 학습으로의 패러다임 이동. 서울: 커뮤니케이션북스.

이주열. (2016). 보건교육학. 계축문화사.

이준희. (2005). LBS 기반 M commerce 시스템 설계 구현. 한국 콘텐츠 학회논문지 5(4), 20-27.

임정훈. (2011). 모바일 기반 스마트 교육 : 개념탐색과 대학교육에의 적용 가능성. 2011년 한국교육정보미디어학회 춘계학술대회 발표 자료집.

장진영. (2013). 스마트러닝기술. 2013 이러닝산업협회 스마트러닝세미나 발표자료.

전국대학보건학 교육협의회. (2014). 보건교육사를 위한 보건교육방법론 제3판. 한미의학.

정보통신산업진흥원. (2011). 2011년 이러닝산업실태 조사 보고서.

정현선. (2005). 디지털 매체 시대 의사소통 방식의 변화. 새국어생활 15권 제2호. 45-58.

최락인, 정종기. (2016). 이러닝 만족도 향상을 위한 새로운 패러다임으로서 B-Learning 모형 구축. Asia-pacific journal of multimedia services convergenct with art, Humanities and sociology, 6(4), 309-318.

한국정보통신기술협회 정보통신용어사전. http://word.tta.or.kr(access 2016.12.28.)

황은향. (2013). 학습자 중심 스마트러닝컨텐츠 관리 시스템 설계 및 구현. 대구카톨릭대학교 석사학위논문. 미간행.

Gilbert G.G& Sawyer R. G. (2014). Health education creating strategies for school & community health, 4th ed. UK London Jones and Barlett Publishers, Inc.

제4장

보건교육 활동과 동기유발

제1절 동기유발이란 무엇인가?

제2절 동기이론을 적용한 보건교육 전략

제4장

보건교육 활동과 동기유발

| 교육목표 |
1. 행동주의, 인본주의, 인지주의 접근에 대한 동기이론을 설명할 수 있다.
2. 동기부여에 대한 개념을 설명할 수 있다
3. 보건교육 프로그램 개발 시 보건교육이론에 근거하여 동기강화프로그램을 개발할 수 있다.
4. 인지행동모델을 적용하여 동기유발을 할 수 있는 전략을 개발할 수 있다.

제1절 동기유발이란 무엇인가?

1 동기이론 변천

동기이론은 일반적으로 심리학의 패러다임의 변천에 따라 행동주의, 인본주의, 인지주의 접근 등으로 분류된다.

1) 행동주의적 접근

1900년대 시작된 행동주의 접근방법은 보상, 처벌이나 인센티브 등과 같이 외재적인 동기를 관심의 대상으로 삼았다. 행동주의 학자들은 외현적으로 관찰 가능한 행동에 그 초점이 맞추어져야 하며, 인간의 행동을 설명함에 있어 가장 많은 관심을 가져야 할 것은 개인에 작용하고 있는 외적인 환경이라고 주장한다. 인간의 내재적 상황, 즉 욕구나 동기를 인정하고는 있으나 이는 결정적인 요인이 아니다. 왓슨에 의해 창시된 행동주의 이론에서 가장 영향력 있는 사람인 스키너(B. F. Skinner)에 의하면 좋은 행동이든 나쁜 행동이든 사실상 모든 행동은 환경적 요소로부터 학습된 결과이다. 즉, 인간은 보상과 처벌에 의해서 학습하고 행동한다고 하였다.

행동주의적 접근은 여러 이론으로 세분화 할 수 있지만 크게는 고전적 조건화와 도구적 조건화로 구분할 수 있다. 이반 파블로프(Ivan Pavlov)의 유명한 개의 실험에서 얻어진 이론이 고전적 조건화이다. 이 이론에 의하면 인간은 자극에 반응하는 수동적 존재이다. 그러므로 무조건 자극과 중성자극을 시간상으로 결합시킴으로써 중성자극을 조건자극으로 변화시킬 수 있고 따라서 조건반응의 유발이 가능하다는 것이다. 고전적 조건화는 반응은 자극에 의하여 유도된 행동이라고 설명하고 있다. 반면에 도구적 조건화에서의 반응은 자발적인 행동이 강화에 의해 지속되는 것이라고 설명하고 있다. 또한 모든 프로그램에 대상자의 참여를 유도하기 위해 많이 쓰이는 강화이론이 여기에 속한다.

도구적 조건화

인간의 모든 행동이 침의 분비나 시끄러운 소리에 대한 공포와 같이 어떤 자극에 의하여 수동적으로 유발(elicit)된 반응만은 아니다. 인간의 행동에는 자극에 의해서가 아닌 자발적으로 방출(emitted)된 행동이 얼마든지 있을 수 있다. 그리고 읽기 학습과 테니스를 치는 것과 같은 복잡한 행동은 고전적 조건반응 이론으로 설명하기는 어렵다. 따라서 이들을 설명할 수 있는 모델이 필요할 것이며 바로 이러한 모델이 도구적 조건반응 이론이다. 사람이 도구적 조건화에 의해 학습한다고 할 때, 사람들의 반응은 긍정적인 혹은 부정적인 반응의 예상에 따라 학습이 이루어진다.

도구적 조건화는 고전적 조건화와는 달리 유기체가 원하는 결과를 얻기 위하여 실행하는 자발적 반응을 강조한다. 도구적이란 용어는 유기체가 바라는 결과를 얻기 위하여 선택적으로 환경에 작용하는 것을 강조한 말이다. 좋은 성적을 얻기 위하여 열심히 공부하는 것, 친구들의 찬사를 받기 위하여 아주 열심히 축구연습을 하는 것 등 둘 다 모두 도구적 조건화의 예라 할 수 있다.

스키너(B. F. Skinner)에 의하면 인간은 어떤 환경에 대하여 스스로 여러 가지 반응을 일으킨다. 이들 여러 종류의 반응 중 바람직한 결과가 자신에게 주어졌을 때 그 행동은 강화되어 습관화가 된다고 그는 말하고 있다. 스키너 상자 속의 배고픈 쥐는 여러 가지의 자발적인 행동을 한다. 그러던 중 우연히 상자 속의 레바를 누르게 될 때 외부로부터 음식이 주어진다. 이 쥐의 경우 다음 번 배가 고픈 경우는 다른 행동은 하지 않은 채 레바만 누르게 되고 결국 이런 행동은 습관화된다. 이때 레바를 누른 것과 같은 행동을 조건화시킨 자극을 강화자라고 부른다. 강화자(reinforcer)란 앞서 일어났던 반응이 반복될 수 있는 가능성을 증가시키는 자극이다. 좋은 학점은 우리가 앞으로 꾸준히 공부할 것이라는 가능성을 강화시켜 준다. 축구시합에서 골인하여 친구들의 축하를 받는 것 역시 강화자로 작용함으로써 계속하여 열심히 축구연습을 하게 될 것이다.

정적강화와 함께 부적강화도 우리의 행동에 영향을 미친다. 정적강화(positive reinforcer)란 바람직한 행동을 유발시키기 위한 강화이며 부적강화(negative reinforcer)는 앞으로 일어날 바람직스럽지 못한 반응의 발생 가능성을 감소시키는 역할을 한다. 예를 들면, 당신의 자동차가 안전벨트를 매지 않았을 경우 부저를 울리는 차라고 하면, 당신은 부저가 시끄럽기 때문에 꼭 안전벨트를 매게 될 것이다. 이 경우 부저 소리는 안전벨트를 매지 않는 행동을 감소시키고 역으로 바람직한 행동의 발생빈도를 높여 주고 있기 때문에 부적강화자로 작용하였다고 할 수 있다.

부적강화와 벌은 동일하지 않다는 것을 주목해야 한다. 인간의 바람직스럽지 못한 행동에만 초점을 맞춘다면 부적강화와 처벌은 모두 바람직스럽지 못한 행동의 발생빈도를 줄여 주는 것은 사실이다. 그러나 이들의 한 가지 분명한 차이는 부적강화는 반대 행동인 바람직한 행동의 발생 빈도를 높이는 데 그 초점이 맞추어진다는 것이다. 그러기에 처벌로서는 바람직스럽지 못한 행동의 감소는 가능할지라도 우리가 원하는 바람직스러운 행동의 유발은 기대하기 어렵다. 한 예로 우리는 '해서는 안 된다'는 말은 많이 듣고 있다. 그러나 '해도 좋다'는 말은 잘 사용하지 않는다. 해서는 안 되는 것이기 때문에 하지 않을 수는 있다. 그러나 무엇을 해야 할 것인지는 모른다. 다시 말하면 '해서는 안 된다'와 같은 처벌 속에 존재하는 정보는 긍정적인 반응에 관한 정보를 제공해 주지 못하고 있다는 것이다. 그러므로 처벌은 바람직하지 못한 행동을 감소시키고 그 반대의 행동을 유발시키기보다는 행동을 억제시키는 작용을 하며 강화는 바람직한 행동의 유발을 촉진시킨다.

2) 인본주의적 접근

반면에 1940년대 대두된 인본주의는 자존감, 자아실현과 같은 내재적인 근원을 강조하였다. 즉 인간의 행동은 단순한 보상이나 처벌에 의해서가 아니라 자신의 계획, 목표, 기대, 귀인 등에 의해서 시작되고 조절된다고 여겼다. 인본주의적 접근은 인간이 생리적으로 소유한 근본적 선과 그들의 능력을 계발시킴으로써 보다 높은 경지에 도달하려는 자연적 경향성을 강조한다. 인간은 보이지 않고 부정적이며, 무의식적인 힘에 지배받는다는 정신분석학적 입장이나 보상과 처벌에 의하여 우리 행동이 조절될 수 있다는 행동주의 이론과는 달리 인간에 대한 인본주의적 접근은 개인의 긍정적인 개인의 특성에 초점을 두고 있다. 인본주의자들은 인간을 그들 자신과 그들이 살고 있는 세상을 개선하기 위한 끊임없는 동기유발 능력을 가진 존재로 본다. 그러므로 인본주의적 관점은 낙천적이며, 긍정적이다. 그러나 인본주의에 사용되는 개념 자체가 워낙 모호하기 때문에 비판을 받는다. 사람은 근본적으로 선하며 자기실현을 위하여 노력한다는 인본주의적 제안의 기본가정을 증명한다는 것은 극히 어렵고 어쩌면 불가능할 수도 있다. 더구나 인본주의적 접근에서의 주요 개념들이 애매하며 아직도 개념에 대하여 명확하게 정립되지 않고 있다는 비판을 받고 있다(손애리, 2004). 앞서 설명한대로 인본주의의 개념이 모호하기 때문에 여기에 속한 학자를 분류하기도 쉽지 않다. 그러나 인본주의적 견해를 가장 잘 드러낸 심리학자 로저스(Rogers, 1971)라고 할 수 있다. 로저스에 의하면 인간은 그들의 욕구를 실현시키고 잠재된 능력을 최대한으로 계발하여 인간으로서 완성된 최고의 상태에 이르기 위하여 끊임없이 노력하고 있는 존재이다. 로크(Locke)와 라쌈(Latham, 1994)의 목표설정이론, 맥클랜드(McClelland, 1971)와 아킨슨(Atknison, 1964)의 성취동기 이론, 니콜스(Nicholls, 1984)의 성취목표이론, 와이너(Weiner, 1980)의 귀인이론 등이 이러한 접근에 해당된다. 흔히 동기강화모형 혹은 동기강화상담 등이 이러한 이론을 적용하여 발달되어 왔다.

자아실현을 향한 이러한 근본적 욕구는 사회적 생활에서 타인으로부터 사랑이나 존경을 받고 싶어하는 또 다른 욕구에 의하여 갈등을 경험하게 된다. 우리는 발달과정에서 자신의 어떤 행동에 대하여 사회로부터 조건적 긍정적 관심(conditioned positive concern)이 제공될 때 이를 내면화시켜 자신의 행동에 대한 참조체제로 삼게 된다. 따라서 우리는 사회생활에서 자신의 욕구나 유기체의 감각에 따라 행동하기보다는 내면화된 참조체제에 알맞은 외부의 욕구에 맞추어 행동하려는 경향이 생긴다. 대신에 주위로부터 한 인간으로 최대의 존중을 해 주는 무조건적인 긍정적 관심(unconditioned positive concern)을 받을 때 그 개인은 자신을 가장 가치 있는 존재로 판단하며 자신의 유기체가 가지는 욕구와 자아개념에 따라 행동하게 됨으로써 최대한의 성장이 이루어질 수가 있다.

로저스(Rogers)에 의하면 유기체의 경험이 자신의 자아개념과 일치하지 않을 때 양자의 부조화에 의한 부적응 현상이 나타난다고 한다. 예를 들면, 만약 한 개인이 자신이 가지고 있는 자아개념과 다른 방향으로 행동하는 경우나 또 자신을 관대하고, 따뜻한 인간성을 가진 사람으로 생각하고 있는데 다른 사람들이 그 사람을 욕심이 많으며 냉정하다고 판단하고 거기에 알맞게 대하는 경우 그 개인은 위에서와 같은 불일치를 경험하게 될 것이다. 이러한 불일치가 경미할 때는 큰 문제가 일어나지 않으나 반대로 불일치가 클 때는 적응에 영향을 주고, 일상적 기능에도 장애를 가져다 준다.

이러한 경험의 모순을 극복하는 방법으로는 친구나 배우자와 같은 다른 사람으로부터 무조건적 긍정적 관심을 받는 것이다. 그 사람이 무엇을 하든 상관없이 다른 사람이 그 사람을 조건 없이 지지해 주는 것이다. 다른 사람으로부터 무조건적 긍정적 관심을 받게 되면 개인은 타인의 평가에 관계없이 자신의 가치판단에 따라 행동하며, 자아실현을 도와주는 것이다. 이러한 의미에서 본다면 우리들의 적응생활은 개인이 갖는 자아개념과 관계가 있다.

3) 인지주의적 접근

1960년대 시작된 인지주의적 접근은 인간을 사고하는 존재로 전제한다. 그러므로 인간 내부의 능동적인 사고과정과 인지구조를 중시한다. 정보의 발견이나 단순한 기억보다는 정보의 구성을 강조하고 결과보다는 과정을 중시한다. 즉 인간의 머릿속에서 이해되는 과정, 정신적 과정에 초점이 있다. 행동주의는 학습을 반응 결과라고 본다면 인지주의는 인간의 행동은 어떤 현상을 어떻게 이해하고 해석하는지 등에 따라 결정된다고 여긴다. 인지주의는 정신적 구조를 강조하므로 복잡한 형태의 학습(추론, 문제해결, 정보처리)과 행동을 설명하는데 행동주의 이론보다 더 적합하다. 보건교육이론의 대부분은 개인의 인지를 바꾸고자 하는 인지이론들이다. 보건교육이론으로 잘 알려져 있는 건강신념모형, 계획된 행동론, 범이론 등이 그 예이다.

4) 인지행동적 접근

인간의 행동, 특히 동기유발은 한 가지 접근만으로는 설명하기 어려울 때가 많다. 보통 인간의 동기유발을 위해서는 행동주의와 인지주의적 접근을 모두 고려해야 한다. 반두라(Bandura, 1977)의 자기효능감이론이나 지머만과 마티네즈폰스(Zimmerman & Martinez-Pons, 1992)의 자기조절이론은 행동주의적 접근과 인지주의적인 접근을 통합한 예라고 할 수 있다.

행동주의 이론에서는 인간의 행동을 자극과 반응의 관계로 설명하고 있다. 그러나 우리는 인간의 행동이 간접적인 경험에 의해서 발생되는 경우를 많이 본다. 비행기 조종사는 실제로 하늘을 날거나 뇌수술 전문 외과의사들은 직접 수술을 통한 시행착오를 거쳐서 모든 것을 배우지는 않는다. 그들은 다른 사람이 수행하는 모습을 먼저 주의 깊게 관찰함으로써 학습한다. 반두라는 대부분은 관찰에 의하여 학습된다고 하였다. 즉 다른 사람 혹은 롤모델의 행동을 관찰함으로써 학습이 이루어진다. 한 실험에서 어린이가 인형을 격렬하게 치고 노는 장면을 다른 어린이에게 보여 주었다(Bandura, Ross, & Ross, 1963). 나중에 관찰한 어린이에게 장난감을 주었을 때 이 어린이는 이전의 아동이 했던 행동과 꼭 같이 인형을 치면서 노는 것을 알 수 있었다. 이와 유사한 여러 가지 실험에서도 어린이들의 대부분의 행동은 모방에 의하여 학습된다는 것을 반두라는 밝히고 있다. 반두라의 관찰학습은 4단계를 거쳐서 일어난다고 하였다. ① 먼저 주의를 집중하고, ② 다른 사람의 행동의 가장 결정적 모습을 인지구조 속에 받아들인다. ③ 다음으로 그 행동을 기억장치 속에 저장해 둔 다음 필요하다고 판단되는 상황에서 이를 재생시킨다. 마지막으로 ④ 이를 실행시키는 과정에 강화나 처벌의 효과가 나타난다. 이러한 학습의 단계는 꼭 의식적일 필요는 없다. 실제 생활에서 우리가 의식적으로 모방하려고 하지 않더라도 모방되는 경우는 얼마든지 찾아볼 수 있다. 관찰학습 이론은 행동주의 이론으로 분류되고 있다. 그러나 이 이론은 사람의 내적 동기를 무시하고 전적으로 외부의 환경요소들에 초점을 둔 이론이 아니고 논리적 요소인 정신활동에 더 많은 강조점을 두고 있는 혼합 이론이라고 보는 것이 타당할 것이다. 이러한 연유로 반두라는 자신의 이론의 명칭을 사회학습이론에서 사회인지이론으로 바꾸었다.

2 동기부여란?

동기부여(動機附與), 영어로 모티베이션(Motivation)은 어떤 목표를 지향하여 생각하고 행동하게 하는 것으로 정의할 수 있다. 즉 인간이나 동물이 행동을 하게 하는 원인인 것이다. 인간이나 동물이 어떤 행동을 했다고 하면 동기부여가 작동했음을 의미한다. 동기를 부여시키는 원동력은 생리적 욕구부터 사회적 욕구로부터 야기된다. 예를 들면 저것이 먹고 싶다, 갖고 싶다, 그 곳에 가고 싶다, 어떤 사람을 만나고 싶다. 좋은 대학에 가고 싶다, 좋은 직장을 갖고 싶다 등의 욕구가 동기부여로 이어진다. 사람들은 욕구를 충족시키기 위하여 동기가 유발된다. 개인은 욕구가 결핍되면 그 욕구를 충족시킬 수 있는 방안을 모색하게 된다. 그리고 그 중 어떤 행동을 할 것인지 안이 선택되어 목표지향적 행동을 한다. 그 다음 일정한 시간이 지나 성과를 평가하고 이것을 바탕으로 보상과 벌이 주어진다. 개인은 다시 욕구결핍을 평가하게 되어 순환과정을 반복하게 된다. 이처럼 욕구의 결핍은 동기를 유발시켜서 어떤 행동을 하는데, 이를 동기부여과정이라고 한다. 즉 동기과정을 통해 욕구–동기–행동 간의 관계를 설정할 수 있다. 다시 말하면 인간은 어떤 일을 하고 싶다는 의도 혹은 목표가 있을 때 행동을 한다. 동기부여는 자신의 경험에 근거하여 세워진 예상된 결과, 혹은 계획과 결부될 때 실행된다. 실행의 결과가 원하는 결과로 이루어질 경우 지속적으로 그 행동을 하게 한다. 그렇지만 결과가 기대했던 대로 이루어지지 않는다면 행동에 대한 계획을 변경하게 될 것이다. 즉 동기부여는 계획과 실행 사이의 중간역할을 하는 기전이라고 할 수 있다.

동기부여는 행동의 동기, 행동의 유도, 행동의 강화로 구분되며 다음과 같다.

1) 행동의 동기

행동의 동기는 직접적인 행동을 하게 하는 동인의 역할을 한다. 즉 동기의 내적 심리작용이며, 동기는 생리적 또는 심리적 욕구결핍 상태가 자극되어 이를 채워주기 위해서 의식적 무의식적 행동으로 에너지가 작동된다. 예를 들면 배가 고파서 먹을 것을 찾는다던지, 사랑과 봉사의 기쁨으로 이타적인 행동을 하는 것이 이러한 예일 것이다.

2) 행동의 유도

어떤 행동을 하려는 내적 심리상태는 곧 행동으로 이어질 에너지 상태로 존재한다. 이 힘을 욕구충족 행동 혹은 바람직한 행동 쪽으로 유도시켜 직접행동을 작동시키는 것을 행동의 유도라 한다.

3) 행동의 강화

동기과정의 마지막 측면인 행동의 강화는 어떤 행동을 하고 난 후에 사람들로부터 인정, 칭찬 혹은 보상을 받는 긍정적인 경험을 하여 나중에도 같은 행동을 반복할 수 있도록 강화시켜 주는 것을 의미한다. 예를 들면 한 개인이 과거에 만족스러웠던 결과를 되풀이하는 경향이 있는데 이는 행동이 강화된 결과라 할 수 있다.

3 학습동기설계이론

존 켈러(John M, Keller)는 "동기"를 학습을 하게 하는 원동력으로 보았으며, 동기가 무엇인지, 그리고 동기가 어떻게 학습에 영향을 미치는지 살펴보았다. 켈러에 의하면 사람들이 어떤 것을 선택하고자 하는 마음, 즉 의지를 동기로 보았다. 자신이 원하고자 하는 것을 성취하기 위하여 노력하고 무엇인가를 이루기 위한 것이 동기라 할 수 있다. 그로므로 동기는 학습의 가장 기본 요소이며, 동기가 없을 경우 학습의 결과를 기대하기 어렵다. 예를 들면 TV에서 아이돌 스타가 춤과 노래를 잘 추는 것으로 보고 본인도 그렇게 하고 싶다고 생각한다면 그는 춤과 노래를 잘 하고 싶은 동기를 갖게 된다. 그 동기가 매우 강할 경우 더 열심히 할 것이다. 그러므로 동기는 행동의 "방향"과 "강도"를 설명해 줄 수 있다. 따라서 교수자는 성공적인 학습의 결과를 얻으려면 교수–학습 과정 자체가 학습자의 동기를 유발할 수 있도록 주의를 기울여야 한다고 하였다. 그리고 학습을 성공시키는 필요한 요인인 효율성, 효과성, 매력성 중 동기는 매력성과 밀접한 관련이 있다고 하였다. 학습동기이론을 네 가지 요인으로 설명하였고, 앞 글자를 따서 ARCS 모델이라고 하였다. 즉, A(주의 집중; Attention), R(관련성; Relevance), C(자신감; Confidence), S(만족감; Satisfaction)의 네 가지 요소로 구성하는 학습자의 동기 유발을 지속시킨다고 하였다. 학습이 효과적이려면 "주의집중"이 가장 먼저 이루어져야 하는데 교수자는 학습자의 호기심을 자극해야 한다.

그리고 학습자가 '내가 왜 이것을 배워야 하지?'에 이유를 찾아야 만이 학습은 자연스럽게 이루어진다. 학습동기이론에서의 관련성이란 결국 사람들이 왜 어떠한 것에 끌리는지에 대해서 설명해 준다. 그리고 학습에 있어서 자신감은 매우 중요하다. 학습자가 자신의 성공에 대해 얼마만큼 확신을 갖느냐에 따라 학습자의 자신감이 좌우된다. 마지막 요인은 학습자의 만족감이다. 학습자들은 자신의 수행에 대해서 만족할 수도 아니면 불만족할 수도 있다. 만족감은 학습의 초기에 직접적인 동기유발로 작동하지는 않지만 동기를 유지시켜 주는 역할을 한다. 또한 과거에 수행했던 학습에 대한 만족은 다음 학습에 대한 기대와 동기의 밑바탕이 된다.

[표 4-1] ARCS 모델의 주요 개념

학습동기의 네 가지 요소	주요개념	프로그램 개발자의 질문사항
주의집중	학습자의 흥미	어떻게 대상자들에게 흥미를 유발시킬까?
관련성	학습자의 필요와 목적	어떻게 대상자들과 연관시킬 것인가?
자신감	학습자의 성공에 대한 신념	어떻게 대상자들이 할 수 있다는 믿음을 제공할까?
만족감	학습자의 성취에 대한 보상	어떻게 대상자들에게 성취감에 대해서 만족시켜 줄까?

제2절 동기이론을 적용한 보건교육 전략

1 동기강화모형

프로채스카와 디클레멘트(Prochaska & DiClemente, 1984)는 사람들이 중독행동에서 변화하는 과정을 변화의 단계로 설명하는 범이론적 모델인 변화단계모델을 제시하였다. 동기강화와 다른 배경에서 시작되었지만 동기강화측면에서 많이 활용되고 있다. 변화를 위해 각 단계의 특정 목표와 전략들이 필요하다. 변화단계의 관점에서 보면 동기강화는 대상자가 현재 변화의 순환과정 중 어디 있는지를 설명하고 성공적인 지속적 변화를 위하여 우선 다음 단계로 가도록 돕는 것이다. 특히 계획전 단계, 혹은 계획단계에서 동기를 강화하고자 할 때 이 이론은 매우 유용하게 쓰인다. 다른 단계에서도 지속적인 동기강화는 변화를 유지하고 재발 방지에 효과적이다. 특히, 마약이나 알코올 중독의 경우 중독에서의 변화와 회복은 긴 시간이 필요하다. 중독행동은 옛날행동으로 다시 돌아가기도 하지만 이러한 것들을 반복하면서 점진적인 성장을 통해 나가는 나선형 모델로 설명되기도 한다.

보건교육이 성공하려면 건강행동을 해야겠다고 동기화 된 타켓층을 대상으로 할 때 효과가 있다. 다시 말하면 변화단계이론[1]을 적용하여 대상집단을 세분화를 통해 소집단을 형성한 후 보건교육의 목표집단을 선정할 때 권고 행동을 하려고 계획하고 있거나 이미 하고 있는 준비단계에 속한 집단으로 한다면 프로그램의 효과 및 효율성을 높일 수 있다. 이들은 바람직하지 않은 행동의 문제에 대해 이미 알고 있고 바꾸려는 계획을 가지고 있으므로 보건교육의 내용에 쉽게 반응하고 권고 행동을 따를 것이다. 또한 이미 바람직한 행동을 시도하고 있는 행동단계 집단을 대상으로 하는 것도 좋다. 왜냐하면 행동단계에 있는 사람들은 바람지한 행동을 더 자주, 더 정기적으로 하게 하며, 다시 바람직히지 못한 행동으로 다시 돌아가는 것을 예방할 수 있다.

이것은 소비자 마케팅에서 새로운 고객을 확보하는 것보다 기존 고객의 충성도를 높여서 매출을 올리는 것이 더 쉽다는 것과 같은 맥락이라고 할 수 있다. 보건교육 프로그램의 적용에도 예외는 아니다. 헌혈을 해 본 경험이 없는 사람보다는 한 번이라도 헌혈을 해 본 사람이 다시 헌혈에 참여할 가능성이 높다고 알려져 있는 것처럼 이미 동기화된 사람을 세분화해서 공략하는 것이 효과적이다. 시간과 예산이 한정되어 있다면 더더욱 그렇다. 그렇지만 공공적인 측면에서 계획 전 단계의 사람들도 포함해야겠지만 프로그램의 효과성이나 효율성의 측면에선 계획이나 준비단계에 있는 사람에게 더 초점을 맞추어야 하며, 단계별로 맞춤형 전략이 적용되어야 할 것이다.

선택된 목표집단을 대상으로 다음 단계로의 행동 변화를 유도하기 위한 전략을 개발한다. 각 행동 단계별 개입 전략은 다음과 같다. 각각의 단계에 속해있는 대상별로 차별화된 정보를 대인커뮤니케이션을 하거나 SNS를 이용하여 지역주민 개개인에게 그들의 행동 단계에 맞춤화된 정보를 제공하는 것도 고려해야 할 것이다.

동기강화모델에서 변화동기를 향상시키기 위한 방법으로 글쓰기를 활용할 수 있다. 여러 분야에서 감정적 경험을 글로 쓰는 것은 상담과정과 유사한 효과를 가지는 것으로 인식되어 왔다. 어떤 정보를 읽는 것을 통해서 내담자의 반응을 이끌어 내고 이를 글로 표현

1) 변화단계이론 참조

[표 4-2] 변화 단계별 설득 전략

행동 단계	설명	목표	개입 전략
계획 전단계	향후 6개월 내 변화 의도 없음	문제에 대한 의심과 인식을 중시	• 변화의 필요성 인식 증진 • 개인 맞춤별 메시지 제공이 효과적 • 현재 행동의 위험 및 행동 변화의 잇점을 구체적으로 제시
계획 단계	향후 6개월 내 변화 의도 있음	결정저울	• 외부 자극 및 동기 부여를 통해 변화 계획을 세우도록 유도함
준비 단계	1개월 내 변화의도 있음	최선의 방법결정	• 구체적인 계획을 세우도록 도와줌 • 실행 가능한 목표를 세우도록 유도함
행동 단계	행동을 바꾸었으나 아직 6개월이 되지 않았음	협력적, 현실적인 목표 적용	• 변화된 행동을 지지해 줌
유지 단계	행동을 바꾼 지 6개월 이상 되었음	새로운 삶의 방식 발견, 재발방지	• 변화전의 행동을 촉발하는 자극 제거 • 행동 변화에 대한 보상을 강화함 • 자조모임 개설 및 참여 유도

할 수 있도록 하는 구체적인 방법으로 인터렉티브 저널링(interactive journaling)이 있다. 재소자들을 대상으로 이 방법을 진행한 통제실험의 결과 재범률이 감소한 것으로 보고되었다. 동기강화모델은 간단한 중재(brief intervention)나 인지행동모델(cognitive and behavioral intervention)과 함께 적용되고 있다. 동기강화모델은 중독예방프로그램에 많이 적용되지만 중독뿐만 아니라 다양한 분야에서 효과성이 입증되어 근거-중심적 접근(evidence-based practice)으로 인정받고 있다. 또한 동기강화상담도 많이 활용되는 방법이다. 동기강화상담은 알코올 문제를 경험하는 사람들을 치료하기 위해 시작되었으나 이제는 식습관의 개선, 규칙적인 운동, 금연 등의 건강과 관련한 행동의 변화에도 직접적으로 사용되고 있으며, 불안 장애, 외상 후 스트레스 장애, 강박 장애, 우울증, 자살 행동, 문제성 도착, 조현증(정신분열증), 범죄 행동의 교정 등에서도 효과가 있다는 사실이 여러 연구에서 입증되고 있다(최삼욱, 2013, 2014).

동기강화모델에서 사용하는 개입의 원칙은 첫째 공감을 표현하고, 둘째 모순을 발전시키며, 셋째 저항을 타고 넘기, 넷째 자기효율성을 지지하는 것이다(최삼욱, 2014).

- **공감** : 대상자의 시각으로 보고 생각하며 공감함으로써 대상자와 파트너로서 문제를 함께 해결하려는 기본 태도
- **모순을 발전시키기** : 견고하고 고착되어 변하지 않으려는 중독행동의 속성을 보이는 현재 모습과 원래 가지고 있던 자신의 가치나 바람 혹은 기대하는 자신의 미래의 모습과 불일치와 모순을 발달시키고 지각시키는 것
- **저항을 타고 넘기** : 대상자의 변하지 않으려는 저항에 논쟁하기보다 이면의 양가감정을 탐색하는 것
- **자기효능감 지지** : 대상자가 변할 수 있다는 스스로의 자신감과 효능감을 키워나가는 것으로 구성

2 인지행동모델

인지행동모델은 인지이론, 행동이론, 사회학습이론에 기반을 근거로 중독자들의 물질사용 및 중독행위에 많이 적용된다. 이 모델은 물질사용과 중독성 행동에 대하여 잘못 인식하고 있는 생각과 신념을 찾아서 수정하여 치료하는 방법으로 발전해 왔다. 즉 약물을 사용하지 않고도 상황에 따라 효과적으로 대처하는 기술을 습득하여 행동을 변화시키는 방법이다.

약물사용에 대한 예를 들어 설명하면 다음과 같다. 첫 번째는 약물사용자들의 약물효과에 대한 인식변화에 초점을 둔다. 약물사용자들은 약물의 효과에 대한 긍정적 효과와 기대를 극대화하려는 경향이 강하기 때문에 이러한 약물효과에 대한 긍정적 인식을 부정적 인식으로 변화시키는 것이다. 두 번째는 고위험 상황에 성공적으로 대처할 수 있는 능력과 기술이 있다는 신념을 증진시키는 것이다. 이를 위해 대처기술 교육훈련 적용을 통해 고위험 상황에 대해 인식하고 성공적 해결을 경험함으로써 자기효능감을 증가시키는 것이다. 고위험 상황을 확인하고 대처할 수 있는 기술의 습득, 역할극을 통해 연습함으로써 대처기술을 향상시키고, 문제해결의 성공적 경험을 축적시켜 자기효능감을 증진시킴으로써 약물 의존을 감소시키는 것이다. 스트레스와 분노 등과 같은 감정조절, 약물거부훈련, 자기주장훈련, 의사소통기술 등이 대처기술에 포함된다.

사회학습이론에 기반한 인지행동모델은 인센티브와 제재(혹은 처벌)를 통해 친사회적

행동과 책임성을 증진시키는 전략(예, 행동계약)을 사용한다. 합리적 정서적 행동치료(Rational emotive behavior therapy, REBT)에서는 대상자가 어떻게 사고를 하는지가 관심이 된다. 일반적으로 마약이나 중독 물질남용자는 과잉으로 일반화를 하고 또한 유연성이 없는 자동적인 사고를 하는 경향이 강하다. 합리화는 물질남용과 다른 범죄행동을 포함하여 부적응적 행동을 정당화하기 위해 범죄자들이 흔히 사용된다. 그러므로 약물남용자가 어떻게 사고를 하는지 인식하게 하고, 사고의 변화를 모색하는 것을 학습시킨다. 물질남용자의 사고에서 이러한 잘못된 점들이 확인시켜 변화하게 한다. 또한 물질사용을 대체할 수 있는 대안행동을 탐색하여 행동을 변화시키는 전략을 모색하여야 한다.

요 약

동기이론은 일반적으로 심리학의 패러다임의 변천에 따라 행동주의, 인본주의, 인지주의 접근 등으로 분류된다. 동기부여는 생리적 욕구부터 사회적 욕구로부터 야기되며, 이는 행동의 동기, 행동의 유도, 행동의 강화로 분류된다. 켈러의 ARCS의 모델은 주의집중(attention), 관련성(relevance), 자신감(confidence), 만족감(satisfaction)의 네 가지 요소로 학습동기를 설명하고, 이 네 가지 요인의 상호작용의 산물이라고 하였다. 또한 보건교육프로그램을 개발하기 위하여 동기강화모형과 인지행동모형을 적용한 전략들에 대해서 알아보았다.

참고문헌

손애리. (2004). 보건행태 및 보건교육 이론. 삼육대학교 출판부.

손애리, 이혜규, 최명일, 오영아. (2015). 헬스커뮤니케이션 이해편. 보건복지인력개발원.

최삼욱 외. (2013). 유해약물 중독 청소년 문제행동 진단 및 상담 · 치료 프로그램 개발 연구. 여성가족부.

최삼욱. (2014). 행위중독. 서울: 눈.

Bandura A. (1977a). Social Learning Theory. Englewood Cliffs, New Jersey:

Prentice Hall.

Bandura A. (1977b). Self-efficacy: Toward a unifying theory of behavioral change. Psychological Review, 84: 191-215.

Bandura A. and Walters R. H. (1963). Social Learning and Personality Development. New York: Holt, Rinehart & Winston.

Bandura, A. (1986). Social foundations of thought and action: A social cognitive theory. Englewood Cliffs, N. J,.: Prentice Hall.

Bandura, A. (1995). Self-efficacy in changing societies. New York: Cambridge University Press.

Bandura, A. (1997). Self-efficacy: The exercise of control. New York: Freeman.

Bandura, A. (2001). Social cognitive theory: An agentive perspective. Annual Review of Psychology, 52, 1-26.

Bandura, A., Ross, D., & Ross, S. (1963). Imitation of film-mediated aggressive models. Journal of Abnormal and Social Psychology, 66, 3-11.

Keller, J. M. (2009). Motivational Design for Learning and Performance: The ARCS Model Approach. Springer

Prochaska, J. O. & DiClemente, C. C. (1984). The transtheoretical approach: Towards a systematic eclectic framework . Dow Jones Irwin, Homewood, IL, USA.

제5장

보건교육 계획

제5장

보건교육 계획

| 교육목표 | 1. 보건교육 프로그램 개발 시 적합한 교수설계이론을 선택하여 적용할 수 있다.
2. 교육계획안의 구성요소를 갖춘 보건교육 계획안을 개발할 수 있다.
3. 보건교육 실행을 위한 세부계획을 구체화할 수 있다.

제1절 보건교육 프로그램 개발 : 교수설계이론

보건교육은 개인, 집단, 대중의 건강관련 지식, 태도, 행동에 바람직한 영향을 줄 수 있게 고안된 통합된 경험을 말한다. 교수설계이론은 보건교육 프로그램 개발 시 실질적인 안내서가 될 수 있다. 뿐만 아니라, 교수설계이론에 기반할 경우 프로그램 개발 시 그 교육방법의 하위요소들이 명시되므로, 추후 프로그램 수행의 효과에 영향을 미친 요인에 대해 검토할 때에도 도움이 된다.

교수란 수업의 결과로 학습자의 행동양식이 바람직한 방향으로 변화하도록 학습의 전 과정을 안내·통제·발전시켜 나가는 행위로 정의할 수 있다(정명화 등, 2009). 교수설계 이론들은 다음과 같은 네 가지 공통적인 특성을 갖는다.

첫째, 교수설계 이론은 교수목표가 달성될 수 있도록 하는데 필요한 처방을 하는 데 중점을 둔다는 의미에서 처방지향적(prescription-oriented)이다.

둘째, 같은 학습내용이라도 학습대상자의 특성이나 환경이 달라진다면 교수방법을 달리 해야 하고, 따라서 학습결과가 달라질 수도 있다. 즉, 교수설계는 언제나 보편적으로 적용되는 것이 아니라 상황에 맞게(situational) 달라져야 하므로 맥락적(contextual)이다.

셋째, 설계된 수업방법은 보다 단순한 하위 구성요소로들로 세분화 할 수 있는데, 이 하위요소가 상황에 따라 적합한지 여부에 따라 실제 교육에 도움이 될 수도 있고 그렇지 않을 수도 있다. 따라서 교수설계는 요소적(componential)인 특성을 갖는다.

넷째, 교수설계를 통해 고안된 교수방법은 목적달성을 보장하는 것이 아니라 그 가능성을 높여주는 것이다. 이러한 측면에서 교수설계는 결정적(deterministic)이라기보다 개연적(probabilistic)이라고 말한다.

교수설계모형은 모형이 적용되는 상황과 설계전략, 검증 측면에서 모형들 간에 크고 작은 차이점을 나타내기도 한다. 그러나, 절차에 있어서는 공통적인 요소로서 분석, 설계, 개발, 실행, 평가의 5가지 요소를 포함하고 있으며, 이를 'ADDIE 모형'이라고 명명한다.

그 외에도 교과단원 또는 단위시간 수업이나 교육프로그램 설계 시 적용될 수 있는 교수설계모형 중 딕과 캐리(Dick & Carey)의 모형은 가장 널리 알려져 있는 모형 중의 하나다.

한편, 켈러(Keller)의 ARCS 모형에서는 학습환경에서 학습자들의 동기를 유발시키고 유발된 동기를 유지시키기 위한 전략을 제시한다.

본 장에서는 널리 활용되고 있는 교수설계이론으로서 ADDIE 모형, 딕과 캐리(Dick & Carey)의 체제적 교수설계모형, 켈러(Keller)의 ARCS 모형에 대해 알아보고자 한다.

1 ADDIE 모형

ADDIE 모형은 교수체제설계 모형의 기본요소라고 할 수 있는 다섯 가지 핵심적 활동, 즉 분석(Analysis), 설계(Design), 개발(Development), 실행(Implementation), 평가(Evaluation)로부터 모형의 이름이 만들어졌다(Seels & Richey, 1994). 이 다섯 가지 요소는 대부분의 교수설계 모형에 포함되어 있으므로 교수설계의 일반모형이라고 불리기도 한다. 그러나 모든 교수설계 모형에서 다섯 가지 요소를 모두 포함하고 있는 것은 아니며, 실제 상황에서는 다섯 가지 요소가 순차적으로 수행되지 않는 경우도 존재한다.

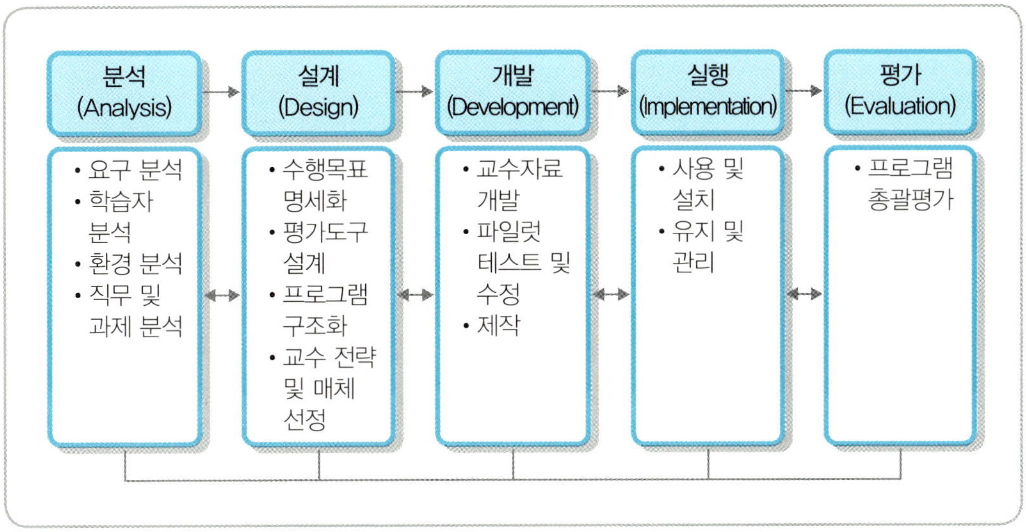

[그림 5-1] ADDIE 모형의 교수설계 절차

1) 분석과정(Analysis)

(1) 요구 분석

요구(need)란 학습자가 성취해야 할 바람직한 목표수준과 현재의 상태 간의 차이를 뜻한다. 요구 분석을 통해 학습자가 현재 알고 있는 것과 모르고 있는 것이 무엇인지, 그리고 해결해야 할 문제는 무엇인지 파악할 수 있다. 요구 분석 결과에 기초해 프로그램의 목표를 선정한다.

(2) 학습자 분석

학습자의 특성으로서 일반적 특성, 이전의 학습경험 및 흥미, 지식 및 기능 수준, 인지양식과 학습양식, 학습동기와 태도 등을 분석한다.

(3) 환경 분석

새로운 지식, 기능, 태도, 행동을 습득하게 되는 학습 환경, 습득한 것을 활용하는 수행환경, 특정 교육프로그램이 설계되고 개발되는 개발 환경을 분석한다. 교수설계를 통해 개발된 프로그램이 실행가능하도록 하기 위해 이용가능한 자원과 제약 조건을 사전에 분석하는 것이다.

(4) 직무 및 과제 분석

목표달성을 위해 필요한 하위역량으로서 필요한 직무와 과제, 즉 지식, 기능, 태도가 무엇인지 파악하고, 이들 간의 관계와 계열성을 분석한다. 적절한 수준의 난이도와 수행순서를 고려하여 직무와 과제를 분석한다.

분석과정의 결과물은 다음 단계인 설계단계에 대해 투입요소로서의 기능을 담당하게 된다.

2) 설계과정(Design)

(1) 수행목표 명세화

학습 종료 후 학습자가 습득하게 될 목표를 행동용어로 진술한다. 행동목표의 진술은 행동적 동사, 수행이 일어나는 조건, 수행의 판단준거를 포함하도록 한다.

(2) 평가도구 설계

행동적 용어로 진술된 목표 성취 여부를 측정할 수 있는 평가도구를 개발한다. 평가도구는 명세화된 수행목표에 부합하는 타당하고 신뢰할 수 있는 도구여야 한다. 자가보고식 지필검사, 관찰, 실기검사 등의 다양한 방법을 활용할 수 있다.

(3) 계열화

학습효과를 극대화할 수 있도록 학습내용이나 활동을 어떤 방식으로 조직할 것인지, 학습자에게 어떤 순서로 내용을 제공할 것인지 결정한다.

(4) 교수전략 및 매체 선정

목표를 달성하는 데 있어 효과적이고 효율적인 구체적 교수-학습활동 및 방법을 선정한다. 즉 분석단계에서 확인한 결과를 기초로 하여 교수전략을 수립한다. 교수매체 선정 시에는 학습자 특성, 학습내용, 교수방법 및 전략에 따라 적합한 교수매체를 결정한다.

3) 개발과정(Development)

(1) 교수자료 개발

설계과정에서 도출된 결과에 기반하여 실제 교육프로그램을 개발하거나 교수자료 초안을 제작한다.

(2) 파일럿 테스트 및 수정

개발된 교육프로그램이나 교수자료 초안은 수정·보완을 위해 학습자 및 전문가를 대상으로 한 형성평가를 실시한다. 또한 현장에서의 파일럿 테스트를 통한 수정·보완도 이루어져야 한다. 이러한 과정은 교육프로그램이나 교수자료를 수정할 수 있는 기회일 뿐 아니라, 목표설정이나 과제분석의 적절성 등 설계의 전체 과정에 대한 검토와 수정을 위한 기회를 제공해 준다.

(3) 제작

여러 차례의 수정·보완을 마친 최종 교육프로그램이나 교수자료를 제작한다.

4) 실행과정(Implementation)

(1) 사용 및 설치

개발된 교육프로그램이나 교수자료를 실제 현장에 적용해 사용하거나 설치한다.

(2) 유지 및 관리

교육프로그램 및 교수자료가 지속적으로 유지될 수 있도록 관리하는 활동이다. 목표를 달성하기 위해 교육프로그램이나 교수자료 실행에 필요한 인적자원, 시설이나 기자재, 예산 등과 같은 지원체제를 마련하는 것도 포함한다.

5) 평가과정(Evaluation)

(1) 프로그램 총괄평가

최종 산출물인 교육프로그램이나 교수자료를 통해 도달하고자 하는 목표를 달성했는지 확인하는 과정이다. 설계과정에서 고안한 평가방법에 기반하여 총괄평가를 수행하는데, 이 때 최종 산출물에 대한 가치판단이 이루어지게 된다. 그 결과에 따라 해당 교육프로그램이나 교수자료를 계속 채택할 것인지 여부, 문제점 파악, 수정사항 등을 결정한다.

2 딕과 캐리(Dick & Carey)의 체제적 교수설계모형

교수설계 접근방법에서 체제적 접근(systemic approach)이란, 교수-학습과정에서 목적, 방법, 평가 활동을 포함해 교수의 시작부터 끝까지 관련된 모든 요소들이 서로 영향을 주고 받으며 유기적이고 상호보완적인 관계를 유지해 나가는 하나의 체제(system)로 보는 입장이다.

딕과 캐리(Dick & Carey)의 모형에서는 교사, 학생, 교수자료, 학습환경 등의 각 요소들이 상호작용하게 되는 체제적 과정으로 교수설계과정을 설명한다. 각 요소들은 투입변인이면서 동시에 산출변인으로 작용하며, 목표가 달성될 때 까지 계속적인 피드백 과정을 거친다. 이 모형은 '체제적 접근에 입각한 절차적 모형'이라고 일컬어지기도 한다.

딕과 캐리의 체제적 교수설계모형은 ① 교수목적 확인, ② 교수분석, ③ 학습자 및 상황분석, ④ 수행목표 진술, ⑤ 평가도구 개발, ⑥ 교수전략 개발, ⑦ 교수자료 개발 및 선정, ⑧ 형성평가 설계 및 수행, ⑨ 교정, ⑩ 총괄평가 설계 및 수행 등 10개의 활동으로 구성되

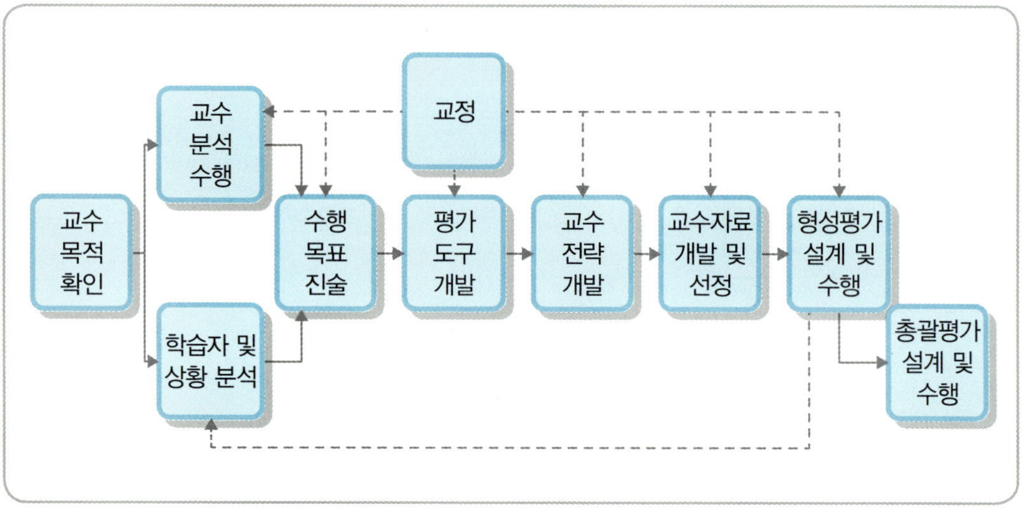

[그림 5-2] 딕과 캐리(Dick & Carey)의 체제적 교수설계모형

어 있다. 여기에서 피드백에 해당하는 ⑨ 교정 활동은 처음과 마지막 활동을 제외한 ②~⑧활동 모두에 연결되어 있는데, 이 모형이 각 요소들 간의 역동적인 상호작용을 기본으로 하고 있다는 점을 엿볼 수 있다고 하겠다.

1) 교수목적 확인

수업을 끝마쳤을 때 학습자가 할 수 있기를 바라는 것, 즉 최종 목적(goal)을 설정하는 단계이다. 기존의 목적, 학습자의 요구분석, 특정 교육과정과 관련된 요구분석 등을 통해 최종 목적을 설정한다.

2) 교수분석 수행

교수에 포함되어야 하는 기능과 지식을 규명하기 위해 목적분석과 하위기능분석이 수행된다. 목적분석은 최종 학습목적을 성취하기 위해 학습자가 배워야 할 학습유형을 결정하고 진술하는 것으로, 교수목적이 달성되었을 때 학습자가 보여주게 될 구체적인 성취행동으로 표현될 수 있다. 하위기능분석은 최종 학습목적을 달성하기 위해 학습자가 학습해야 하는 하위기능이 무엇인지 분석하고, 그 기능들이 어떤 절차를 통해 학습되어야 하는지 분석한다.

3) 학습자 및 상황 분석

학습자의 현재 기능, 태도 등 교수활동 설계 시 중요하게 고려해야 할 학습자 특성을 분석하고, 학습이나 교수에 영향을 주는 상황 및 환경에 대한 분석이 이루어진다. 학습자가 반드시 갖추고 있어야 할 선수지식과 기능, 즉 출발점 행동도 이 단계에서 분석해야 할 중요한 학습자 특성 중의 하나이다.

4) 수행목표 진술

수업이 끝났을 때 학습자가 무엇을 할 수 있는지, 즉 성취해야 할 수행목표(objectives)를 구체적이고 가시적인 행동용어로 진술한다. 수행목표는 학습될 성취행동, 그 성취행동이 실행될 조건, 학습이 성공적인지 아닌지를 판단할 수 있는 준거가 포함되도록 한다.

5) 평가도구 개발

학습자의 수행목표 성취수준이나 학습결과를 측정할 수 있도록 앞서 진술한 수행목표에 대응하는 평가문항을 개발한다.

6) 교수전략 개발

수업을 전개할 방법과 절차를 개발하고, 교수매체 활용에 대한 계획을 세우는 등, 가장 효과적이고 효율적으로 교수내용을 전달할 수 있는 전략 및 방법을 마련하는 단계이다. 교수전략에서는 동기유발 전략, 학습내용으로서의 정보제시 전략, 연습, 피드백 등이 고려된다.

7) 교수자료 개발 및 선정

개발된 교수전략을 토대로 교수자료를 실제로 만드는 단계이다. 여기서 교수자료란 수업활동에 활용될 모든 자료를 말하며, 학습자용 매뉴얼, 교사용 안내서 및 기타 필요한 수업자료를 포함한다. 학습목표와 내용, 그리고 학습자의 특성을 고려해 교수자료를 개발하거나 선정한다.

8) 형성평가 설계 및 수행

개발된 교수자료가 효과적으로 실행되었는지 평가하여 자료를 수정·보완함으로써 교수자료의 개선을 모색하는 단계이다. 형성평가는 일반적으로 전문가 검증, 일대일 평가, 소집단 평가 및 현장평가 등 세 가지 유형으로 실시된다.

9) 교정

형성평가를 수행한 결과 얻어진 자료를 토대로 하여, 학습자가 어떤 학습목표를 달성할 때 어떠한 어려움을 겪는지 파악하고, 그러한 문제가 교수체제의 구성요소 중 어떤 요소와 관련된 것인지를 확인해 수정한다. 즉, 교정단계는 교수자료만을 수정하기 위한 것이 아니라, 교수분석과 학습자 특성 분석이 제대로 이루어졌는지, 학습목표 설정과 교수전략이 적절했는지 재검토하고 수정할 수 있게 해준다.

10) 총괄평가 설계 및 수행

개발된 교수 프로그램의 효과를 검증하는 것이 목적이다. 보통 총괄평가는 교수설계자나 개발자가 아닌 별도의 평가자에 의해 실시되므로, 수업설계 과정의 일부로 보기보다는 수업설계 과정의 밖에 있다고 보는 것이 일반적이다. 총괄평가 결과를 토대로 해당 교수 프로그램을 계속 사용할 것인지의 여부를 결정하게 된다.

3 켈러(Keller)의 ARCS 모형

동기는 학습자의 행동을 불러일으키는 요인으로서, 학습자가 학습하고자 하는 동기수준이 높고 흥미를 느낄수록 학업성취도가 높아질 가능성이 커지게 된다. 켈러(Keller)의 ARCS 모형은 동기에 관한 기존의 이론 및 연구들을 종합해 체계화한 것으로, 학습동기의 중요성에 대한 강조를 기본으로 하고 있다. 이 모형은 교수–학습 상황에서 학습동기를 유발하고 유지시키기 위한 전략을 밝혀내기 위한 기본적 틀을 제공한다.

이 모형에서는 동기와 관련된 네 가지 요소로서 주의(Attention), 관련성(Relevance), 자신감(Confidence), 만족감(Satisfaction)을 제시하였다. ARCS모형이라는 이름은 이 네 가지 요소 각각의 첫 자를 조합해 명명한 것이다.

1) 주의(Attetion)

학습동기가 유발되고 유지되기 위해서는 학습자극이 주어졌을 때 학습자가 주의가 기울여야 하고, 주의를 기울인 상태가 유지되어야 한다. ARCS이론에서는 동기유발 및 유지를

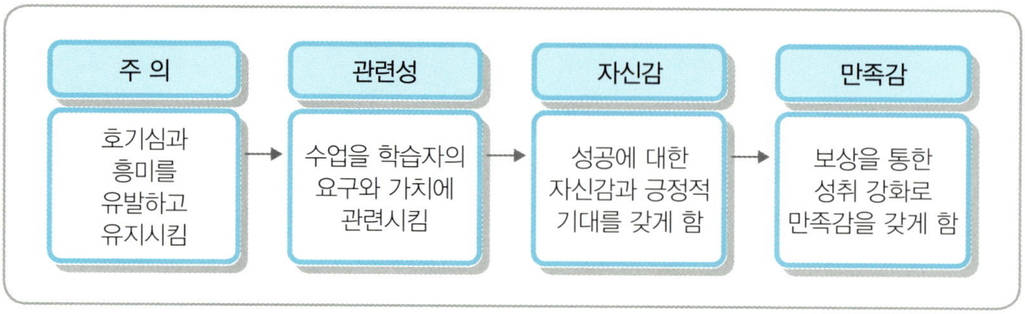

[그림 5-3] 켈러(Keller)의 ARCS 모형

위해 어떻게 학습자의 주의를 불러일으킬 것인가, 그리고 어떻게 유지시킬 것인가에 대해 관심을 갖는다. 켈러는 그러한 방법으로서 지각적 주의환기, 탐구적 주의환기, 그리고 다양성의 세 가지 하위전략을 제시하였다.

(1) 지각적 주의환기 전략은 새롭고 놀라운 것, 기존의 것과 모순되거나 불확실한 사건 등을 제시함으로써 학습자의 호기심과 동기를 유발하는 것이다.

(2) 탐구적 주의환기 전략은 학습자가 스스로 문제나 질문 등을 만들어보도록 함으로써 새로운 정보를 추구하는 정보탐색 활동을 자극하는 것이다. 인식적 호기심과 유사한 개념이다.

(3) 다양성 전략은 학습자의 흥미를 유지시키기 위해 교수의 요소들을 다양하게 변화시키는 것이다.

2) 관련성(Relevance)

학습자는 해당 과제를 왜 학습해야 하는가에 대한 의문을 가지고 학습에 대한 개인적인 필요성을 지각하려고 한다. 이러한 개인적인 필요성, 학습자 자신의 흥미나 목적과 어떻게 연관이 되는가 하는 관련성이 지각될 때 학습동기가 유지될 수 있다. 관련성을 높이기 위한 전략으로서 켈러는 친밀성, 목적지향성, 필요 또는 동기와의 부합성 등 세 가지를 제시하였다.

(1) 친밀성 전략은 학습자의 경험과 가치에 연관된 예문이나 구체적인 용어 등을 사용하는 것이다.

(2) 목적지향성 전략은 현재와 미래의 개인적 목적을 달성하는 데 해당 과제가 도움이 될 것이라 판단할 수 있도록 하는 것이다. 교수목표나 실용성을 나타내는 진술이나

예문을 포함시키는 것이 이에 해당한다.

(3) 필요 또는 동기와의 부합성 전략은 학습자가 갖고 있는 개인적인 필요성이나 동기의 측면에서 볼 때 해당 과제가 현재의 요구를 충족시켜준다고 깨닫도록 하는 것이다.

3) 자신감(Confidence)

학습자에게 적절한 수준의 도전과제를 부여하고 자신의 노력을 통해 성공하는 경험을 할 수 있는 기회를 제공하여 자신감을 심어준다. 이를 통해 학습자가 학습과제를 성공적으로 완수할 수 있다는 신념을 갖게 함으로써 학습동기를 유발하고 유지할 수 있다.

(1) 학습필요조건 제시 전략은 학습자가 성공가능성을 가늠하도록 돕기 위해 수행의 필요조건과 평가기준을 제시하는 것이다.

(2) 성공기회 제시 전략은 학습자가 성공경험을 할 수 있는 기회를 제공하는 것이다.

(3) 개인적 조절감 증대 전략은 학습자 개인의 노력에 따라 성공여부가 결정된다는 통제가능성을 지각하게 하는 것이다.

4) 만족감(Satisfaction)

학습자 자신의 노력을 통해 성취한 결과가 자신의 기대와 일치하고 그 결과에 만족스럽게 느낄 때 학습동기가 유지될 수 있다. 만족감은 동기를 유발시키는 요소라기보다는 일단 유발된 동기를 지속시키는 역할을 하는 것으로 간주되기도 한다.

(1) 내재적 강화 전략은 학습자가 새로 습득한 지식이나 기술을 적용해 볼 수 있는 모의 또는 실제 상황을 경험하는 기회를 갖도록 하여, 성취에 대한 인지적 평가와 정서적 보상이 일어나도록 하는 것이다.

(2) 외재적 보상 전략은 성공적인 학습결과에 대해 외부로부터 긍정적 피드백이나 보상을 제공하는 것이다.

(3) 공정성 전략은 학업성취 평가기준을 일관성 있게 유지하고, 보상이나 강화에 있어 기대와 결과를 일치시켜 공정성을 느끼게 하는 것이다.

이상에서 살펴본 ARCS 모형의 네 가지 구성요소와 각 요소별 하위전략, 그리고 각 하위전략과 관련지어 동기유발을 할 수 있는 주요 질문을 제시하면 다음 표와 같다.

[표 5-1] ARCS 모형의 구성요소

구성요소	하위요소	동기유발을 위한 주요 질문
Attention 주의환기 및 집중을 위한 전략	지각적 주의환기 전략	흥미를 끌기 위해 무엇을 해야 하는가?
	인식적 주의환기 전략	어떻게 호기심을 자극할 수 있을까? (탐구하는 태도를 어떻게 유발할 수 있을까?)
	다양성의 전략	어떻게 주의를 유지할 수 있을까?
Relavance 관련성 증진을 위한 전략	친밀성의 전략	수업과 학습자의 경험을 어떻게 연결시킬까?
	목적지향성의 전략	어떻게 하면 요구를 최대한 충족시킬 수 있을까?
	필요나 동기와의 부합성을 강조하는 전략	언제, 어떻게 수업을 학습유형과 개별 관심에 연결시킬 수 있을까?
Confidence 자신감 수립을 위한 전략	학습의 필요조건 제시 전략	성공에 대한 긍정적 기대감을 어떻게 키워줄 수 있을까?
	성공의 기회 제시 전략	자신의 능력에 대한 확신을 갖도록 어떤 학습경험을 제공할까?
	개인적 조절감 증대 전략	자신의 성공이 노력과 능력에 의한 것이라고 어떻게 확신하게 할 것인가?
Satisfaction 만족감 증대를 위한 전략	내재적 강화 전략	학습경험을 통한 내적 만족감을 어떻게 격려하고 지원할 수 있을까?
	외재적 보상 전략	성공에 대해 어떤 외적 보상을 제공할 것인가?
	공정성 강조 전략	어떻게 하면 결과가 공정했다고 생각하게 할 수 있을까?

그 외에 교수설계와 관련된 모형으로서 가네(Gagné)의 학습조건이론이 소개되기도 한다. 학습조건이론에서는 학습성과, 학습사태, 학습조건 등 3가지 요소가 학습에 관여한다는 입장을 취하고 있다. 여기서 학습조건이란 학습의 외적 조건으로 교수를 의미하며, 9단계의 내적 학습과정을 돕는 것을 교수의 역할로 보고 있다. 한편, 하이니치(Heinich) 등의 ASSURE 모형은 교수매체를 효과적으로 선정·활용하고자 할 때 더욱 유용한 이론이다. 본 서에서 ASSURE 모형은 매체에 관하여 집중적으로 다루고 있는 6장에 포함해 제시하기로 한다.

제2절 교육계획안 개발 및 세부계획 수립

이번 절에서는 제1절에서 제시한 교수설계 이론과 모형이 실제 교육계획안 개발 시 어떻게 활용될 수 있는지에 대해 풀어가 보고자 한다.

최대의 학습효과를 달성하기 위해 교육과정에 포함되는 여러 구성요소들을 체계적으로 조직하고 계획하는 것을 교육계획이라고 할 수 있다. 교육계획안은 조직된 교육내용에 따라 단위시간 안에 효율적인 지식전달이 가능하도록 고안된 전반적인 교육계획으로, 학습내용 및 교수전략 등을 제시한 것이다. 교육계획안을 개발하여 사용하면 실제 상황에서 시간을 효율적으로 활용할 수 있으며, 내용의 누락이나 중복을 피할 수 있다.

앞서 살펴본 교수설계 이론과 모형을 간략히 정리해 보면, ADDIE 모형에서는 교수설계를 분석, 설계, 개발, 실행, 평가의 다섯 단계로 제시하였다. 한편, 딕과 캐리(Dick & Carey)의 모형을 구성하고 있는 열 가지 활동은 ① 교수목적 확인, ② 교수분석, ③ 학습자 및 상황 분석, ④ 수행목표 진술, ⑤ 평가도구 개발, ⑥ 교수전략 개발, ⑦ 교수자료 개발 및 선정, ⑧ 형성평가 설계 및 수행, ⑨ 교정, ⑩ 총괄평가 설계 및 수행이었다.

두 가지 모형은 서로 배타적인 모형이 아니므로 교육계획안 개발 시 이론적 틀로 활용하기 위해 두 모형에서 제시한 교수설계 과정을 함께 정리해 보면 [표 5-2]와 같다. 이와 같은 이론 및 원리를 기본적인 틀로 활용하여 교육계획안 개발의 절차와 방법을 구체적으로 제시하고자 한다.

가장 첫 단계인 요구분석에 대해 언급하기 전, 편의상 보건교육에서 포괄적으로 다루는 광의의 요구분석과 교육계획안 개발 시의 협의의 요구분석을 구분하고자 한다.

보건교육에서 포괄적인 보건교육 요구도 분석은 최종목적을 설정하기 위하여 다양한 건강관련 이슈 중 교육대상자에게 있어 요구도가 높은 것이 무엇인지 파악하는 작업이 이루어지게 된다. 즉 요구도가 높은 건강이슈를 선정하고 이와 관련된 최종목적을 설정하는 과정이 요구분석에 해당한다. 보건교육 요구도는 다양한 역학조사 자료 및 사회지표, 대중이나 전문가의 관심 등을 통해 파악할 수 있다. 일년 주기로 발표하고 있는 사망원인통계에서 1위를 차지하고 있는 암이 중요한 건강이슈라고 판단할 경우, 암의 일차예방을 위한 생활습관개선 보건교육, 이차예방을 위한 조기검진 수검에 대한 보건교육 요구도가 높다고 간주할 수 있다. 대중이나 전문가가 높은 관심을 나타내 쟁점화 되고 있는 사안도 높은 요구도를 갖고 있다고 할 수 있다. 지진과 같은 자연재해 또는 관리부주의로 인한 인재

[표 5-2] ADDIE모형 및 딕과 캐리의 모형 구성 활동

<table>
<tr><th colspan="2">ADDIE모형</th><th colspan="2" rowspan="2">딕과 캐리(Dick & Carey)의
체제적 교수설계모형</th></tr>
<tr><th>단계</th><th>세부 내용</th></tr>
<tr><td rowspan="2">분석</td><td rowspan="2">• 요구 분석
• 학습자 분석
• 환경 분석
• 직무 및 과제 분석</td><td colspan="2">• 교수목적 확인</td></tr>
<tr><td>• 교수분석
• 학습자 및 상황분석</td><td rowspan="4">• 교정</td></tr>
<tr><td>설계</td><td>• 수행목표 명세화
• 평가도구 설계
• 프로그램 구조화
• 교수전략 및 매체 선정</td><td>• 수행목표 진술
• 평가도구 개발
• 교수전략 개발</td></tr>
<tr><td>개발</td><td>• 교수자료 개발
• 파일럿 테스트 및 수정
• 제작</td><td rowspan="2">• 교수자료 개발 및 선정
• 형성평가 설계 및 수행</td></tr>
<tr><td>실행</td><td>• 사용 및 설치
• 유지 및 관리</td></tr>
<tr><td>평가</td><td>• 프로그램 총괄평가</td><td colspan="2">• 총괄평가 설계 및 수행</td></tr>
</table>

등 재난에 대한 사회적 관심이 고조되고 이슈화될 경우, 재난 대비 및 대처에 관한 보건교육 요구도가 높다고 할 수 있다.

본 절에서의 요구 분석은 협의의 요구 분석 개념을 적용하려고 한다. 이는 위에서 제시한 포괄적인 요구도 분석을 통해 어떤 건강관련 이슈가 높은 요구도를 갖는지 파악한 후, 그 결과를 토대로 구체적인 교육계획안을 개발하려고 할 때를 시작점으로 삼았다.

1 요구 분석

ADDIE모형 및 딕과 캐리의 모형에서 요구 분석은 교육이 종료되었을 때 학습자가 할 수 있기를 바라는 것, 즉 최종목적(goal)을 설정하는 작업을 의미하며, 요구는 바람직한 상태와 현재 상태 간의 차이를 말한다.

교육계획안 개발의 첫 단계로서 요구 분석 단계에는 대상자가 알아야 할 지식수준이나 수행할 수 있어야 하는 기능수준에 비추어볼 때, 알고 있는 것과 모르고 있는 것이 무엇

인지, 할 수 있는 것과 하지 못하는 것은 무엇인지, 각각에서 그 격차는 어느 정도인지에 관해 검토하게 된다. 그러한 격차가 발생하게 된 근본원인이 무엇인지, 그리고 이를 해결할 수 있는 방안이 무엇인지 찾고, 이를 바탕으로 하여 최종목적을 설정한다.

예를 들어, 중학생을 대상군으로 하는 인터넷게임중독 인식개선 교육계획안을 개발하려고 한다고 가정해보자. 인터넷게임중독과 관련하여 중학생이 알고 있는 것은 무엇인지, 잘못 알고 있거나 모르고 있는 것은 무엇인지 파악하기 위해, 일 년 주기로 대표성 있는 표본을 조사해 발표하는 국가수준의 자료를 탐색할 수도 있고, 자가보고식 지필검사를 실시할 수도 있다. 그 결과, 인터넷게임중독과 알코올중독에서 나타나는 뇌의 기능상 변화가 같다는 것을 모르고 있는 것으로 파악되었다면, 이를 바탕으로 인터넷게임중독 인식개선 교육을 이수한 중학생은 뇌과학에 입각해 행위중독과 물질중독의 기전을 설명할 수 있어야 한다는 것을 최종목적으로 설정할 수 있다.

2 학습자 분석

요구 분석에서 학습자의 수행 수준에 대한 분석이 포함되어 있다는 것을 엿보았을 것이다. 그렇지만 효율적이고 효과적인 교육계획을 위해서는 보다 세부적인 학습자의 특성을 파악해야 할 필요가 있다.

스미스와 레이건(Smith & Ragan, 1999)은 학습자의 중요한 특성을 네 가지로 분류했는데, 인지적 특성, 생리학적 특성, 정서적 특성, 사회적 특성이 그것이다. 이 중 교육계획안 작성 시 특히 유용한 인지적 특성의 경우 두 개의 하위 차원을 갖고 있는데, 하나는 고정성–변동성차원이고 다른 하나는 유사점–차이점 차원이다. 이 두 개 차원의 각 요소들로 조합을 만들어보면 학습자의 특성을 4개 유형으로 분류해 볼 수 있다.

1) 고정적–유사점

시간의 경과에 따라 비교적 변화하지 않으면서, 학습자 개개인들이 공통적으로 갖고 있는 특성을 뜻한다. 감각기능은 학습을 하기 위해 기본적인 요건으로서, 예외적인 상황을 제외하면 시간에 따라 크게 변화하지 않는다. 인간의 기본적인 정보처리능력 역시 개인 간 차이가 크다고 보기 어렵다. 학습영역은 언어적 정보, 지적기능, 인지적 전략, 운동기능, 태도의 5가지로 구분할 수 있는데, 학습영역별로 효과적인 학습이 일어나도록 하는 조건이 달라질 수는 있으나, 학습자 개개인에 있어서는 학습영역과 조건이 변하지 않으므로 고정적-유사점에 포함된다.

2) 고정적-차이점

시간의 경과에 따라 비교적 변화하지 않으면서, 학습자들 간에 차이점을 나타내는 특성을 뜻한다. 지능지수, 인지양식, 사회심리적 특성, 성별/국가/인종 등이 여기에 해당한다. 지능지수 수준은 비록 학습자의 상태나 환경에 따라 다소 간의 변동이 존재하기는 하나, 비교적 고정적인 특성을 가진다.

인지양식은 정보를 처리하고 이를 해석하는 방식을 유형화한 것이다. 이 방식은 개인 간에 차이가 존재하며, 어떤 인지양식을 갖고 있는지에 따라 학습 상황에서의 상호작용이 영향을 받게 된다. 사회심리적 특성 중 학습이나 평가에 대한 불안감, 학습결과 성공이나 실패의 원인이 학습자 내부와 외부 등 어디에 원인이 있는지에 관한 통제의 소재(locus of control) 등은 시간의 경과에도 비교적 안정적이고 변화하지 않는 특성이다.

3) 변동적-유사점

시간의 경과에 따라 변화하면서, 모든 학습자가 공통적으로 거치는 발달과정을 뜻한다. 인지 발달, 언어 발달, 사회심리적 발달, 도덕적 발달이 이에 해당한다. 이러한 발달은 학습자가 어떤 문화권에 살고 있는지, 어떤 인종인지에 상관없이 인간이라면 누구나 시간에 따른 변화를 경험하게 된다. 인간의 발달단계에서 학습자 자신의 행위가 도덕적인지 아닌지를 판단하는 기준이 발달단계에 따라 달라진다. 예를 들면 피아제(Piaget)의 인지발달단계 중 전조작기의 아동은 도덕성 판단의 기준을 질보다 양에 둔다. 즉 고의로 컵을 한 개 깨뜨린 것보다 실수로 세 개를 깨뜨린 것이 더 비도덕적이라고 판단한다. 발달이 진행됨에 따라 도덕성 판단의 기준은 차츰 옮겨가게 되며, 이러한 변화는 대부분의 학습자가 경험하게 된다.

4) 변동적-차이점

시간의 경과에 따라 변화하면서, 학습자들 간에 차이점을 나타내는 특성을 뜻한다. 지적 발달과 사회심리적 발달이 변동적-유사점에 속하는 특성이기는 하나, 그 발달 속도와 수준에 있어서는 학습자 개개인에 따라 차이가 존재한다.

이와 같은 네 가지 유형의 학습자 특성은 교육계획안 개발 시 중요한 정보를 제공한다. 기본적으로는 학습자에 관해 네 가지 유형의 특성을 포괄적으로 조망할 수 있어야 하며, 앞 단의 요구 분석 결과 설정된 최종목적 달성을 위해 좀 더 구체적이고도 중요하게 고려해야 할 유형은 어떤 것인지 검토해보아야 한다.

3 환경 분석

환경 분석은 교육수행 시 어떤 자원을 이용할 수 있는지, 그리고 어떤 제한점이 있는지 등에 관해 사전에 분석하고 대안을 마련함으로써, 개발될 교육계획이 실제로 수행될 수 있도록 하는 데 의의가 있다. 환경 분석에서는 학습환경, 수행환경, 개발환경을 분석한다.

학습환경이란 학습 현장의 환경으로서 학습자 수, 강의실 크기, 책상 수, 활용가능한 매체, 시설, 학습시간 등을 포함한다. 수행환경은 습득한 지식, 기능, 태도를 활용하는 실제의 생활환경을 뜻한다. 개발환경은 어떤 교육프로그램이 설계되고 개발되는 환경으로서, 시간, 예산, 인적자원, 장비 등의 자원, 교육프로그램이 수행될 기관의 기풍과 문화 등이 해당한다. 이에 따라 교육계획안의 개발 및 수행 전반이 영향을 받을 것이기 때문이다.

4 과제 분석

교육의 최종목표를 세분화하면 지식을 증대시키는 것, 기능을 익히는 것, 태도를 형성하는 것과 같이 상대적으로 더 단순하고 달성하기 용이한 여러 능력으로 구성되어 있음을 알 수 있다. 따라서 최종목표를 구성하고 있는 하위 능력들을 습득한다면 결국 최종목표를 달성할 수 있을 것이다.

이처럼 과제란 최종목표를 얻기 위해 학습자가 단계적으로 학습해야 하는 비교적 단순하고 세분화된 하위 능력이나 기능을 뜻한다. 그 과제가 학습영역 중 어떤 영역에 해당하는지 확인하고, 해당 영역에 적합한 방법을 사용해 그 과제를 달성하기 위해 필요한 하위 기능은 무엇인지 목록화, 구조화, 그리고 계열화하는 작업이 바로 과제 분석이다.

교육자가 교육자료 및 방법을 선택하고자 할 때 과제 분석은 지침서의 역할을 한다. 과제분석을 통해 교육목표를 구체화하고, 학습내용을 세분화하며, 학습내용 요소 간의 관련성을 밝히고, 나아가 교육이 종료된 이후에 평가되어야 할 대상이 무엇인지 내다볼 수 있게 해준다.

과제 분석에는 두 가지 활동이 포함되는데 하나는 최종 교육목적이 어떤 학습영역에 해당하는지 분석하는 것이고, 또 하나는 확인된 학습영역에 맞는 방법을 사용해 그 목적을 달성하기 위한 선수 하위기능이 무엇인지 분석하는 것이다. 거꾸로 말하면, 과제 분석은 단적으로 말해 출발점 행동에서부터 교육목적에 도달할 때까지 학습자가 습득해야 할 지식 및 기능이 어떤 것인지를 분석하는 과정이라고 할 수 있을 것이다.

1) 최종 교육목적 분석 : 교육목적은 어떤 학습영역에 해당하는가?

가네와 브릭스(Gagné & Briggs, 1979)는 학습영역을 언어적 정보, 지적기능, 인지적 전략, 운동기능, 태도 등 5가지로 구분했다. 교수목적이 어떤 학습영역에 해당하는지에 따라 그 분석방법이 달라지게 되므로, 분석하려고 하는 교수목적이 어떤 학습영역에 해당하는지를 우선 검토해야 한다. 각 학습영역별 특성을 간략히 살펴보면 다음과 같다.

(1) 언어정보

특정 사실에 대한 지식을 갖게 해주는 학습영역으로서, 이 영역의 학습에 필요한 능력은 특정한 사실이나 정보 등을 진술하는 것이다. 사실적 정보는 보다 복잡한 지적기능 학습을 위해 기본적으로 요구된다. 교육내용에 관한 구체적인 실체를 제공해주는 언어정보 영역은 다섯 가지 학습영역 중 가장 단순한 유형으로 볼 수 있다. 언어정보 영역에 해당하는 교육목적에서는 '말한다', '기술한다', '열거한다' 등의 동사가 많이 사용된다.

언어정보 영역의 하위기능을 분석할 때에는 군집 분석 방법을 사용한다.

(2) 지적기능

학습자가 어떤 사실이나 정보를 실제 상황에 적용해 사용할 수 있도록 하는 학습영역이다. 이러한 지적기능에는 네 가지 형태가 있는데, 변별은 두 가지 사물이 같은지 다른지 구별해 낼 수 있는 능력이고, 개념(concept)은 대상의 속성에 따라 사물을 구별할 수 있는 능력이다. 원리는 두 개 이상의 개념을 기본으로 해 절차적 조작을 보여줄 수 있는 능력이며, 문제해결은 두 개 이상의 원리를 결합해 활용함으로써 결론에 도달할 수 있는 능력이다.

지적기능 영역의 하위기능을 분석할 때에는 위계적 분석방법을 사용한다.

(3) 인지적 전략

학습자가 가지고 있는 지식과 기능을 활용해 자기 자신의 행동을 조절하고 다양한 문제를 해결할 수 있도록 하는 학습영역이다. 즉 학습자가 새로운 문제 상황에서 핵심을 파악해 개념화하는 것이다. 인지적 전략 영역은 학습과정, 기억이나 사고과정 등의 관리방법을 학습자 스스로 계발하는 것과 관련이 있기 때문에 중요하게 다뤄진다.

인지적 전략 학습영역에서는 학습자의 사고과정이 인지전략 대상이 되는데, 하위기능 평가방법이 개발되어 있지 않다. 비교적 오랜 기간을 두고 발달한다는 것도 인지적 전략의 특성이라고 할 수 있다.

(4) 운동기능

명세화된 행동을 신체적으로 실행하도록 하는 학습영역으로서, 어떤 일을 수행하기 위한 몸의 움직임을 말한다. 직접적인 관찰이 가장 분명한 학습영역이라고 할 수 있다.

운동기능 영역의 하위기능을 분석할 때에는 절차적 분석방법을 사용한다.

(5) 태도

태도는 어떤 대상이나 상황 중 학습자가 어떤 특정한 것을 선택하게 하거나 호·불호를 나타내게 하는 내적 경향성을 뜻한다. 강화나 동일시 등을 통해 태도영역에서의 학습이 이루어질 수 있다.

태도 영역의 하위기능을 분석할 때에는 통합적 분석방법을 사용한다.

[표 5-3] 학습영역별 하위기능 분석방법

학습영역	하위기능 분석방법
언어정보	군집 분석
지적기능	위계적 분석
운동기능	절차적 분석
태도	세 가지 분석방법의 통합적 적용

2) 교육목적의 하위기능 분석 : 교육목적을 달성하기 위한 선수 하위기능은 무엇인가?

학습자가 최종 교육목적을 달성하기 위해 요구되는 각 행동단계를 수행하려면 우선 각 행동단계의 선수 하위기능이 학습되어 있어야 한다. 이러한 선수 하위기능에 어떤 것이 있는지 검토하고 확인하는 과정이 하위기능 분석인데, 앞서 언급한 바와 같이 교육목적이 어떤 학습영역에 해당하는지에 따라 적합한 분석방법이 달라진다. 네 가지 하위기능 분석 방법을 살펴보면 다음과 같다.

(1) 위계적 분석

지적기능의 교육목적 분석에 적합한 방법으로서, 교육목적 달성에 필요한 여러 기능들이 상위기능과 하위기능의 위계적 구조를 가지는 과제 분석 시 사용된다.

지적기능은 변별, 개념, 원리, 문제해결 등 네 가지 형태의 기능이 있다고 언급한 바 있다. 이 네 가지를 지적기능의 위계라고 하는데, 변별이 가장 하위기능에 해당하고 문제해결이 가장 상위기능에 해당한다. 이를 적용해 위계적 분석을 할 수 있다. 즉, 최종 교육목적이 문제해결학습에 해당한다면, 그 하위기능은 원리, 개념, 변별이 될 것이다. 만약 최종 교육목적이 원리학습에 해당한다면, 하위기능은 그 원리와 관련된 개념, 변별이 될 것이다.

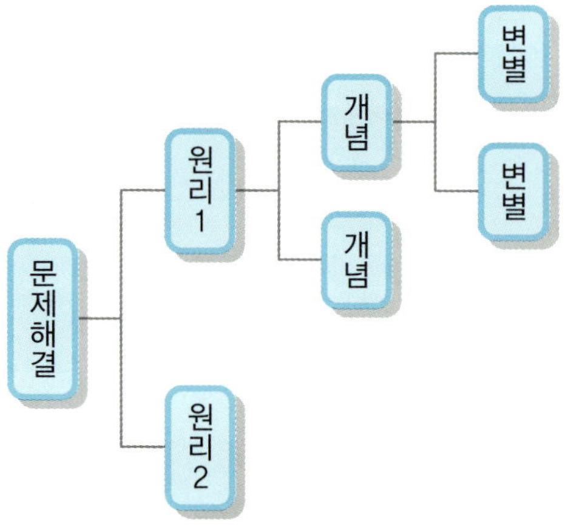

[그림 5-4] 지적기능의 위계를 적용한 위계적 분석의 구조

(2) 절차분석

운동기능의 교육목적 분석에 적합한 방법이다. 최종 성취행동을 구성하고 있는 운동기능 단계를 분석한 후, 각 단계를 잘 해낼 수 있기 위해서 무엇을 할 수 있어야 하는가를 발견해야 한다. 이처럼 각 운동기능 단계별로 절차분석을 수행해야 하며, 분석된 활동들은 위계를 가진 기능이라기보다 의도한 기능을 상세하게 분류한 것이다.

다음의 상황을 가정해보자. 즉 지적기능을 습득한 다음의 절차로 운동기능을 학습할 수 있을 경우, 1단계로 지적기능에 대한 학습이 이루어져야 한다. 그 후 2단계로 운동기능이 네 개의 절차에 따른 행동을 수행함으로써 학습되고, 3단계 운동기능은 하위기능 없이 학습된다고 하자. 이렇게 보면, 최종적으로 달성될 운동기능을 구성하고 있는 1~3단계 각각은 지적기능일 수도 있고, 세분화된 하위기능을 가진 운동기능일 수도 있고, 단일 운동기능일 수도 있다.

(3) 군집분석

언어정보의 교육목적 분석에 적합한 방법이다. 언어정보는 지적기능에서의 상위기능–하위기능 같은 위계적 구조를 갖지 않으므로, 주요 정보를 효율적으로 묶는 방법을 활용해 분석하게 된다. 예를 들면, 흡연이 신체건강에 미치는 영향을 호흡계, 소화계, 순환계, 신경계 등 인체 기관별로 묶어서 분석한다.

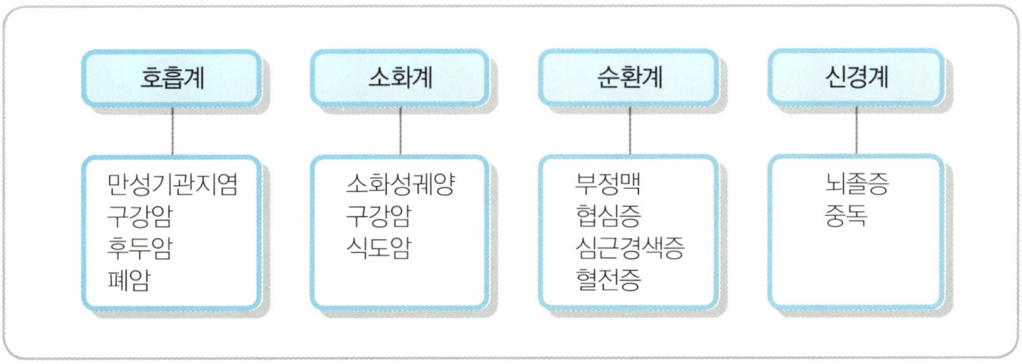

[그림 5-5] 흡연의 영향에 관한 군집분석의 예

(4) 통합분석

태도 영역의 교육목적 분석에 적합한 방법이다. 학습자가 어떤 지적기능이나 운동기능을 선택하도록 학습시키는 것이 태도를 학습하는 목적이므로, 바람직한 선택을 하도록 하기 위해 필요한 지적기능과 운동기능이 하위기능을 구성하고 있으며, 이 기능들의 보조적 기능으로서 언어정보가 요구되기도 한다. 따라서 당면한 태도 영역의 교육목적이 어떤 하위기능으로 분류되는지에 따라 위계분석, 절차분석, 군집분석 방법이 함께 사용되는 통합적 분석방법이 적용된다.

5 목표설정

목적과 목표의 정의를 구분하면, 목적(goal)은 교육이 의도하는 방향을 일반적인 수준에서 포괄적으로 나타낸 것이며, 목표(objective)는 목적을 구체화한 것으로서, 성취하고자 하는 바를 측정가능하고 관찰가능하게 진술한 것이다. 요구분석에 따른 결과물로시 도출되는 것이 목적이라고 한다면, 목표는 학습자 분석, 환경 분석, 과제 분석을 통해 종합적으로 도출된다.

보건교육의 목표는 단계별로 다음과 같이 구분하여 진술할 수 있다 : ① 의식변화 유도, ② 지식습득, ③ 자각 유도, ④ 태도변화 유도, ⑤ 올바른 의사결정 유도, ⑥ 행동변화 유도, ⑦ 사회변화 유도

1) 교육목표 진술의 구성요소

교육목표는 교수설계 시 개발의 방향성을 제시하고, 교육활동의 일관성을 유지하게 해준다. 학습자는 교육목표를 염두하여 필요한 준비를 하게 되며, 교육평가에 있어 준거가 되는 것이 교육목표이다. 따라서 교육목표는 그 중요성 만큼이나 신중하게 진술되어야 할 것이다.

명확한 교육목표 진술이 되기 위해서는 교육이 끝났을 때 할 수 있게 될 행동 또는 수행을 포함하도록 해야 한다. 또한 그러한 수행이 나타날 수 있는 조건 및 성공적인 수행이라고 판단할 수 있는 정도, 즉 준거도 포함하도록 한다.

메이거(Mager, 1984)가 제시한 목표진술 방식은 학습목표에 ① 학습자, ② 도달점 행동, ③ 도달점 행동이 일어나는 상황 및 조건, ④ 도달점 행동의 숙련 정도를 밝히는 것이다. 예를 들어, “우울증상에 대한 15개의 OX문제(내용)를 주면, 교육자료를 보지 않고(③ 조

건) 학습자는(① 학습자) 15개 문제 중 적어도 12개는(④ 준거) 정답을 맞출 수 있다(② 도달점 행동)"와 같이 진술할 수 있다.

이와 유사한 방법으로서, "ABCD 법칙"이라고 불리는 목표진술 방법을 활용하면 목표진술의 주요 요소를 떠올리는 데 도움이 된다. 즉 ABCD의 A는 Audience(학습자), B는 Behavior(행동), C는 Condition(조건), D는 Degree, Criterion, or Standard(정도, 준거, 기준)의 첫 글자를 모아 표현한 것이다(Heinich 등, 2002; Molenda 등, 1996).

(1) Audience(학습자) : 교수자 중심이 아니라 학습자 중심으로 교육목표를 진술한다
(2) Behavior(행동) : 교육이 끝난 뒤 기대되는 행동의 결과, 즉 수행을 진술한다
(3) Condition(조건) : 학습자의 행동이 나타날 수 있는 조건이나 환경을 진술한다.
(4) Degree, Criterion, or Standard(정도, 준거, 또는 기준) : 수행을 판단될 수 있는 질적 혹은 양적인 준거를 명세화한다.

예를 들면, "(A. 학습자는) 친구와 의견충돌로 스트레스 상황에 직면했을 때(C. 조건) 1분간(D. 준거) 심호흡을 할 수 있다(B. 행동)"와 같이 진술하면 ABCD 법칙에 맞는 구체적인 목표 제시가 가능하다.

실제 상황에서는 위와 같은 교육목표 진술의 4가지 구성요소 모두를 필요로 하지 않는 경우도 존재할 수 있다. 상식적인 수준에서 목표성취의 기준이나 조건을 알 수 있는 경우에는 해당 요소에 대한 진술을 생략할 수 있을 것이기 때문이다. 그러므로 교육내용과 행동은 목표진술의 필수요건이라는 점을 기억하면서 주어진 상황을 고려해 최적의 목표진술을 할 수 있어야 한다.

2) 교육목표 진술 시 적합한 행위동사

교육목표가 학습자의 행동으로 관찰이 가능한 것이라면, 그에 적합한 행위동사를 사용해 진술해야 한다. 블룸(Bloom, 1971)은 학습영역을 인지적 영역(cognitive domain), 정의적 영역(affective domain), 심체적 영역(psychomotor domain) 등의 3가지로 구분하였는데, 이 구분에 따라 학습목표를 진술할 때 빈번히 사용되는 행위동사를 제시하면 다음과 같다.

[표 5-4] 학습목표 진술 시 사용되는 행위동사의 예: 블룸(Bloom)의 학습영역별로 구분

<table>
<tr><th colspan="3">인지적 영역
(cognitive domain)</th><th>정의적 영역
(affective domain)</th><th>심체적 영역
(psychomotor domain)</th></tr>
<tr><td>지식</td><td>• 정의하다
• 묘사하다
• 확인하다</td><td>• 이름을 대다
• 진술하다</td><td rowspan="3">• 선택하다
• 조직하다
• 반응하다
• 참가하다
• 완성하다
• 감상하다</td><td rowspan="3">• 조립하다
• 측정하다
• 분해하다
• 고정시키다
• 만들다
• 칠히디</td></tr>
<tr><td>이해</td><td>• 계산하다
• 비교하다
• 토의하다
• 예를 들다</td><td>• 식별하다
• 그리다
• 설명하다
• 해석하다</td></tr>
<tr><td>적용,
분석,
평가,
종합</td><td>• 추론하다
• 연관시키다
• 보여주다
• 사용하다</td><td>• 분석하다
• 분류하다
• 비평하다
• 계획하다</td></tr>
</table>

6 교육내용 구조화

교육내용은 학습자가 학습할 내용으로서, 설정된 교육목표를 달성하기 위해 교육현장에서 일어날 구체적인 활동과 경험이다. 그러므로 교육목표와의 일관성 및 부합성을 고려해 교육내용을 선정해야 한다.

선정된 교육내용을 어떻게 배열하고, 어느 정도로 범위를 한정하는 것이 학습자가 실제 학습현장에서 학습활동을 구체적으로 전개하는 데 가장 적합할 것인지를 고민하면서 교육내용을 조직화한다.

교육내용은 그 중요도에 따라 순서 및 분량을 배분하고, 일반적으로 도입(서론), 전개(본론), 마무리(결론)로 구성한다. 도입에서는 학습동기를 유발하는 것이 중요하며, 전개에서는 핵심내용이 누락되지 않도록 교육내용을 구조화해야 하고, 마무리에서는 교육적 피드백 기회가 제공되어야 한다.

7 교육방법 및 매체 선정

1) 교육방법 분류

일반적으로 교육방법은 교수–학습에 대한 철학이 무엇인가, 교수–학습과정을 누가 주도하는가, 추구하는 학습성과 수준이 어느 정도인가, 학습자의 크기는 어떠한가에 따라 구분된다.

학습자의 크기를 중심으로 한 교육방법을 분류해보면(Waldron & Moore), 개인적 방법(독학, 도제제도, 인턴십, 개인교수 등), 집단적 방법(개인지도집단, 집단토의, 프로젝트집단 등), 대중적 방법(원격교육 등)으로 구분할 수 있다.

추구하는 학습성과의 수준에 따른 분류(Borich, 2000)에서는 지식습득 중심의 직접교수법, 문제해결 중심의 간접교수법, 직접교수법과 간접교수법의 혼합 시 파생되는 전략

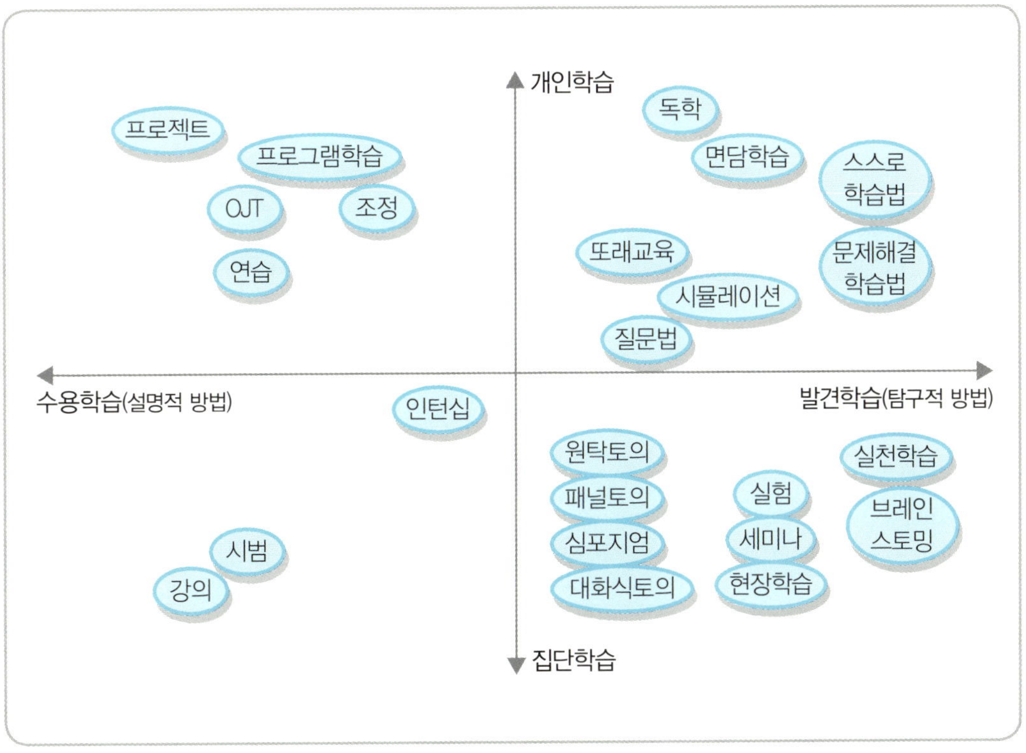

[그림 5-6] 교육방법의 분류

출처 : 한정선 등(2008). 교육방법 및 교육공학. 교육과학사.

(발문법, 자기주도학습, 협동학습) 등으로 교육방법을 구분한다.

교수-학습과정을 누가 주도하느냐, 즉 교수-학습과정의 주체에 따른 분류에서는 통제의 중심이 어디에 있는지에 따라 교육방법을 구분하는데(이성호, 1999), 교수자 주도 방법(강의, 발문법, 시범, 통제된 토론 등), 혼합형(상호작용적) 방법(그룹토론, 그룹프로젝트, 또래교육 등), 학습자주도 방법으로 분류한다.

교수-학습 철학에 따라 교육방법을 구분하면, 수용학습과 발견학습으로 나눌 수 있다. 발견학습에서는 교육자의 개입을 최소로 하여 학습자가 스스로 학습목표에 도달할 수 있도록 학습환경을 조성하는 데 초점을 두며, 문제해결력 습득이 강조된다. 학습활동에 학습자의 능동적인 참여가 강조되는 반면 교육자는 학습보조자의 역할을 수행한다. 한편, 수용학습에서는 교육내용을 학습자에게 제시해 수용하도록 함으로써 학습이 이루어지게 하는 방법을 취한다.

한정선 등(2008)은 학습집단의 크기에 따른 분류, 교수-학습 철학에 따른 분류를 동시에 고려하여 교육방법을 2차원 행렬로 표현해 구분하였다.

그 외에도 의사소통 유형에 따라 교육방법을 분류해보면(나일주와 정인성, 1996), 강의형, 토론형, 실험형, 자율학습형, 개인교수형으로 나누어 볼 수 있다.

이와 같은 다양한 교육방법 중에서 여러 학자에 의해 공통적으로 다루어지고 있으며 수업현장에서 보다 용이하게 도입할 수 있고, 학습을 촉진하는 데 유용한 교육방법 유형으로는 아래와 같은 여섯 가지 방법을 들 수 있다.

(1) 강의형, 토론형, 개인교수형(individualized instruction)

(2) 독자적 학습형(independent study)

(3) 협동학습형(cooperative learning)

(4) 발견형(discovery)

(5) 경험학습형(experiential learning)

(6) 문제해결형(problem solving)

2) 교육방법 · 전략 · 매체 선정기준

교육목표를 성공적으로 달성하기 위해서는 선정된 교육내용을 학습자에게 효과적으로 전달하기 위한 수단이 요구되는데, 이것이 바로 교육방법이다. 즉, 교육목표-교육내용-

학습자 간의 체계적이고 일관성 있는 교육방법이 선정되어야 한다.

어떤 교수방법을 사용할 것인지를 검토할 때에는 교육대상자(학습자), 교육내용, 교육자원, 조직의 기대 등 네 가지 선정기준을 고려해야 한다(Reay, 1994).

(1) 교육대상자

① 교육대상자는 적극적인 학습스타일을 가지고 있는가? 논리적인 학습스타일을 가졌는가?

② 교육대상자의 학습경험 수준은 어느 정도인가?

③ 지속적으로 교육이 필요한가?

④ 교육대상자가 교육을 통해 얻고자 하는 기대의 수준은 어느 정도인가?

(2) 교육내용

① 교육내용이 다섯 가지 학습영역 중 무엇에 해당하는 내용인가?

② 교육내용에 대한 답이 한 가지로 정해져 있는 것인가? 논쟁의 여지가 있는가? 해결책을 모색해야 하는가?

③ 교육내용의 수준은 어떠한가, 일반적인 수준의 학습을 요구하는가? 구체적이고 상세한 학습을 요구하는가?

(3) 교육자원

① 교육 기술과 경험을 갖춘 인력을 필요로 하는가?

② 새로운 학습자원 개발의 용이성은 어느 정도인가?

③ 교육을 실시할 장소가 있는가?

④ 교육시간을 확보할 수 있는가? 시간의 제약이 있는가?

(4) 교육이 실시되는 기관/조직의 기대

① 기관/조직이 선호하는 교육방법은 무엇인가?

② 기관/조직이 원하는 구체적인 학습목표가 있는가?

③ 기관/조직이 요구하는 평가 또는 측정 방법은 무엇인가?

이상과 같은 교육방법 선정기준을 복합적이고 포괄적으로 고려해 교육방법을 결정하게 된다. 다음 표에서는 교육실시 상황에 따라 활용할 수 있는 적절한 교수방법의 예시를 제시하였다.

[표 5-5] 교육방법 선정기준에 따른 교육방법 선정 예

선정기준			교육방법 (예)
교육대상자 규모	교육내용	교육자원	
50명 이상	• 개념/원리 학습 • 새로운 지식습득에 초점	소강당	강의형 접근방법 – 강의, 팀티칭
30–40명	• 운동기능적 영역 • 새로운 지식습득 및 숙달에 초점	체력단련실	강의형 접근방법 – 시범, 또래교육
30–40명, 소집단 구성 가능	• 인지적 영역 • 새로운 지식의 탐구, 문제해결이 초점	과학실	경험학습형 접근방법 – 소집단 협동학습, 사례연구
20명 이하	• 태도 영역 • 기존 지식 적용, 강화에 초점	교실	경험학습형 접근방법 – 시뮬레이션, 역할극, 토론
개별화 학습 가능	• 개념/원리 학습 • 새로운 지식습득에 초점	컴퓨터실	개인교수형 접근방법 – 웹기반 학습, 컴퓨터보조학습

[표 5-6]에 제시한 체크리스트(Newby et al, 2011)는 교육방법을 선정하고자 할 때 기본적으로 어떤 방법을 활용할 수 있을 것인지 방향을 잡는 데 도움이 될 것이다.

3) 교육자료 개발 시 고려사항

선정된 교육방법에 맞춰 활용할 교육자료 개발 시 고려해야 할 사항은 다음과 같다.

(1) 기존 교육자료의 활용방안을 모색했는가?

(2) 기존 교육자료의 수정 또는 보완 후 활용 방안을 검토했는가?

(3) 새로운 교육자료 개발 시 교육목표, 대상자의 특성, 비용, 활용 가능한 자원, 제작기간, 추후 활용 방안 등을 고려하였는가?

교육방법과 매체에 관한 기본적인 개념, 그리고 교육방법 및 매체 선정 방법과 개발에 관한 내용은 각각 3장과 6장에서 구체적인 내용을 확인할 수 있다.

[표 5-6] 최적의 교육방법 선정을 위한 체크리스트

사용방법

① 교육방법과 관련해 현재 고려 중인 사항이나 여건 또는 조건을 A열에서 선택하고, 선택된 항목에는 해당하는 줄 끝까지 색깔펜으로 표시해 놓는다.

② A열의 1~23번까지 항목 선택이 끝나면, B열의 교육방법별로 색깔펜이 칠해진 ○표가 몇 개인지 세어 가장 아래 줄에 그 갯수를 적어 넣는다.

③ 숫자가 가장 큰 교육방법으로부터 우선순위를 두고 선정해 활용한다.

(소수, 소그룹 – 2~5명; 중간그룹 – 6~15명; 대그룹 – 16명 이상)

A. 교육수행 관련해 고려 중인 사항, 여건, 또는 조건	B. 교육방법									
	강의/프리젠테이션	시범	토의	게임	시뮬레이션	협동학습	발견학습	문제해결	연습	개인교수
1. 주로 학습자 중심				○	○	○	○	○	○	○
2. 주로 교사 중심	○	○	○							
3. 높은 수준의 상호작용				○	○	○	○	○	○	○
4. 학습자의 자가학습 허용						○	○	○	○	○
5. 소수의 학습자가 동시에 참여				○	○	○	○	○		
6. 소그룹, 중간그룹(6–15명)			○			○	○			
7. 대그룹 학습에 적절	○	○								
8. 정보와 콘텐츠를 제공	○	○				○				○
9. 연습과 이에 대한 피드백 제공									○	○
10. 발견학습을 위한 환경 제공							○			
11. 전략을 요구하는 환경을 제시				○	○	○		○		
12. 짧은 시간에 완료 가능(20분 이하)		○		○				○	○	
13. 짧은 시간에 많은 콘텐츠 제공	○	○								
14. 상위 수준의 지적, 기술 영역에서 지식과 기술을 증진				○	○	○	○	○		
15. 낮은 수준의 지적, 기술 영역에서 지식과 기술을 증진	○	○	○						○	○
16. 운동기능적 영역에서 기술을 증진		○		○					○	
17. 태도 영역에서 태도 관련 기술을 증진					○	○				
18. 비경쟁 환경에 적합					○	○	○	○		
19. 의사결정을 촉진				○	○	○		○		
20. 학습을 위한 실제적 맥락을 제공				○	○	○				
21. 높은 수준의 동기를 유발				○	○					
22. 정보의 기억, 유지에 도움이 됨				○	○	○	○	○	○	
23. 귀납적 혹은 탐구적 접근을 사용						○	○	○		
계										

출처 : 한정선 등(2011)에서 재인용 및 재구성

8 평가방안 설계

평가는 교육활동 종료 후 학습자가 교육목표를 달성했는지 판단할 수 있게 해주는 것이어야 한다. 이와 같은 목적을 갖고 수행하는 평가는 총괄평가, 혹은 영향평가에 해당하는데, 이는 여러 가지 평가 유형 중의 하나일 뿐이다.

평가의 유형을 구분하는 기준 가운데 널리 사용되고 있는 두 가지 기준을 소개하고자 한다.

1) 평가준거에 따른 평가유형

(1) 규준참조평가(상대평가) (Norm-referenced evaluation)

여기서 규준은 상호비교를 위해 필요한 기준을 의미하는 용어로서, 원점수의 상대적 위치를 설명하기 위해 사용되는 척도이다. 학업성취도를 A, B, C학점으로 나누고 각 학점별로 전체 중의 비율을 30%, 40%, 30%와 같이 할당한 다음, 학습자의 성취도 순위가 전체 중 몇 %에 해당하는지에 따라 학점을 부여하는 것이 규준참조평가의 예이다. 규준참조평가는 규준지향평가 또는 상대평가로 명명되기도 한다.

(2) 준거참조평가(절대평가) (Criterion-related evaluation)

이 경우 준거는 학습목표를 설정할 때 도달해야 하는 최저기준을 뜻한다. 준거참조평가는 준거지향평가, 목표참조평가, 절대평가 등으로 불리기도 한다. 절대평가는 미리 정해 놓은 준거에 의거해 평가하고자 하는 특성의 성취도를 확인하는 것이다. 준거참조평가에서는 충분한 학습시간과 학습조건만 제공되면 거의 모든 학습자가 목표에 도달할 수 있기 때문에 학업성취도의 분산은 매우 적고, 그 분산, 즉 개인차를 최대한 줄이는 것이 교육이라고 본다.

2) 평가기능에 따른 평가유형

평가가 이루어지는 시기와 목적에 따라 진단평가, 형성평가, 총괄평가로 분류할 수 있다. 일반적으로 진단평가는 교육이 시작되기 전에 이루어지고, 교육이 진행되는 과정에는 형성평가가, 그리고 교육이 종료된 다음에는 총괄평가를 수행한다.

(1) 진단평가

교수-학습이 일어나기 전에 학습자의 사전학습정도, 적성, 흥미, 동기, 기능 등의 특성들을 체계적으로 관찰, 측정하여 진단함으로써, 교수-학습의 효과를 극대화할 수 있는 제반 정보에 관한 의사결정을 내리는 활동이다. 이를 통해 교육내용을 학습자의 수준이나 요구사항에 부합하도록 편성할 수 있다.

(2) 형성평가 또는 과정평가

교육프로그램 개발 도중이나 교수-학습이 진행되고 있는 중에 계속적으로 평가활동을 실시하여 문제점을 찾고 개선함으로써 의도한 교육목표를 달성할 수 있도록 하는 활동이다. 프로그램 개발 도중 단계가 넘어가기 전 그 때까지의 활동결과를 점검해 문제가 발견될 경우 순환적(iterative)으로 수정하는 활동도 이에 해당하고, 프로그램이나 교수자료의 시제품이 개발된 후 현장적용 전에 실제 현장과 동일한 환경에서 적용해봄으로써 질 개선을 목적으로 하는 활동인 파일럿 테스트(pilot test) 또한 형성평가에 해당한다.

보건교육에서는 과정평가라는 용어 사용이 더 빈번하다. 보건교육을 수행하는 과정에서 사전에 계획된 활동들이 적기에 적절히 활용되고 있는지에 대해 검토하는 것을 기본으로 하여, 어떤 자원이 얼마나 투입되었는가에 대한 검토 또한 과정평가를 위한 활동에 해당한다.

(3) 총괄평가

총괄평가는 교수-학습 활동을 마친 상태에서 전체 프로그램의 효과, 즉 학습자의 수행목표 달성정도를 판단하기 위해 자료를 수집하는 활동이다.

보건교육에서 자주 사용하는 용어인 효과평가 및 결과평가가 주로 총괄평가에 해당한다. 효과평가는 교육을 통해 비교적 단기간에 도래하는 긍정적인 변화에 대한 평가를 의미하고, 결과평가는 비교적 오랜 시간을 두고 변화하는 건강 상의 결과를 평가한다.

교육 실시 후 학습자의 성취도에 대한 평가 시에는 평가도구가 타당도와 신뢰도를 유지하고 있는 평가도구인지, 준거지향 평가가 적절하게 사용되었는지, 그리고 평가결과는 교육 개선을 위해 적절하게 활용할 준비가 되어있는지에 관해 검토가 이루어져야 한다.

9 교육계획안 작성

교육계획안을 작성함으로써 교수자는 교육활동의 방향을 알 수 있으며, 학습자는 자신이 도달해야 할 목표가 무엇인지 인식할 수 있다. 교육계획안이 너무 복잡하고 방대하면 실제상황에 반영하기 어렵고, 반대로 너무 간단하면 계획안이 없이 교육을 수행하는 것과 크게 다르지 않다. 그러므로 교육계획안은 정해진 교육시간 내에 다룰 수 있는 내용과 분량으로 정해져야 하며, 기본적인 요건을 갖추어야 한다.

교육계획안은 교육목표, 학습내용, 학습영역에 따라 상이하게 작성될 수 있으므로 하나의 틀만으로 한정지어 제시할 수 없다. 여기에서는 단위시간의 보건교육 때 활용할 수 있는 교육계획안의 예를 제시하고자 한다.

단위시간의 교육활동은 일반적으로 도입–전개–정리의 세 단계로 구분할 수 있다. 도입단계는 비교적 짧은 시간 내에 이루어지는데, 이 단계에서 구체적인 학습욕구가 제시되고 학습자의 동기를 유발해 주의를 집중하게 한다.

전개단계는 학습내용을 제시하고, 교육자와 학습자 간의 상호작용을 통해 교수–학습이 진행되는 단계로서 단위시간 교육의 중심활동이 이루어진다. 학습자가 학습목표를 달성할 수 있도록 적절한 교수방법, 교수자료, 매체를 활용해 교육을 전개한다. 학습자가 적극적으로 교수–학습 활동에 참여할 수 있도록 유도하고 학습자의 이해 정도를 수시로 확인한다.

정리단계는 학습한 내용을 정리하고 종결하는 단계로서, 전개단계에서 다룬 학습내용에 대해 간결하고 명료하게 요약·정리하고 연습할 수 있는 기회를 제공해, 그 내용이 학습자의 인지구조 내에 통합되고 일반화되어 실생활에 적용될 수 있도록 한다. 필요시 보충자료와 심화자료를 소개하고, 다음 시간에 대한 예고를 통해 학습자의 기대감을 유도한다.

교육계획안에 포함되어야 하는 내용은 다음과 같다.

(1) 교육주제(제목)

(2) 교육목표

(3) 교육의 특성

(4) 교육 시 기본방침 및 중점사항

(5) 교육 진행과정

(6) 교육활동 내용과 방법
(7) 교재 및 교구, 매체, 교육자료
(8) 과제의 내용
(9) 목표달성도 확인을 위한 평가방법

교육계획안을 작성한 후에는 작성자 스스로 재검토해 보고, 동료나 책임자의 검토 및 조언을 구할 필요가 있다. 일반적으로 다음과 같은 항목들을 기준으로 하여 교육계획안을 검토한다.

(1) 학습자가 달성해야 할 교육목표가 분명하게 진술되었는가?
(2) 주요 교육내용이 포괄적으로 다루어지고 있는가?
(3) 학습자의 학습동기를 유발하고 능동적인 참여를 유도하기 위한 적절한 방안이 고안되어 있는가?
(4) 실제 교육 현장에서 여건에 따라 교육활동을 수정·보완할 수 있도록 융통성과 탄력성이 부여되어 있는가?
(5) 교육목표 달성 여부 확인을 위한 평가계획이 적절하게 수립되어 있는가?

지금까지 교육계획안을 개발하는 과정을 이론적 틀에 준해 구체적으로 살펴보았다. 체제적 교수설계에서 강조하고 있는 바와 같이 교육계획안을 작성하기까지의 과정들은 서로 영향을 주고 받는 역동적인 관계에 있으며, 모든 과정 하나하나가 중요한 요소이면서도 완벽하게 순차적으로 연결되어야만 하는 것은 아니다. 오히려 단계 단계마다 수정이나 보완이 필요한 부분이 발견될 경우 다시 앞 단계로 돌아가서 해당 작업을 수행하게 된다. 또, 최근에 개발된 교육계획안이 이미 존재하는 경우에는 교육계획안 개발 과정 중의 일부가 생략될 수도 있을 것이다.

보건교육을 수행하고 있는 다양한 직역의 전문가들 중 "교육을 하면 당연히 대상자에게 도움이 될 것"이라고 오해하는 경우를 어렵지 않게 보곤 한다. 그러나 사전에 면밀히 계획된 프로그램임에도 불구하고 원하는 결과를 얻지 못하는 경우 또한 빈번한 것이 현실이다. 중요한 것은 총괄평가를 실시하지 않으면 시간과 비용과 열정이 투입된 프로그램이 어떤 효과를 거두었는지 알 수 조차 없다는 점이다.

[교육계획안 양식]

교육계획안 (예시1)

1. 교육의 개요

프로그램 제목	
일시	
장소	
교육대상자	
교육자	
주제설정 이유	
교육 시 유의점	

2. 교육목표

3. 전체 교육일정

차시	차시별 제목	주요 학습내용	활동	방법	자료/매체	비고
1차시						
2차시						
...						
8차시						

4. 평가방법

5. 차시별 교육계획안

1) 1차시

단계	학습내용	학습활동 및 방법		교육매체	교육자료	시간
		교육대상자	교육자			
도입						
전개						
정리						
과제						
평가						

2) 2차시 (이하 생략)

교육계획안 (예시2)

• 청소년 우울증 인식개선 프로그램 2차시 교육계획안

제목	JumPing Blue2: 우울증의 다양한 증상 이해하기	
교육대상자	OO중학교 1학년 1반 모든 학생	
교육목표	기분의 종류와 특성을 설명할 수 있다. 우울증의 증상을 5가지 이상 제시할 수 있다. 청소년기 특유의 우울증상을 구분할 수 있다.	
소요시간	45분	
준비물(자료,매체)	PPT 슬라이드 토론 시 사용할 컬러펜	팀별 토론지 6장 과제용 유인물
보충자료	청소년의 우울증상 경험	

교육절차		내용	활동	전략.기법	교육자료	시간(분)
도입	동기부여 목표제시 평가방법 선수학습 확인	• 지난 시간에 학습한 내용 확인 • 우울증 인식개선 프로그램에 대한 소개 • 교육의 목표 제시	• 과제물 수행 결과를 2명 정도 발표	• 학생들이 해 온 과제물을 수거하면 과제수행의 필요성 인식 수준이 올라감	• Slide#1 ~ Slide#3	3
전개	정보제시 예시 제공 실습 피드백	• 기분의 다양한 종류 및 특성 • 청소년기우울증 증상의 특성 및 원인	• 학습내용에 대한 설명 후 영상물 시청	• 퀴즈대회 방식을 활용해 흥미 유도 • 동영상을 활용해 주의집중 유지	• Slide#4~ Slide#26 • [영상물] 청소년기 증상 및 대처방법	20
			• 팀별토의 및 발표	• 또래집단의 사회적 규범 형성을 유도	• Slide#27~ Slide#28	20
정리	평가 요약 추후관리	• 요약 • 3차시 예고 • 과제물 배부	• 과제제출자 및 활동우수조에게 선물 배부	• 다음차시에 대한 기대감과 예측가능성 제공	• 과제물	2

출처 : 〈Jumping Blue 실행매뉴얼 Ver.4〉에서 재구성(가톨릭의대 예방의학교실, 2014)

평가를 실시한 뒤 프로그램이 당면 문제해결에 효과가 있었다거나 혹은 없었다거나 하는 결과가 나왔을 때 '왜? 어떤 요인 때문에? 개선이 필요하다면 어떤 점을?'과 같은 질문에 대해 답을 구하려 할 때에는 교육계획안 작성 시 활용한 이론적 틀의 구성요소들이 중요한 단서가 된다. 이러한 측면에서 보면, 이론적 모형을 활용해 교육계획안을 개발하는 것은 달성하고자 하는 목표를 성취할 가능성을 높여줄 뿐만 아니라, 발생가능한 문제점의 개선과 해결 가능성 또한 높여주는 작업이라고 할 수 있겠다.

요 약

- 교수란 수업의 결과로 학습자의 행동양식이 바람직한 방향으로 변화하도록 학습의 전 과정을 안내·통제·발전시켜 나가는 행위이다. 교수설계 이론은 처방지향적(prescription-oriented), 맥락적(contextual), 요소적(componential), 개연적(probabilistic)이라는 공통적인 특성을 갖는다. 교수설계 이론 중 ADDIE모형, 딕과 캐리(Dick & Carey)의 체제적 교수설계모형, 켈러(Keller)의 ARCS 모형이 널리 사용되고 있다.
- ADDIE 모형은 분석(Analysis) → 설계(Design) → 개발(Development) → 실행(Implementation) → 평가(Evaluation 등 교수체제설계 모형의 기본요소라고 할 수 있는 다섯 가지 핵심적 활동을 포함하고 있다. 딕과 캐리(Dick & Carey)의 체제적 교수설계모형은 ① 교수목적 확인, ② 교수분석, ③ 학습자 및 상황 분석, ④ 수행목표 진술, ⑤ 평가도구 개발, ⑥ 교수전략 개발, ⑦ 교수자료 개발 및 선정, ⑧ 형성평가 설계 및 수행, ⑨ 교정, ⑩ 총괄평가 설계 및 수행 등 10개의 활동으로 구성되어 있다. 여기에서 '⑨ 교정' 활동인 피드백 고리는 처음과 마지막 활동을 제외한 ②~⑧활동 모두에 연결되어, 각 요소 간의 역동적인 상호작용을 나타내준다. 켈러(Keller)의 ARCS 모형에서는 교수-학습 상황에서 학습동기를 유발하고 유지시키기 위한 전략을 밝혀내기 위한 기본적 틀을 제공하며, 동기와 관련된 네 가지 요소로서 주의(Attention), 관련성(Relevance), 자신감(Confidence), 만족감(Satisfaction)을 제시하였다.
- 교육계획안 개발 과정은 요구 분석 → 학습자 분석 → 환경 분석 → 과제 분석 → 목

표설정 → 교육내용 구조화 → 교육방법 및 매체 선정 → 평가방안 설계 → 교육계획안 작성 등의 단계로 구성된다. 교육계획안에 포함되어야 하는 내용은 교육주제(제목), 교육목표, 교육의 특성, 교육 시 기본방침 및 중점사항, 교육진행과정, 교육활동 내용과 방법, 교재/교구, 매체, 교육자료, 과제의 내용, 목표달성도 확인을 위한 평가방법 등이다.

- 과제 분석은 최종 교육목적 분석과 하위기능 분석의 두 가지 활동으로 구성되어 있다. 교육목적이 어떤 학습영역에 해당하는지에 따라 그 분석방법이 달라지게 되는데, 언어정보 영역은 군집분석 방법으로, 지적기능 영역은 위계적 분석방법으로, 운동기능 영역은 절차적 분석방법으로, 그리고 태도 영역은 통합적 분석방법으로 교육목적의 하위기능을 분석하는 것이 적합하다.
- 교육방법은 교수-학습에 대한 철학이 무엇인가, 교수-학습과정을 누가 주도하는가, 추구하는 학습성과 수준이 어느 정도인가, 학습자의 크기는 어떠한가에 따라 구분할 수 있다. 교육방법을 선정하고자 할 때에는 교육대상자, 교육내용, 교육자원, 교육이 실시되는 기관/조직의 기대 등을 복합적이고 포괄적으로 고려하여 결정한다.
- 교육평가는 교육활동 종료 후 학습자가 교육목표를 달성했는지 판단할 수 있게 해주는 잣대를 마련해 준다. 평가 유형은 평가준거에 따라 규준참조평가와 준거참조평가로 나눌 수 있고, 평가기능에 따라 진단평가, 형성/과정 평가, 총괄평가로 구분할 수 있다.

참고문헌

가톨릭의대 예방의학교실. (2014). JumPing Blue 실행매뉴얼 Ver.4. 서울 : 가톨릭대학교 산학협력단.

강이철. (2011). 교육방법 및 교육공학의 입문. 서울 : 양서원.

나일주, 정인성. (1996). 교육공학의 이해 : 교육공학 및 교수방법. 서울 : 학지사.

유승우, 임형택, 권충훈, 이성주, 이순덕, 전희정. (2010). 교육방법 및 교육공학. 서울 : 양서원.

이성호. (1999). (개정) 교수방법의 탐구. 서울 : 양서원.

전국대학보건학교육협의회. (2013). 보건교육사를 위한 보건교육학. 제2판. 서울 : 도서출판 한미의학.

전국대학보건학교육협의회. (2014). 보건교육사를 위한 보건교육방법론. 제3판. 서울 : 도서출판 한미의학.

정명화, 김신곤, 권 기, 김준규, 신경숙. (2009). 교육방법 및 교육공학. 서울 : 학지사.

한정선, 김영수, 주영주, 강명희, 조일현, 이정미. (2011). 21세기 교사를 위한 교육방법 및 교육공학. 제2판. 서울 : 교육과학사.

한정선, 김영수, 주영주, 강명희, 정재삼, 박성희. (2008). 교육방법 및 교육공학. 서울 : 교육과학사.

Bloom, B. (1971). Mastery learning. NY : Holt, Rinehart & Winston, Inc.

Borich, G.D. (2000). Effective teaching methods (4th ed.). Upper Saddle River, NJ: Merrill.

Dick, W., Carey, L., Carey, J. (2001). The systematic design of instruction (5th ed.). NY : Longman.

Gagne, R.M., & Briggs, L.J. (1979). Principles of instructional design (2nd ed.). NY : Holt Rinehart & Winston.

Heinich, R., Molenda, M., Russell, J.D., & Smaldino, S.E. (2002). Instructional media and the new technologies for learning. Upper Saddle River, NJ: Pearson.

Keller, J.M. (1983). Motivaional design of instruction. In C.M.Reighluth (Ed.), Instructional design theories and models : An overview of their current status. Hilsdale, NJ : Lawrence Erlbaum Associates, Publishers.

Mager, R.F. (1975). Preparing instructional objectives. Palo Alto, CA : Fearon Publishers.

Mager, R.F. (1984). Preparing instructional objectives. (2nd ed.). Belmont, CA : Lake Publishers.

Molenda, M., Pershing, J., Reigeluth, C. (1996). Designing instructional systems. In R. Craig(Ed.), Training and development handbook (4th ed.). NY : Mc Graw-Hill.

Newby, T., Stepich, D., Lehman, J., Russell, J., & Ottenbreit-Leftwich, A. (2011). Educational technology for teaching and learning (4th ed.). Upper Saddle River, NJ: Pearson.

Piaget, J. (1954). The construction of reality in the child. New York : Basic Books.

Reigeluth, C.M. (Ed.). (1999). Instructional design theories and models: a new paradigm of instructional theory. N.J.: Lawrence Erlbaum Associates.

Reay, D. (1994). Selecting training methods. London: Kogan Page.

Seels, B.B., & Richey, R.C. (1994). Instructional technoloty: The definition and domains of the field. Washington, D.C. : AECT.

Smith, P.L. & Ragna, T.J. (1993). Instructional design. New York : Merrill.

Waldron, M. W., Moore, G.A.B. (1991). Helping adults learn: course planning for adult learners. Toronto : Thompson Educational Publishing.

제6장

보건교육매체

제6장

보건교육매체

|교육목표| 1. 보건교육매체의 필요성 및 정의, 분류기준을 설명할 수 있다.
2. 보건교육매체의 유형별 주요 특징, 장·단점을 설명할 수 있다.
3. 신기술을 활용한 교육매체를 시기적절하게 활용할 수 있다.

제1절 보건교육매체의 개발이론

1 교육매체의 역할 및 기능

교육매체란 교육목표를 달성하기 위해 효과적으로 메시지를 전달하는 수단이며, 교수자와 학습자 간 또는 학습자와 학습자 간에 필요한 커뮤니케이션을 발생시키는 다양한 형태의 매개 수단이다. 즉 교육매체는 교수자와 학습자 사이에 교육목표를 달성하기 위해 활용되는 모든 수단인 동시에, 학습자가 교육내용을 명확히 이해할 수 있도록 돕는 모든 기기 또는 자료를 말한다.

교육매체의 역할은 동기유발, 효과적인 교육환경 형성, 새로운 교육방법 지원, 교수자의 생산성 증가, 정보화시대에 필요한 기능 습득, 교육과정의 표준화, 시공간을 초월한 교육 수행 등으로 구분된다. 첫째, 학습자가 학습의 통제권을 자신이 가지고 있다고 지각하게 함으로써 내재적 동기를 유발시킬 수 있으며, 이러한 동기유발을 통해 학습자의 주의 집중, 학습자의 교육활동 참여를 유도할 수 있다. 둘째, 효과적인 교육환경은 정보 검색엔진 제공, 문제 또는 대안의 시각화, 학습에 대한 모니터링 등을 가능하게 한다. 셋째, 새로운 교육방법을 지원함으로써 협력, 분산지능, 문제해결 등과 같은 다양한 교육방법의 활용수준을 높일 수 있다. 넷째, 첨단기술의 교육매체를 활용하여 학생 관리 및 학습자료 제작을 수행함으로써 교육의 효율성을 극대화하고, 교수자의 생산성을 높일 수 있다. 다섯째, 학습자로 하여금 정보화시대에 필요한 건강정보 리터러시, 기술 리터러시, 시각 리터러시 등의 다양한 기능을 습득할 수 있는 기회를 제공한다. 여섯째, 모든 학습자에게 동일한 교육매체를 활용하여 동일한 메시지를 전달함으로써, 교수자의 능력에 따른 개인차를 감소시키고, 교육과정의 표준화를 추진할 수 있다. 일곱째, 교수자 및 학습자의 시간과 장소에 대한 제한성을 극복할 수 있도록 시공간을 초월한 교육을 수행할 수 있다. 즉 교육매체를 활용하여 원하는 시간과 장소에서 개별교육, 반복교육, 보충심화교육, 상담 등을 수행할 수 있다.

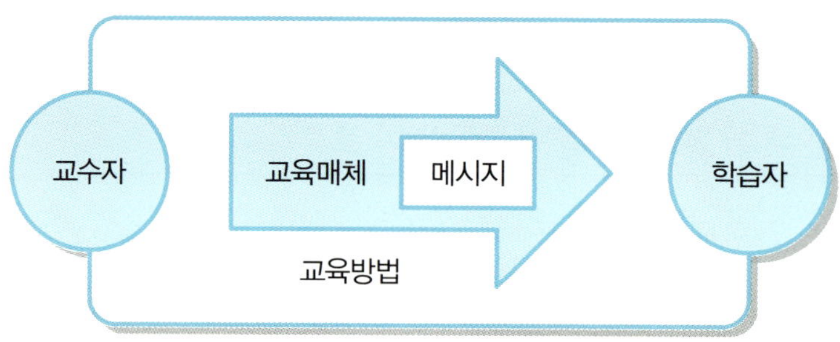

[그림 6-1] 보건교육매체, 메시지, 보건교육방법 간의 상호관련성

- **광의적 개념**
  교육매체는 교수자와 학습자 사이에 교육목표 달성을 위해 사용되는 교육자원
  (예) 인적 자원, 학습내용, 교육환경, 시설 및 기자재 등
- **협의적 개념**
  교육매체는 내용을 구체화하거나 보충하여 학습자가 명확히 이해할 수 있도록 도와주기 위해 사용되는 모든 기계나 자료
  (예) 모형, 사진, 슬라이드, 비디오테이프, 교육용 소프트웨어 등

(1) 학습대상자(audience)
(2) 행동(behavior)
(3) 학습조건(condition)
(4) 평가기준(degree)

3) 방법, 매체, 자료의 선정

교육목표에 따라 다양한 교육방법을 활용할 수 있다. 이 때 교육매체는 교육상황, 장면, 학습자 변인, 목표의 성질에 따라 각 매체 특성을 고려하여 선택해야 한다. 교육자료를 활용할 때는 이용가능한 기존 자료 중에 선정하여 활용하는 방법, 기존 자료 수정하여 활용하는 방법, 새로운 자료를 개발하여 활용하는 방법이 있다.

[표 6-1] 교육자료 활용 시 점검사항

기존 교육자료의 활용	새로운 교육자료의 개발
• 교육자료가 교육과정과 일치하는가? • 교육자료가 정확하고 최신의 정보를 수록하고 있는가? • 교육자료가 명확하고 정확한 언어로 기술되어 있는가? • 교육자료가 흥미를 유발시키는 자료인가? • 교육자료가 학습자의 참여 기회를 제공하고 있는가? • 교육자료가 기술적으로 품질을 보장받은 것인가? • 교육자료의 효과가 입증된 것인가? • 의도적인 편견이나 상업적 광고가 포함되어 있지 않는가? • 사용자 안내서나 다른 기록이 포함되어 있는가?	• 학습자가 무엇을 배우고 싶어 하는가? • 학습자의 특성은 무엇인가? • 교육자료를 준비하는데 필요한 재료를 예산 범위 내에서 구입할 수 있는가? • 교육자료를 설계하고 개발하는데 필요한 전문성을 가지고 있는가? • 교육자료를 설계하고 개발하는데 필요한 기자재를 갖추고 있는가? • 특별한 시설이 필요한 경우, 해당 시설을 이용할 수 있는가? • 교육자료를 설계하고 개발하는데 필요한 시간이 있는가?

4) 매체와 자료 활용

선정된 교육매체와 자료를 효과적으로 활용하기 위해서는 사전 검토 및 준비, 수행을 위한 체계적 접근방안을 모색하는 것이 필요하다. 다음의 '5P'는 효과적인 교육매체의 활용단계를 제시하고 있다.

(1) 자료에 대한 사전 검토(Preview the materials)

(2) 자료 준비(Prepare the materials)

(3) 환경 준비(Prepare the environment)

(4) 학습자 준비(Prepare the learners)

(5) 학습경험 제공(Provide the learning experience)

5) 학습자의 참여 유도

학습자의 참여를 유도하기 위해서는 학습경험을 제공한 후에 학습자에게 연습의 기회를 제공하고, 다양한 형태의 연습 기회에 참여하도록 독려하며, 연습의 결과에 대한 피드백을 제공해야 한다. 이와 함께 학습자의 능동적인 참여를 독려하기 위해 즉각적인 질문, 즉각적인 필기 활동, 보거나 들은 것에 대한 선택·판단·결정 요구, 보거나 들은 활동 또는 기술 등과 관련된 수행을 제공해야 한다.

6) 평가와 수정

평가를 수행할 때는 평가의 유형, 내용, 방법 등이 중요하다. 평가의 유형에는 형성평가와 총괄평가 등이 있으며, 평가내용에는 학습자의 성취도, 교육방법 및 매체 자체에 대한 평가 등이 포함되고, 평가방법에는 지필검사, 관찰, 수행평가, 포트폴리오, 체크리스트 등이 있다. 평가된 내용을 수정하기 위해서는 수집된 평가자료를 분석하고 피드백하는 것이 중요하다. 이 때 교육목표와 결과를 비교하여 다음 교육의 계획에 반영해야 한다.

제2절 보건교육매체의 유형별 특징

교육매체는 학습자의 동기유발을 촉진시키고, 정보의 시각화를 통해 효과적인 교육환경을 구성하며, 협동학습, 문제해결학습, 플립러닝과 같은 새로운 교육방법을 활용할 수 있도록 돕는다. 이와 함께 교수자의 생산성을 증가시키고, 정보화시대에 필요한 헬스 리터러시 및 시각 리터러시와 같은 필요 능력을 습득할 수 있는 기회를 제공한다.

[표 6-2] 교육매체의 유형

구분	시각매체		청각매체	시청각매체	컴퓨터 활용매체
	비투사	투사			
종류	실물, 표본, 모형, 그림, 사진, 차트, 그래프, 포스터, 인쇄물, 게시판, 칠판, 전시물 등	필름스트립, 슬라이드, 투시물환등기(OHP), 실물화상기 등	카세트테이프, 오디오카드, MP3, 녹음기, 라디오 등	영화, 동영상, 애니메이션, DVD, VCR, VTR, TV 등	전자칠판, 멀티미디어, 스마트TV, 하이퍼미디어, 인터넷 등

1 실물, 표본

실물, 표본은 사실적인 표현을 위해 실제 크기를 그대로 반영한 자료를 말하며, 전람회 등에서 활용될 때는 전시의 목적과 내용에 따라 구체적인 설명을 함께 제시하는 것이 바람직하므로 분명한 사용 목적을 갖고 활용해야 한다.

① 장점

㉠ 사실적 표현이 가능함

㉡ 강의, 실연, 실습에서 활용할 때

㉢ 학습자의 관심과 흥미를 유발할 수 있음

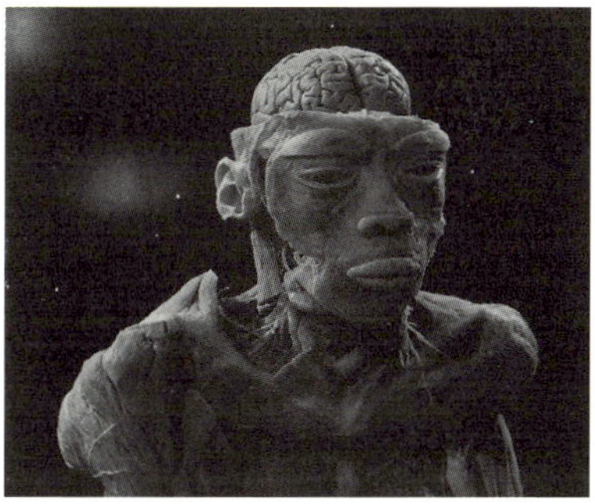

② 단점

㉠ 보관이 어려움

㉡ 상황에 따라 불쾌감을 조장할 수 있음

2 모 형

모형은 교육목적에 따라 크기와 모양을 조정하여 매체화한 자료이다. 주로 실물을 보여줄 수 없는 경우에 모형을 사용하며, 정지된 사진이나 그림보다 사실적이고, 역동적이며, 호소력이 강하다. 교육적 효과를 높일 수 있는 보조매체이기 때문에 전람회, 강의, 실연, 실습 등에서 활용한다.

① 장점

㉠ 사실적, 역동적 표현이 가능함

㉡ 확대 및 축소가 가능함

㉢ 내부 구조, 입체 구조의 단면 등 실물로 보여주기 어려운 내용을 구체적으로 전달할 수 있음

② 단점

㉠ 모형의 크기, 재질 등에 따라 제작 또는 구매 비용이 증가함

㉡ 크기에 따라 이동이 불편할 수 있음

㉢ 보관을 위한 공간을 확보해야 함

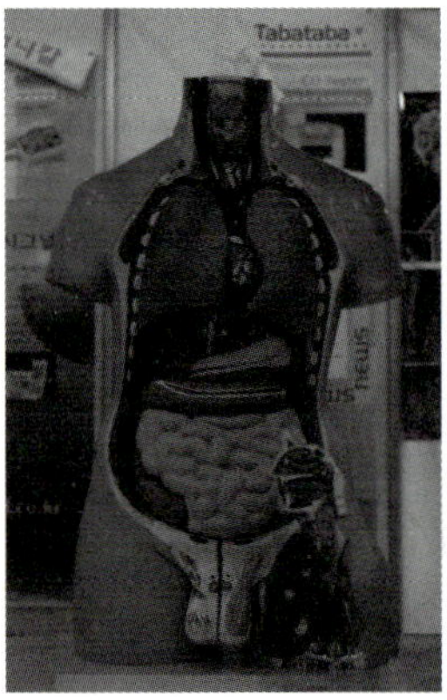

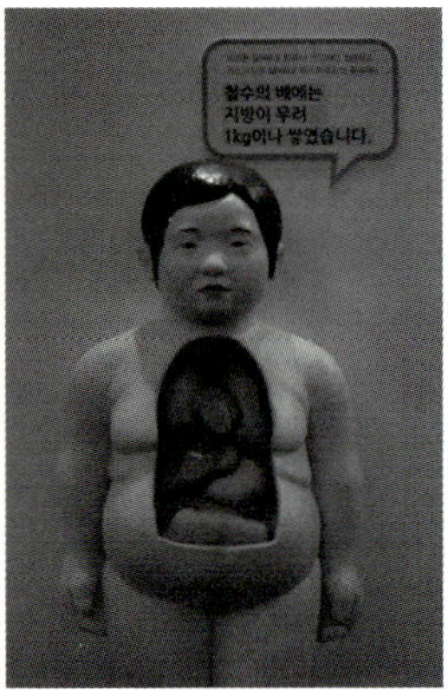

3 인쇄물

인쇄물은 대부분 문자 중심으로 메시지를 전달하고 있어 보기 쉽고, 읽기 쉽고, 알기 쉽게 만드는 것이 중요하다. 인쇄물의 유형에는 소책자(pamphlet, brochure), 리플릿(leaflet), 전단지(flyer) 등이 있으며, 주로 공신력 있는 기관 또는 공공기관에서 제작한 것을 활용한다. 인쇄물 제작 시 너무 많은 내용을 수록하려 하면 내용 전달에 어려움이 발생할 수 있으므로 대상별, 건강주제별로 구분하여 만드는 것이 바람직하다. 인쇄물은 문자를 중심으로 구성되며, 일반적으로 가장 친숙한 매체로써 지식 또는 정보의 전달에 효과적이나 암기적 수단으로 활용될 경우 교육적 효과가 떨어질 수 있다.

① 장점

㉠ 휴대가 간편함

㉡ 이동이 편리함

㉢ 대량 제작이 가능함

㉣ 제작 비용이 적게 듬

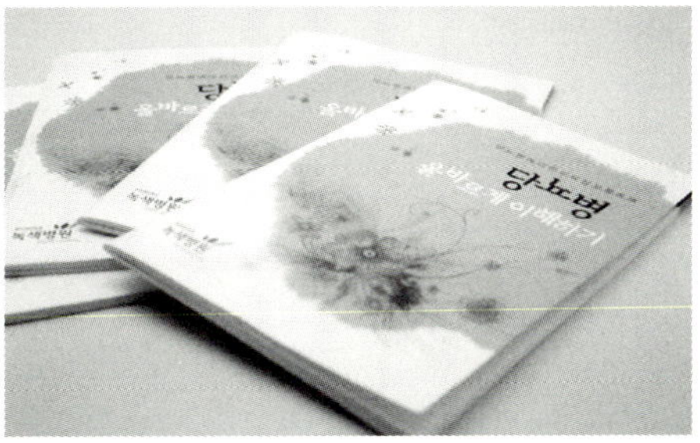

[그림 6-4] 팜플릿

② 단점

㉠ 관련된 선행지식을 요구함

㉡ 학습자 독해수준에 따라 영향을 받음

㉢ 학습자와의 상호작용이 불가능함

㉣ 일반적인 정보 제공 및 일차원적인 정적 정보를 제공함

㉤ 정의적인 측면 또는 심체적(운동기능적) 영역의 정보 및 지식 전달에 비효과적임

㉥ 기존의 인쇄자료를 활용할 경우 학습자의 수준에 맞는 내용을 편집하기 어려움

㉦ 자료를 갱신하기 어려움

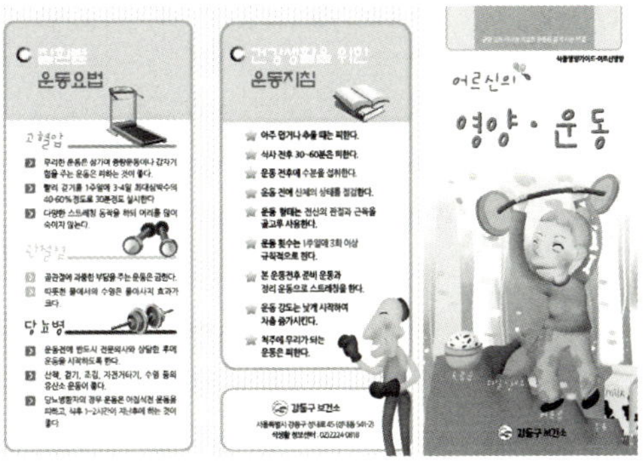

[그림 6-5] 리플릿

- 인쇄자료 활용기법(SQ3R)
  개관하기(survey) → 질문하기(question) → 읽기(read) → 암송하기(recite) → 검토하기(review)

4 그래픽자료

그래픽자료는 복잡한 내용이나 개념을 요약, 정리하여 시각화한 것을 말하며, 정사진, 그림, 괘도, 차트, 포스터, 그래프, 지도, 다이어그램, 만화 등이 그래픽자료에 해당한다. 추상적 아이디어를 실제적이고 구체적인 형태로 제시하며, 서술적으로 제시된 텍스트 또는 말을 시각적인 메시지로 변환하여 제시할 수 있다. 특별한 장비를 필요로 하지 않으며, 제작비용이 저렴하다는 장점을 지니고 있다.

(1) 포스터

포스터(poster)는 단순한 내용을 갖고 주의를 환기시키거나 행사를 안내할 때 사용된다. 제작 시 교육대상자의 관심을 유도하기 위해 최신의 기법을 활용하는 것이 효과적이다.

① 포스터의 조건

㉠ 사람의 마음을 끄는 내용
㉡ 아름다운 것
㉢ 균형 잡힌 구도
㉣ 움직임의 표현
㉤ 분명한 방향성 또는 초점
㉥ 단순한 내용
㉦ 알기 쉬운 내용
㉧ 호소력이 강한 특징

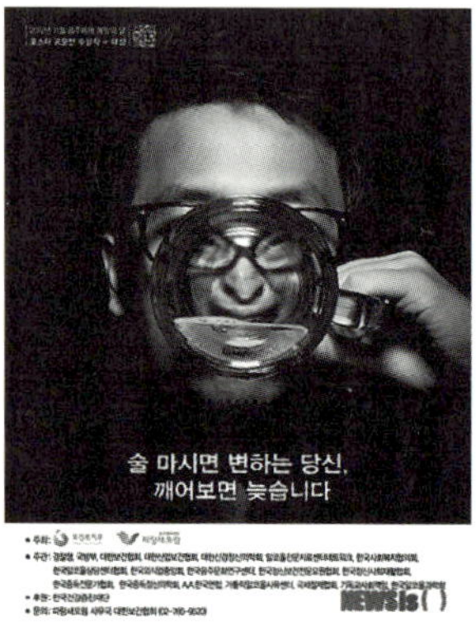
술 마시면 변하는 당신,
깨어보면 늙습니다

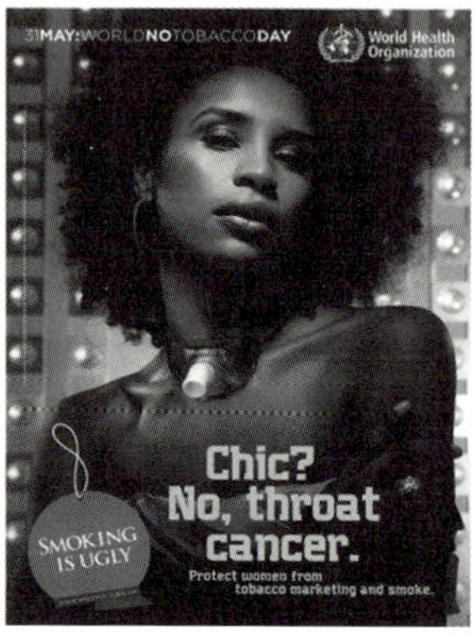
31MAY:WORLDNOTOBACCODAY
World Health Organization
SMOKING IS UGLY
Chic?
No, throat cancer.
Protect women from tobacco marketing and smoke.

② 장점

㉠ 교육내용을 요약하여 전달할 수 있음
㉡ 이동이 간편함
㉢ 대상자의 수준을 고려하여 제작할 수 있음

③ 단점

㉠ 제작에 많은 시간이 소요됨
㉡ 제한된 견해만 제공할 수 있음
㉢ 청각적 자극이 없음

(2) 사진, 그림, 그래프, 차트

사진(picture)은 선명한 상을 제시하며, 실물의 확대 및 축소가 가능하다. 그림(drawing)은 사람, 장소, 사물, 개념을 선으로 그려 표현한 것이며, 그래프(graphs)는 숫자로 된 데이터를 시각적으로 표현한 것이다. 차트(charts)는 추상적인 관계를 시각적으로 제시한 것을 말하며, 차트의 유형에는 조직차트(organization charts), 분류차트(classification charts), 시간흐름차트(time lines), 표차트(tabular charts), 순서도(flowcharts) 등이 있다.

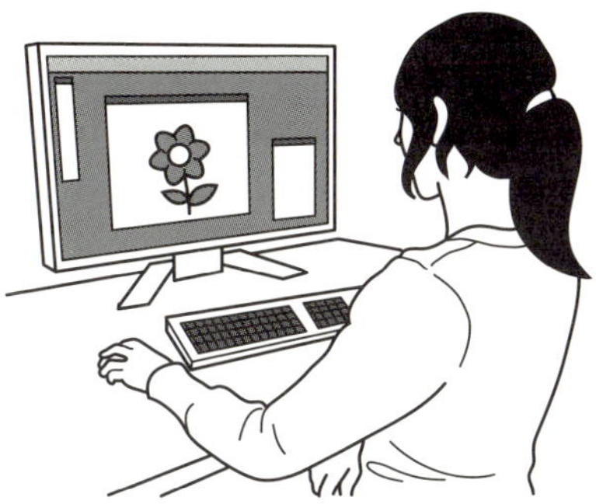

[그림 6-6] 그림

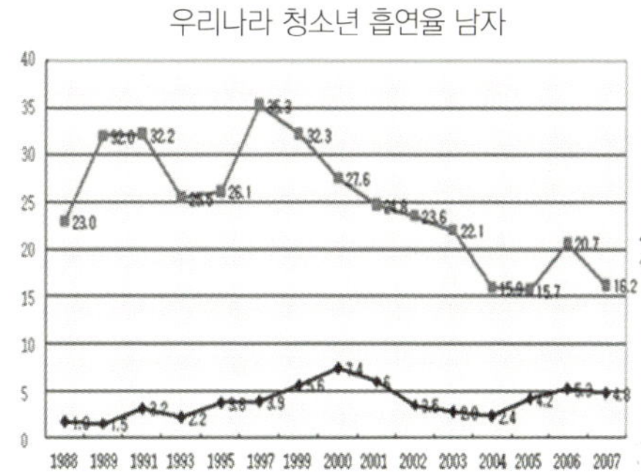

[그림 6-7] 차트

5 게시판

게시판은 간략한 메시지를 전달할 때 효과적인 매체로써, 융판, 자석판 등이 게시판의 기능을 포함하고 있다. 생동감 있는 전시가 가능하기 때문에 전람회, 이동전, 병원 등의 대합실에서 자주 활용되며, 사용 목적에 따라 게시판의 형태 및 크기를 결정해야 한다.

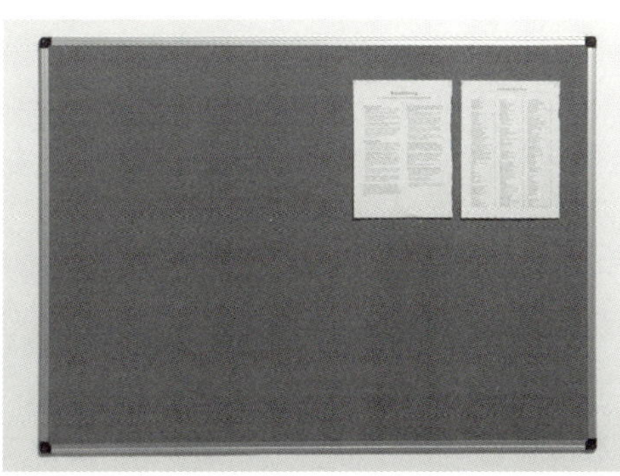

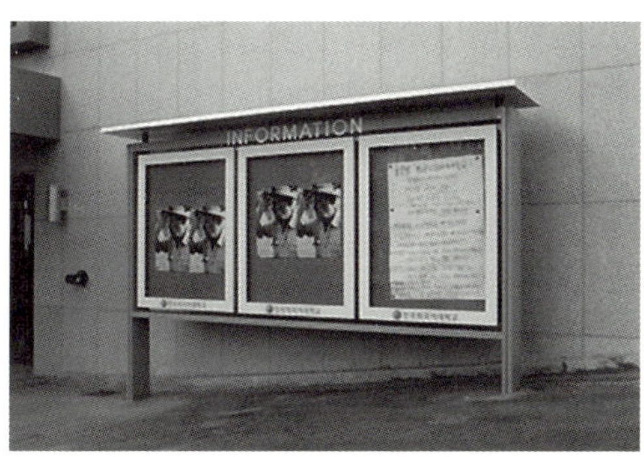

① 장점

㉠ 다양한 정보를 제공할 수 있음

㉡ 동기유발에 효과적임

㉢ 반복학습을 가능하게 함

㉣ 긍정적인 교육환경을 조성하는데 기여함

② 단점

㉠ 메시지 제공이 단순함

㉡ 정리·정돈을 하지 않은 경우 내용 전달의 효과가 떨어질 수 있음

6 칠 판

칠판은 전통적인 매체 중 하나로써 판서를 통해 교육내용을 자유롭게 설명할 수 있으며, 다양한 색상으로 강조점을 표시할 수 있다는 특징을 지니고 있다. 교육내용을 확인하는데 효과적이나 교수자의 글자체에 따라 교육내용에 대한 이해수준이 영향을 받을 수 있다. 칠판은 이차원적인 매체로써, 일반칠판, 화이트보드, 전자칠판 등이 있다.

(1) 일반칠판

일반칠판은 교수자가 판서를 통해 교육내용을 자유롭게 전달하는데 용이하나, 지우개 사용으로 인하여 먼지가 발생할 수 있다는 단점이 있다.

(2) 화이트보드

화이트보드는 빔프로젝터를 활용할 때 스크린으로도 활용할 수 있다는 장점이 있으나, 조명의 위치에 따라 반사광이 발생하여 교육내용을 확인하는데 지장을 초래할 수 있으며, 보드펜과 같은 소모품을 미리 준비해야 한다.

(3) 전자칠판

전자칠판은 컴퓨터 소프트웨어를 활용하여 교육내용을 저장하거나 출력할 수 있는 기능을 갖고 있는 반면 활용기능을 사전에 습득해야 하고, 유지 및 보수 비용이 지속적으로 발생한다는 단점이 있다.

[그림 6-8] 화이트보드

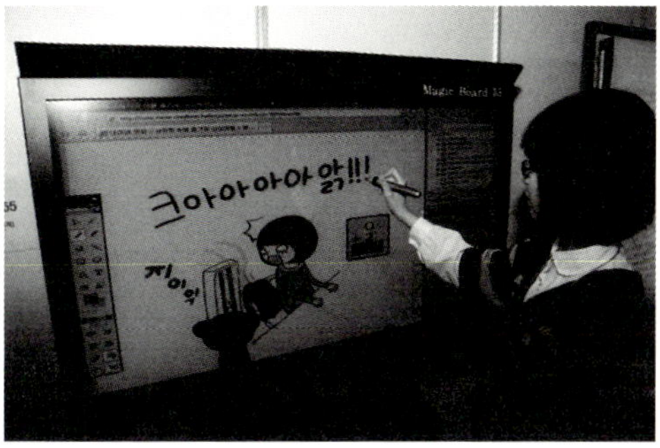

[그림 6-9] 전자칠판

7 전시물

전시물은 교육적인 목적으로 실물, 시각적인 자료들을 진열해 놓은 것을 말하며, 모형, 실물, 다양한 전시판 등을 활용할 수 있다.

(1) 전시물(displays)

전시물은 실물 또는 시각자료, 인쇄매체 등을 배열하여 학습자들의 학습동기 유발, 주제에 대한 파지를 강화시킬 목적으로 활용된다.

(2) 디오라마(diorama)

디오라마는 특정 주제에 대하여 학습한 후, 주요 특징에 관한 이해를 돕기 위해 활용되는 전시 자료이다. 실제 장면 또는 상황을 확대나 축소하여 만들어 놓은 전시 자료로써,

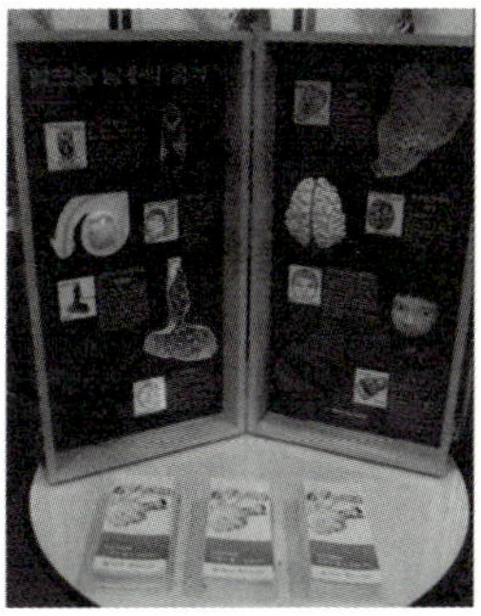

[그림 6-10] 전시물

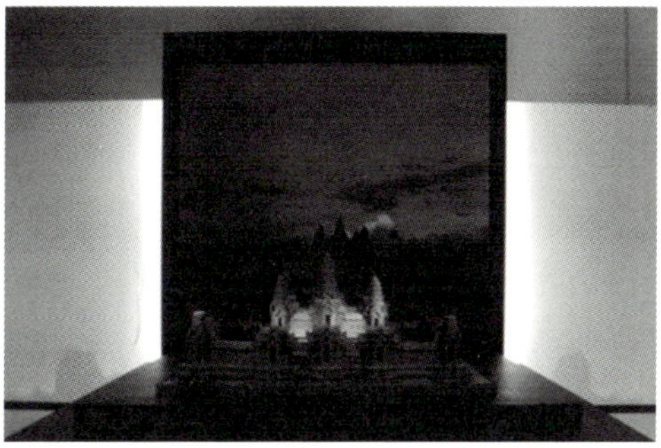

[그림 6-11] 디오라마

실제 장면을 입체적으로 만들어 전시한다. 뒷배경이 있는 상자 형태로 된 공간을 활용하여 표현하는 것이 특징이다.

8 투시물환등기

투시물환등기(over head project, OHP)는 별도의 암막 장치 없이 교육자의 뒤편에 설치된 스크린에 크고 선명한 상을 비춰주는 장치이다. TP(transparency)를 활용하여 개념, 과정, 통계 등의 자료를 시각적으로 제시하며, 주로 집단(집체)교육 때 활용된다.

① 장점

㉠ 대상자를 보면서 교육할 수 있음
㉡ 암막장치가 없어도 사용이 가능함
㉢ TP의 재사용이 가능함
㉣ 겹치기(over-lap)와 같은 다양한 기법을 사용할 수 있음

② 단점

㉠ 키스톤 현상
㉡ 전구 소모에 따른 잦은 교체
㉢ 자료를 준비하기 위해 장시간이 소요됨

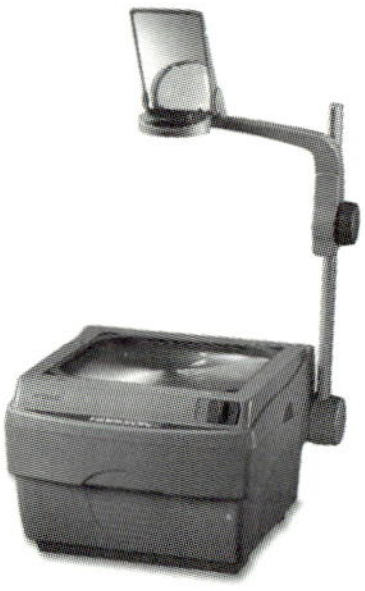

[그림 6-12] 투시물환등기

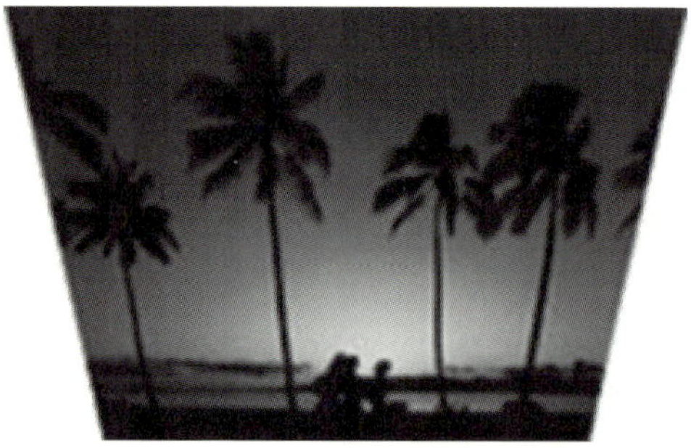

[그림 6-13] 키스톤 현상

9 실물화상기

실물화상기(document camera 또는 opaque projector)는 비디오카메라가 문서나 사진, 물체를 촬영할 수 있도록 렌즈가 복사대(아래)를 향하게 설치되어 있다. 화면에 투명한 물체를 확대하여 보여주기 위해 텔레비전 모니터나 스크린과 같은 출력장치를 함께 사용한다. 자료를 사실적으로 생생하게 보여주고, 선명한 고화질의 영상을 제공한다. 교육자료를 그대로 활용하기 때문에 별도로 보조자료를 제작할 필요가 없다.

① 장점

㉠ 현장에서 즉시 투사가 가능함

㉡ 크기가 작은 자료를 확대하여 볼 수 있음

㉢ 3차원적인 물체들을 확대하여 미세한 부분도 자세히 관찰할 수 있음

㉣ 학습자들이 현장에서 완성한 다양한 작품들을 즉석에서 제시하고, 토론할 수 있음

② 단점

㉠ 빔프로젝터가 장착되지 않은 경우 모니터와 같은 별도의 투사장치가 필요함

㉡ 좋은 화질을 제공하기 위해 추가 조명을 설치해야 함

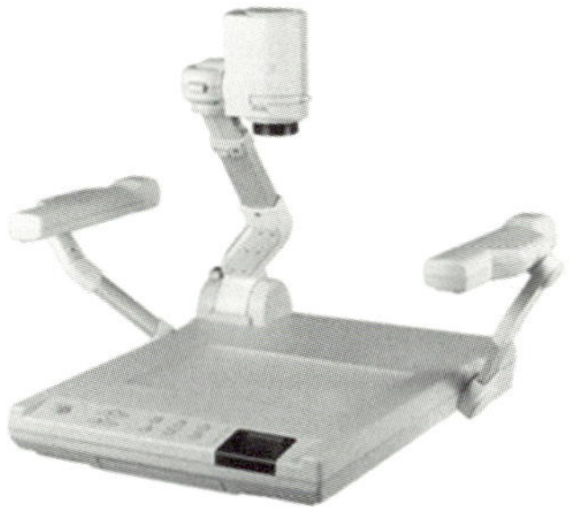

[그림 6-14] 실물화상기

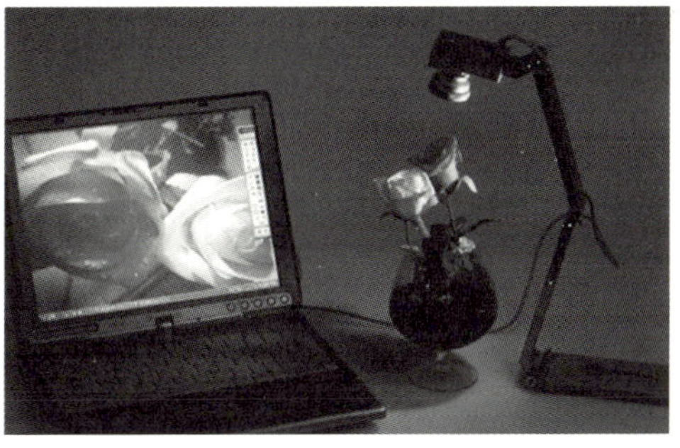

[그림 6-15] 투시물환등기(OHP)

10 동영상

동영상은 세계 각 지역의 현장을 강의실 안으로 가져올 수 있으며, 다양한 학습자 계층

을 보유할 수 있는 효과적인 커뮤니케이션 매체이다.

① 장점

㉠ 움직임과 현장감을 제공할 수 있음

㉡ 학습동기를 유발하는데 효과적임

㉢ 정의적 영역의 태도 형성에 효과적임

② 단점

㉠ 일방식(one-way) 교육자료로 학습자와의 상호작용이 어려움

㉡ 전문가를 활용하여 직접 제작할 경우 제작, 관련 장비의 구매, 관리 등을 위한 비용부담이 커질 수 있음

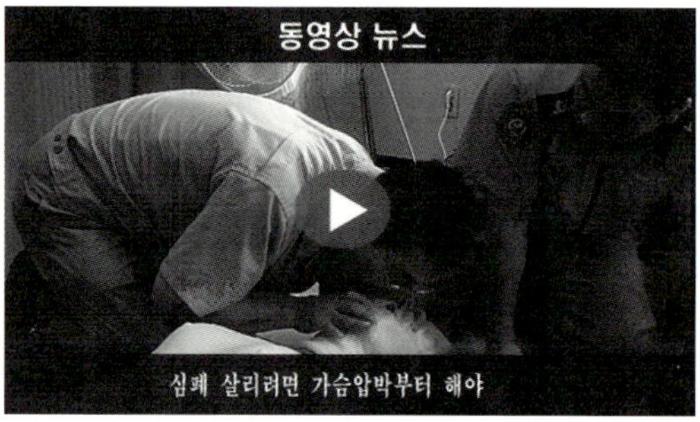

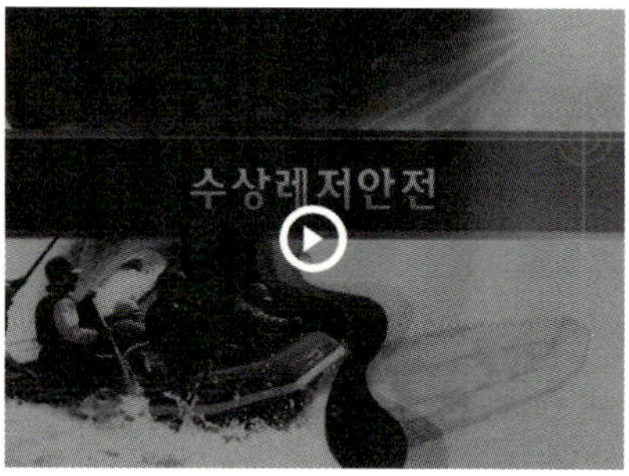

11 멀티미디어

멀티미디어(multimedia)는 문자, 그림, 사진, 영상, 애니메이션, 음향, 음악, 출판 등이 컴퓨터 중심 디지털 방식으로 통합된 커뮤니케이션과 상호작용하는 복합 다중 매체이다. DVD의 경우 다양한 정보를 대량으로 수록하고 있기 때문에 정해진 교육시간 이외에도 학습자가 편리한 시간에, 가능한 장소에서 필요한 내용을 검색함으로써 교육의 효율성을 높일 뿐만 아니라 반복 학습을 통해 자율적인 학습 태도를 형성하도록 도와준다.

① 장점

㉠ 다양한 매체가 통합되어 있어 매체 간의 상호작용이 가능함

㉡ 다량의 정보를 수록할 수 있음

ⓒ 고질의 음향과 영상을 제공할 수 있으므로 색인과 검색이 가능함

ⓓ 반복 학습이 가능함

ⓔ 자율적인 학습 태도 형성에 효과적임

② 단점

ⓐ 활용 기술을 사전에 습득해야 함

ⓑ 주도적 학습이 이루어지지 않을 경우 교육의 효과가 떨어질 수 있음

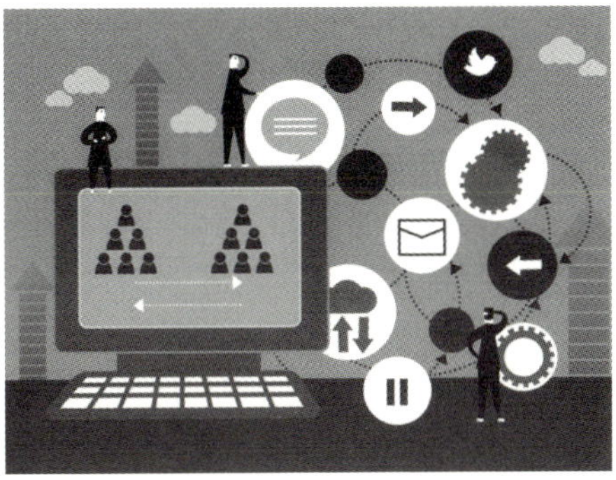

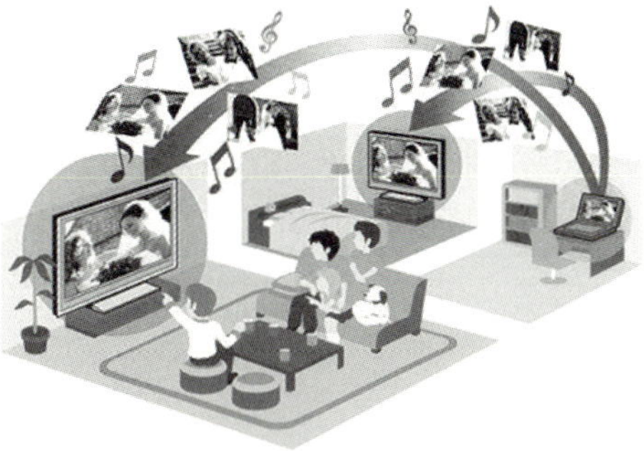

12 대중매체

대중매체(mass media)는 불특정 다수에게 동시에 정보를 전달하여 의식이나 태도, 행동 변화를 유도할 수 있는 파급력이 높은 매체이다.

① 장점

ⓐ 시청각 효과를 높일 수 있는 매체임

ⓑ 중요한 메시지를 강조하여 반복적으로 전달할 수 있음

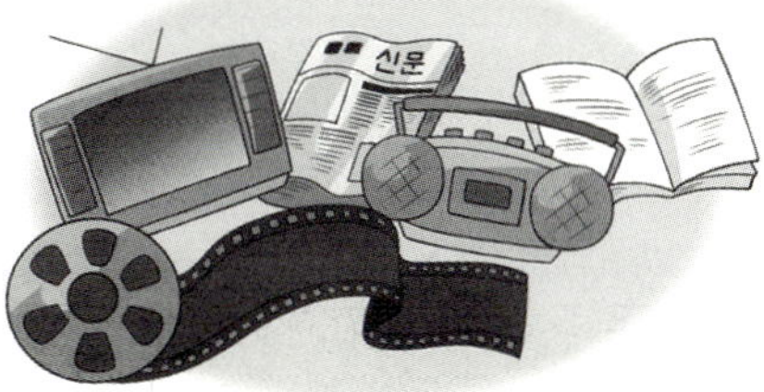

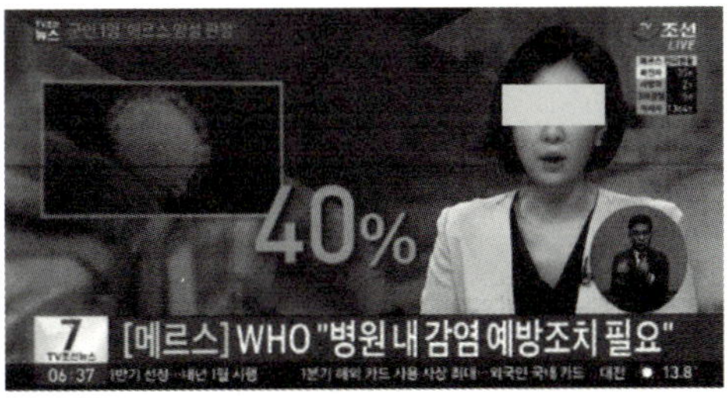

② 단점

㉠ 의도하지 않은 방향으로 정보가 확산되는 부작용을 초래할 수 있음

㉡ 전문장비와 인력이 필요할 경우 경제적 부담과 기술적 부담이 커질 수 있음

[표 6-3] 교육매체의 특성

유형	특징	장점	단점
실물	• 사실성	• 역동성 • 흥미 유발	• 보관의 어려움
모형	• 유사물 묘사 • 크기와 모양 조정	• 사실적 정보전달	• 고비용 • 이동의 불편 • 보관을 위한 공간 점유
비디오테이프	• 실제상황에 대한 대리 경험 • VTR 사용	• 재생 및 수정 가능 • 반복 학습 가능 • 구입 용이	• 스크린 크기를 고려한 대상자 수 조절 • 활용 기술 사전 습득
슬라이드	• 제작, 개선, 저장의 재배치 가능	• 학습자 수준 고려 • 색채감 • 현실감	• 해설집 작성 • 그림과 해설의 일치 • 동적 매체와 함께 활용
인쇄물	• 지식과 정보전달에 효과적 • 친화력이 높은 매체	• 대량 제작 가능 • 휴대의 간편성 • 경제성	• 자료 갱신의 어려움 • 정의적 및 심체적 정보전달의 어려움 • 제한된 견해 제공
포스터	• 주의 환기 • 요약 내용 전달	• 대상자 수준별 제작 • 다양한 제작기법 활용	• 정보전달의 제한성 • 제작기법의 최신경향 반영
그림, 사진	• 명확한 요점 전달	• 분명한 의미 전달 • 정서적 자극	• 주의 산만
게시판	• 간략한 메시지 전달에 효과적 • 생동감 있는 전시	• 다양한 정보 제공 • 동기유발 • 반복 학습	• 정보전달의 제한성 • 정리/정돈 필요
칠판 · 화이트보드	• 자유로운 설명 • 교육내용 확인 • 글자체의 영향	• 활용의 다양성 • 대상자의 관심 유도	• 이차원적 매체 • 소모품의 준비 • 먼지, 반사광 발생
전자칠판	• 소프트웨어 활용	• 내용의 저장/출력	• 활용기술 사전 습득 • 고비용(유지 · 보수)

투시물환등기 (OHP)	• 활용의 용이성 • 학습자 응시	• 암막없이 사용 • 겹치기 효과	• 키스톤 현상 • 전구 소모와 교체 • 장시간의 사전 준비
실물화상기	• 사실성 • 책, 그림 활용 가능 • 확대 투사 가능	• 자료의 확대 • 현장성 • 고화질 영상 제공	• 고비용 • 투시장치 사용 • 추가조명 요구
동영상	• 동적 자료 • 현장성	• 학습동기 유발 • 태도 형성에 효과적	• 일방식 교육자료 • 상호작용의 어려움 • 전문가 활용 시 고비용
멀티미디어	• 복합 다중 매체 • 매체 간 상호작용 가능	• 다량의 정보 수록 • 고질의 음향과 영상 • 색인과 검색 가능 • 반복 학습	• 고비용 • 관리의 어려움
대중매체	• 불특정 다수에게 동시에 정보 전달 • 파급력이 높은 매체	• 시청각 효과 • 메시지 강조 • 반복 전달	• 비의도적 정보 확산 • 고비용 • 일방식 정보 전달

제3절 보건교육매체의 선정 및 활용

교육매체를 선택할 때는 첫째, 교육주제, 학습과제의 유형, 학습자의 크기를 반영하여 교육방법을 선정한 후, 둘째, 학습자의 학습 양식, 교수자의 태도 및 능력, 실제적인 자원의 이용가능성 및 경제적 제한점, 시설 및 기구 등을 고려한 교육매체 선정과정을 거쳐야 한다.

(1) 교육방법(instructional method)

(2) 학습과제(learning task)의 유형

(3) 학습자 특성(learner characteristics)

(4) 행정적 또는 경제적 요인(실제적 제한점)

(5) 교수자(instructor)의 태도와 능력

(6) 교육 공간, 시설, 기구 등

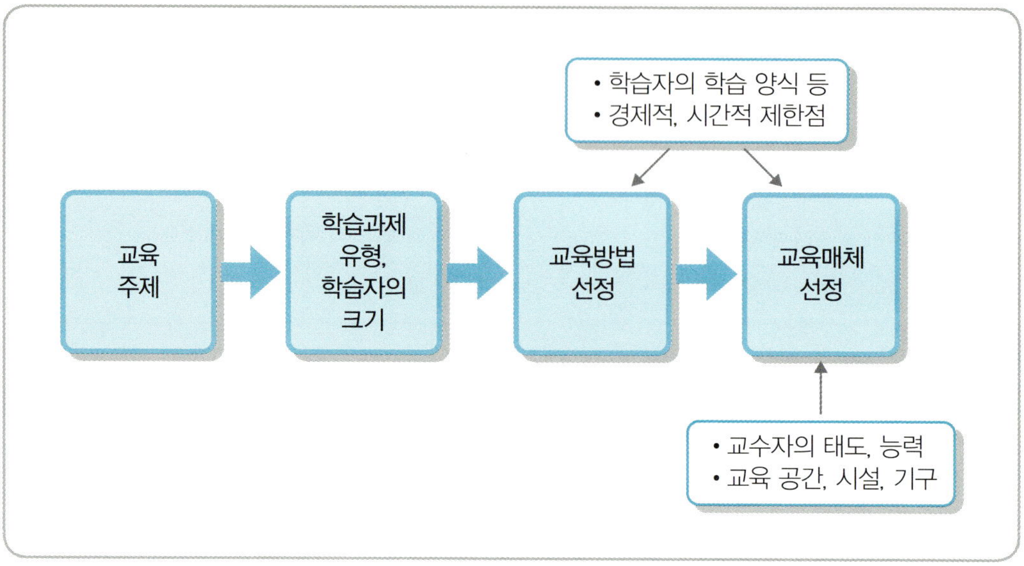

[그림 6-16] 보건교육매체 선정에 영향을 미치는 요인

교육매체를 활용할 때는 교육목표를 성취하기 위해 어떤 교육내용을 누구에게, 언제까지, 광범위하게 전달할 것인가를 고려해야 한다. 즉 각 매체가 지닌 정보의 확산력을 높이기 위해 공간성, 시간성, 참여, 속도, 지속성을 고려해야 한다. 또한 교육매체 활용 시 교육적 효과를 높이기 위해서는 매체의 집중성, 내용의 집중성, 대상의 집중성, 시기의 집중성, 각종 매체의 동일 보조 등의 전략을 복합적으로 수행해야 한다. 전달하고자 하는 메시지에 관심을 집중시킬 수 있도록 전면 광고와 같은 매체 활용법을 수행하는 것이 효과적이며, 특정 내용을 집중적으로 특정 대상에게, 특정 시기마다 제공하는 것이 효과적이다. 또한 여러 매체가 동시에 특정 내용을 함께 다루는 것이 사회적인 분위기를 조성하는 데 도움이 된다.

요 약

교육매체란 교육목표를 달성하기 위해 효과적으로 메시지를 전달하는 수단이며, 교수자와 학습자 간 또는 학습자와 학습자 간에 필요한 커뮤니케이션을 발생시키는 다양한 형태의 매개 수단이다. 즉 교육매체는 교수자와 학습자 사이에 교육목표를 달성하기 위해 활용되는 모든 수단인 동시에, 학습자가 교육내용을 명확히 이해할 수 있도록 돕는 모든 기기 또는 자료를 말한다. 교육매체의 역할은 동기유발, 효과적인 교육환경 형성, 새로운 교육방법 지원, 교수자의 생산성 증가, 정보화시대에 필요한 기능 습득, 교육과정의 표준화, 시공간을 초월한 교육수행 등이며, 교육매체의 기능은 매개적 보조기능, 정보전달 기능, 경험구성기능, 교수기능으로 구분된다. 교육매체를 개발할 때는 ASSURE 모형에 근거하여 학습자의 특성을 분석한 후, 교육목표를 진술하고, 교육방법과 매체, 자료를 선정하여 매체와 자료의 활용방안을 수립한다. 개발된 교육매체가 학습자의 참여를 유도할 수 있는 다양한 활동을 수행한 후 교육방법에 적합한 교육매체가 활용되었는지를 평가하고, 이에 대한 피드백을 통해 향후 교육의 효과를 높일 수 있는 교육매체를 선정 또는 개발할 수 있도록 근거를 제공한다.

교육매체는 학습자의 동기유발을 촉진시키고, 정보의 시각화를 통해 효과적인 교육환경을 구성하며, 협동학습, 문제해결학습, 플립러닝과 같은 새로운 교육방법을 활용할 수 있도록 돕는다. 이와 함께 교수자의 생산성을 증가시키고, 정보화시대에 필요한 헬스 리터러시 및 시각 리터러시와 같은 필요 능력을 습득할 수 있는 기회를 제공한다. 교육매체는 시각매체(비투사매체, 투사매체), 청각매체, 시청각매체, 컴퓨터활용매체로 구분된다. 교육매체 중 실물, 표본은 사실적인 표현을 위해 실제 크기를 그대로 반영한 자료이며, 모형은 교육목적에 따라 크기와 모양을 조정하여 매체화한 자료이다. 인쇄물은 대부분 문자 중심으로 메시지를 전달하고 있어 보기 쉽고, 읽기 쉽고, 알기 쉽게 만든 자료이다. 그래픽자료는 복잡한 내용이나 개념을 요약, 정리하여 시각화한 것을 말하며, 정사진, 그림, 괘도, 차트, 포스터, 그래프, 지도, 다이어그램, 만화 등이 그래픽자료에 해당한다. 게시판은 간략한 메시지를 전달할 때 효과적인 매체로써, 융판, 자석판 등이 게시판의 기능을 포함하고 있다. 칠판은 전통적인 매체 중 하나로써 판서를 통해 교육내용을 자유롭게 설명할 수 있으며, 다양한 색상으로 강조점을 표시할 수 있다는 특징을 지니고 있고, 전시물은 교육적인 목적으로 실물, 시각적인 자료들을 진열해 놓은 것을 말한다. 투시물환등기(OHP)는 별도의 암막 장치 없이 교육자의 뒤편에 설치된 스크린에 크고 선명한 상을 비춰주는 장치이고, 실물화상기는 자료를 사실적으로 생생하게 보여주고, 선명한 고화질의 영상을 제공한다. 동영상은 세계 각 지역의 현장을 강의실 안으로 가져올 수 있으며, 다양한 학습자 계층을 보유할 수 있는 효과적인 커뮤니케이션 매체이다. 멀티미디어는 문자, 그림, 사진, 영상, 애니메이션, 음향, 음악, 출판 등이 컴퓨터 중심 디지털 방식으로 통합된 커뮤니케이션과 상호작용하는 복합 다중 매체이며, 대중매체는 불특정 다수에게 동시에 정보를 전달하여 의식이나 태도, 행동 변화를 유도할 수 있는 파급력이 높은 매체이다.

교육매체를 선택할 때는 교육주제, 학습자의 특성, 학습과제 유형, 교육방법, 학습양식, 교수자의 태도 및 능력, 실제적인 자원의 이용가능성 및 경제적 제한점, 시설 및 기구 등을 고려해야 한다. 또한 각 매체가 지닌 정보의 확산력을 높이기 위해 공간성, 시간성, 참여, 속도, 지속성을 고려해야 하고, 교육매체 활용 시 교육적 효과를 높이기 위해서는 매체의 집중성, 내용의 집중성, 대상의 집중성, 시기의 집중성, 각종 매체의 동일 보조 등의 전략을 복합적으로 수행해야 한다.

참고문헌

강이철. (2004). 교육공학의 이론과 실제, 서울: 학지사.

김명, 서미경, 서혜경, 김영복. (2003). 보건교육 이론과 적용, 서울: 계축문화사.

김영복. (2003). 금연교육방법, 서울: 정담출판사.

박숙희, 염명숙. (2008). 교수-학습과 교육공학, 서울: 학지사.

설양환, 권혁일, 박인우, 손미, 송상호, 이미자, 최욱, 홍기칠 역. (2006). 교육공학과 교수매체, 서울: 아카데미프레스.

이성호. (1999). 교수방법론, 서울: 학지사.

전국대학보건관리학교육협의회. (2014). 보건교육학. 서울: 한미의학.

전국대학보건관리학교육협의회. (2015). 보건교육방법론, 서울: 한미의학.

한정선, 김영수, 주영주, 강명희, 정재삼, 박성희. (2008). 교육방법 및 교육공학, 서울: 교육과학사.

Bensley, R.J. & Brookins-Fisher, J. (2003). Community Health Education Methods, 2nd ed. UK London Jones and Bartlett Publishers, Inc.

Borich, G. D. (2000). Effective teaching methods, 4th ed. Upper Saddle River, NJ: Merrill.

Donnelly, J. (2003). Health Counseling; Application and Theory. Thomson Learning, Inc.

Egger, G., Spark, R., & Donovan, R. (2005). Health Promotion Strategies and Method, 2nd ed. McGraw-Hill Australia Pty Ltd.

Gilbert, G. G. & Sawyer, R. G. (2000). Health Education Creating Strategies for School & Community Health, 2nd ed. UK London Jones and Bartlett Publishers, Inc.

Heinich, R., Molenda, M., Russell, J., & Smadino, S. (2002). Instructional Media and the New Technologies for Learning. Upper Saddle River, NJ: Pearson.

Lowenstein, A. J., Foord-May L., & Romano J. C. (2008). Teaching strategies for health education and health promotion.MA: Jones and Berlett Publishers.

Molenda, M., Pershing, J., & Reigeluth, C. (1996). Designing Instructional Systems. In R. Craig, Ed. Training and development handbook, 4th ed. NY: McGraw-Hill.

Reay, D. (1994). Selecting Training Methods. London:Kogan Page.

Rothwell, W. J. & Kazanas, H. C. (1992). Mastering the instructional design process: A systematic approach. San Francisco: Jossey-Bass Publishers.

제7장

보건교육 자료의 개발

제7장

보건교육 자료의 개발

| 교육목표 | 1. 이론에 근거한 보건교육 자료의 개발 계획을 수립할 수 있다.
2. 교육자료 개발 시 시각디자인의 원리를 효과적으로 활용할 수 있다.
3. 교육자료의 적합성 평가기준을 활용하여 보건교육 자료를 선정, 개발, 활용할 수 있다.

제1절 교육자료의 개발 원리

교육목표를 성취하기 위해서는 교육내용을 효과적으로 전달할 수 있는 교육방법과 매체를 선정 또는 개발해야 한다. 교육자료는 학습자의 특성, 교육 상황, 교육 시간, 활용 인력 등에 따라 영향을 받으며, 효과적인 교육자료는 학습자의 동기를 유발시켜 학습능력을 향상시키는데 도움을 준다.

1 교육자료의 유형

교육자료는 크게 교수자료와 학습자료로 구분할 수 있다. 교수자료에는 교육 프로그램, 강사매뉴얼, 프리젠테이션 자료, 평가자료 등이 있으며, 학습자료에는 자율학습자료, 학습자 매뉴얼, 보조자료, 참고자료, 과제수행 체크리스트 등이 있다.

[표 7-1] 시청각자료의 유형과 프로그램의 형식

프로그램의 유형		특징	사용할 수 있는 프로그램의 형식					
			수업식	해설식	극화	놀이	인터뷰	중계방송
자율학습형(설명형)		학습자 혼자서 프로그램을 보면서 학습할 수 있다.	●	●	◎	◎	◉	◎
교육 보조형	문제 제시형[1]	교육 중에 문제를 제시하고 학습자가 풀 기회를 준 후 답을 제시한다.	◉	X	●	◉	●	◉
	자료 제시형	수업내용을 보충할 수 있는 자료를 제시한다.	X	●	◉	◉	◉	●
	토론 유도형[2]	학습자가 시청 후 토론할 수 있는 자료를 제시한다.	X	X	●	◉	●	◎

(주) ● : 아주적합함, ◉ : 적합함, ◎ : 사용가능함, X : 사용하지 않을 것을 권장함

1) 문제제시형 : 정답의 확인에 초점을 둠

2) 토론유도형 : 토론의 과정과 태도, 공개토론 등에 영향을 주기 위해 활용함

출처 : 변영계 등. (2009). 교육 방법 및 교육공학. 서울 : 학지사. p.282

2 메시지 디자인의 이해

보건교육 자료를 개발하기 위해서는 메시지 설계이론과 메시지 디자인의 원리를 이해하고, 이론에 기초한 제작과정을 수립하여 진행하는 것이 중요하다. 메시지의 전달과정을 이해하기 위해 커뮤니케이션의 구성요소를 설명하는 SMCR 모형 등을 살펴볼 수 있으며, 메시지 설계를 위해 주요 절차를 설명하는 ADDIE 모형과 ASSURE 모형 등을 활용할

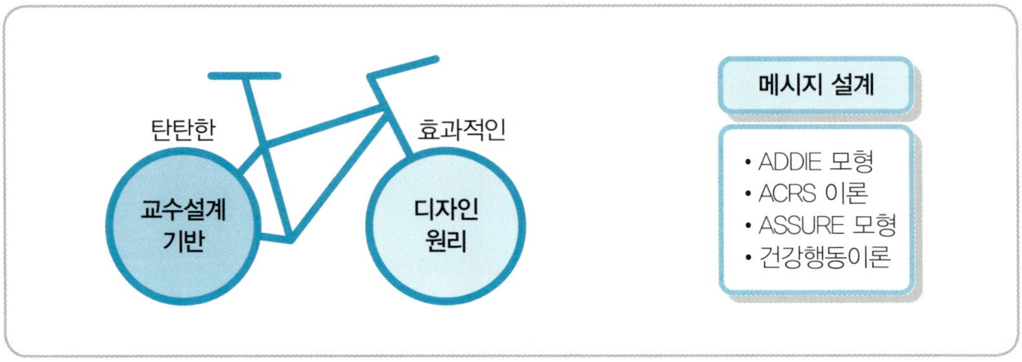

수 있다. 메시지 개발을 위해 ACRS 이론과 건강행동이론 등을 적용하고, 보건교육 매체 및 자료의 선정을 위해 시청각이론 등을 활용할 수 있다. 이와 함께 보건교육 자료의 효과성을 높이기 위해 시각디자인의 원리를 적용할 수 있어야 한다.

1) 커뮤니케이션 이론

시청각교육에 관한 중요성이 높아지면서 커뮤니케이션 과정에 포함되는 역동적인 상호관계에 관심을 갖게 되었다. 벨로(Berlo)의 SMCR(Sender Message Communication Receiver) 모형은 여러 요소의 역동적 관계를 설명하는 대표적인 커뮤니케이션 모델이다.

송신자(Sender)는 통신기술, 태도, 지식수준, 사회체계, 문화양식 등에 기초하여 메시지를 구성한다. 메시지(Message)는 내용, 요소, 처리, 구조, 코드 등으로 구성되며, 메시지는 통신수단(Communication)인 시각, 청각, 촉각, 후각, 미각과 같은 인간의 감각을 활용하여 수신자에게 전달하게 된다. 이 때, 수신자(Receiver)의 통신기술, 태도, 지식수준, 사회체계, 문화양식 등에 따라 메시지를 수용하고 해석하게 된다.

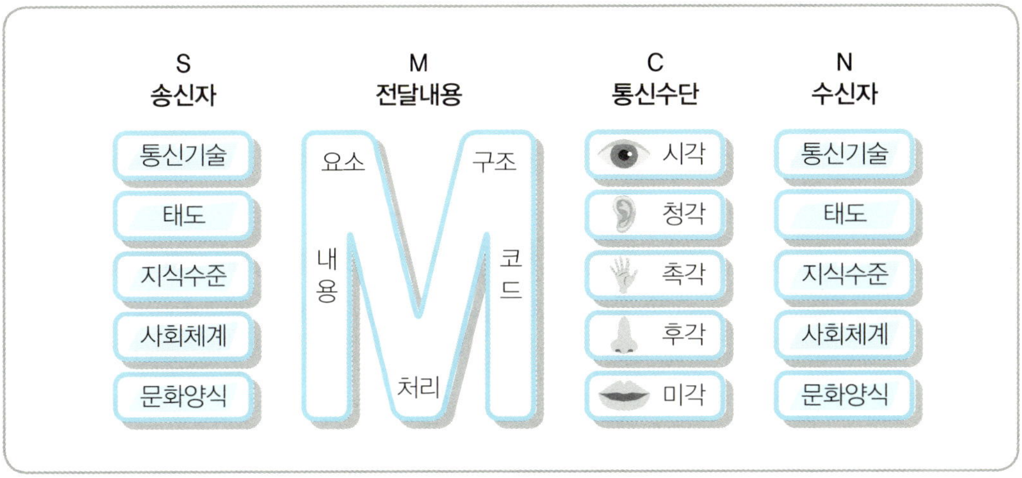

[그림 7-1] Berlo의 SMCR 모델

2) 시청각이론

교육매체의 특성을 이해하고 활용하기 위해 호반(Hoban)과 데일(Dale)의 모델을 살펴

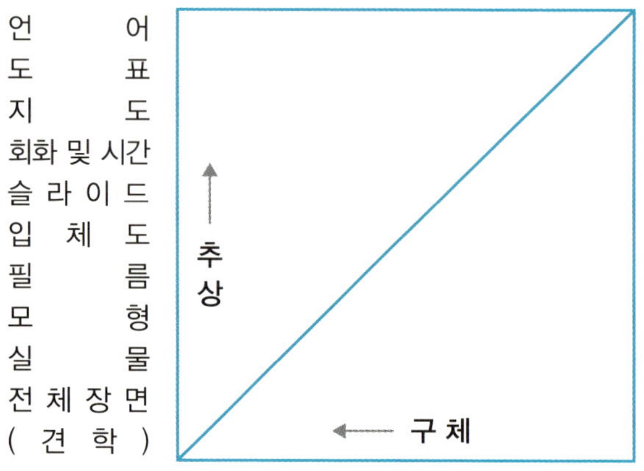

[그림 7-2] Hoban의 시각자료 분류

보면 다음과 같다. 호반(Hoban)은 시청각자료는 사실성에 따라 가치를 결정하여 구체성과 추상성을 계열화하였다. 데일(Dale)은 호반(Hoban)의 이론을 발전시켜 시청각자료를 추상적, 영상적, 행동적 단계로 구분한 '경험의 원추(Cone of Experience)'를 제시하였다.

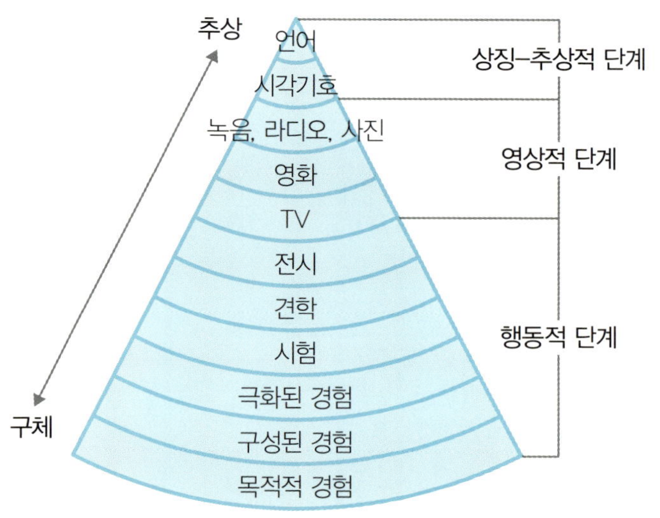

[그림 7-3] Dale의 경험의 원추

언어, 시각기호 등은 상징적이며 추상적 단계로 구분하였고, 사진, 영화 등은 영상적 단계로, 전시, 견학, 경험은 행동적 단계로 구분하였다.

3) 동기설계(ARCS) 이론

켈러(Keller)의 ARCS 모형은 학습자가 교육 상황에 의미를 부여하고 흥미를 느낄 때, 학업 성취도가 향상될 수 있음을 설명하는 이론이다. 학습 동기를 유발시키기 위한 전략으로 주의집중(attention), 관련성(relevance), 자신감(confidence), 만족감(satisfaction)을 제시하였다. 학습자가 학습내용에 관심을 갖고 학습 상황에 집중할 수 있도록 시청각자료, 예화 등을 제시하는 것이 효과적이며, 학습의 주제나 과제가 학습자의 흥미, 목적, 요구와 연결될 수 있도록 관련된 사전지식과 경험을 연관지어 설명해야 한다. 학습자가 성공적 경험을 얻을 수 있도록 자기효능감을 높이고 학습에 대한 긍정적 기대감을 높여주는 것이 중요하며, 만족감을 높이기 위해 즉각적인 피드백 및 관련 정보의 제공, 성공적 수행 경험, 외재적 보상 등을 제공해야 한다.

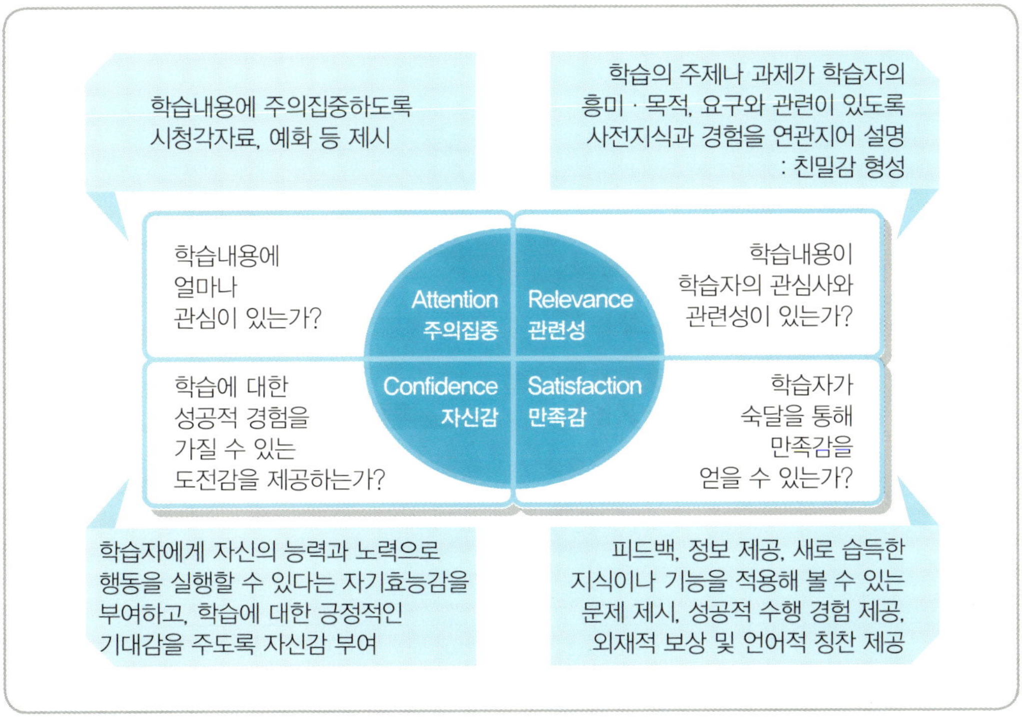

[그림 7-4] ARCS 모형

4) ASSURE 모형

ASSURE 모형(Heinich 등, 2002)은 교육 현장에서 교육매체와 자료를 효과적이고 체계적으로 활용할 수 있도록 돕기 위해 고안된 절차적, 실천적 모형이다. 교육목표에 맞추어 교육내용, 교육방법, 교육매체 및 자료, 평가 요소를 체계적으로 조직하기 위한 주요

[표 7-2] 매체 개발의 단계별 주요 내용

단계	주요 내용
학습자 분석	– 학습자의 연령, 직업, 사회적 지위, 사회경제적 요인, 문화적 배경 등 – 학습자가 교육 전에 알고 있는 사전지식과 기능 수준 – 학습양식 • 지각적 선호도 • 정보처리 습관 • 동기
목표 진술	– 학습자가 교육 후 무엇을 할 수 있는가에 관한 진술 – 목표 진술에 포함되어야 할 요소 • 학습자(audience) • 성취행동(behavior) • 학습조건(condition) • 평가기준(degree)
방법, 매체, 자료의 선정	– 학습자가 목표를 달성하는데 있어서 적합한 교육 방법과 매체 선정 – 교육매체 및 활용 자료 결정 : 기존의 자료 활용 또는 새로운 교육자료 제작
매체와 자료 활용	– 효과적인 자료 활용 단계 • 자료에 대한 사전 검토(Preview the materials) • 자료 준비(Prepare the materials) • 환경 준비(Prepare the environment) • 학습자 준비(Prepare the learners) • 학습경험 제공(Provide the learning experience)
학습자의 참여 유도	– 학습자의 교육활동에 관한 능동적, 적극적 참여 유도 – 학습자에게 연습의 기회 제공 – 참여 결과에 대한 피드백 제공
평가와 수정	– 학습자의 성취도, 교육방법 및 매체에 대한 평가 – 평가시기 : 교육 전, 중간, 후 – 평가방법 : 관찰, 수행평가, 포토폴리오, 체크리스트 등

절차를 제시하고 있다. 즉 학습자 분석, 목표 진술, 교육매체와 자료의 선정, 교육매체와 자료의 활용, 학습자의 참여, 평가와 수정의 6단계로 구성되어 있다. ASSURE 모형은 교육계획 수립 시, 교육매체와 자료의 활용을 위해 교수자의 할 일과 학습자의 참여 증진방안을 구체적으로 기술하고 있다.

제2절 보건교육 자료의 제작과정

학습목표를 달성하기 위하여 교육자료를 선정할 때는 기존에 제작된 자료 중 적합한 자료를 선택하여 사용할 수 있고, 기존의 자료를 교육목표에 맞추어 수정하거나 재편집하여 사용하는 할 수 있다. 기존의 자료가 교육목표를 충족하지 못하는 경우에는 교육 자료를 새롭게 제작하여 활용해야 한다. 교육자료를 완전히 새로 제작할 경우에는 제작 목적의 수립, 학습내용의 조직화, 학습 전략 개발, 스토리보드 작성, 제작 및 지침서 작성, 평가 및 수정의 6단계를 거쳐 제작할 수 있다.

교육자료 개발을 위해 확인해야 할 사항

- 교육목표를 명확히 파악하고 있는가?
- 교육자료 개발이 교수설계 또는 학습지도안에 기초한 것인가?
- 교육자료 개발을 위한 필요 경비, 시간, 장비, 도움을 줄 사람을 확보하고 있는가?

1 자료 제작과정

1) 제작 목적의 수립

교육 요구를 반영한 교육자료를 개발하기 위해서는 학습자의 발달 단계 및 학습능력 등을 고려한 교육자료를 제작해야 한다. 교육자료의 제작 목적은 교수-학습과정에 효과를 줄 수 있는 구체적인 기능들로 결정된다. 제작 목적의 수립과정은 요구 분석, 교육과정과의 관련 및 활용, 학습자 특성 분석, 교수 목표 설정, 제작 자료의 주제 및 제목 등을 포함한다.

(1) 요구 분석

학습자 및 교수자의 요구 분석을 위해 질문지, 면담, 관찰법 등을 활용한다. 요구 분석을 통해 출발점 행동을 진단할 수 있고, 구체적인 교육목표를 설정할 수 있다.

(2) 교육과정과의 관련 및 활용

교육자료와 연계한 교육과정을 명확히 제시하고, 제작 자료의 목적 및 활용 시기, 활용 방법 등을 결정한다.

(3) 학습자 특성 분석

교육자료를 제작하는데 중요한 정보를 제공한다. 분석해야 할 내용은 학습자의 성, 연령, 발달 단계, 사회경제적 수준, 직업, 문화적 배경, 건강상태, 흥미, 동기, 학습능력, 학습선호도, 언어능력수준, 선행 지식, 관련 경험 등이다.

(4) 교수 목표 설정

교수 목표(instructional goals)는 학습자가 교육자료를 활용하여 학습한 후 도달해야 할 이성적인 결과를 결정하는 것이다. 교수 목표는 교수자가 아닌 학습자의 입장에서 구체적이고 명료하게 진술되어야 한다. 대개 1개의 포괄적인 목표에 2개의 세부 하위목표들로 구성된다.

(5) 제작 자료의 주제 및 제목

교육자료의 주제와 제목은 해당 교육과정과의 관련성, 구현가능성, 활용의 효용성 및 제한점을 고려하여 결정한다.

2) 학습내용의 조직화

교육자료의 제작 목적을 수립한 후에는 교수 목표에 맞추어 학습내용을 조직화하는 과정이 필요하다. 학습자가 무엇을 성취해야 하고, 어디까지 달성가능한가를 분석하여 교육내용을 결정해야 한다. 학습내용의 체계성, 조직성을 높이기 위해 학습내용의 영역을 구분하고, 영역별 성취 목표를 진술한 후, 출발점 행동을 반영한 교육내용을 구성하는 것이 바람직하다. 또한 성취 목표를 반영한 평가도구를 개발하여 교육목표의 달성도를 살펴볼 수 있어야 한다.

(1) 학습내용 분석

교수 목표의 영역에는 언어적 정보(verbal information), 지적기능(intellectual skills), 심리운동기능(psychomotor skills), 태도(attitudes) 등이 있다. 언어적 정보 영역은 정보 획득 및 기억, 재생을 촉진시키는데 목표를 두는 영역이며, 지적기능 영역은 학습자의 인지적 활동을 촉진시키는데 목표를 두고 있다. 심리운동기능 영역은 신체적 동작 수행에 목표를 두며, 태도 영역은 학습자가 어떤 상황에서 특정 행동을 선택 또는 결정할 수 있도록 유도하는데 목표를 두고 있다.

(2) 성취 목표 진술

성취 목표의 진술은 교육 후, 학습자가 할 수 있는 것들을 구체적으로 진술하는 것이다. 목표 진술은 학습자(A), 성취 행동(B), 성취 행동이 실행될 조건(C), 학습의 성공과 실패를 판단할 수 있는 기준(D) 등을 포함하여 기술해야 한다.

(3) 출발점 행동

출발점 행동은 학습자가 교육을 받기 전에 이미 알고 있는 기능과 행동을 말한다. 교육의 효과를 높이기 위해서는 학습자의 출발점 행동을 진단하여 교육내용 및 자료 제작에 반영해야 한다.

(4) 평가도구 개발

설정된 교수 목표, 성취 목표의 달성수준을 평가하기 위한 도구가 필요하다. 평가도구는 성취 행동을 측정하기 위한 문항으로 구성되므로, 평가 문항과 성취 목표가 일치하도록 개발해야 한다.

3) 학습 전략 개발

학습 전략은 교수 목표의 영역을 고려하여 결정된다. 즉 학습의 진행 단계에서 교육내용을 어떤 방법과 전략으로, 어떤 표현 수단을 활용하여 전달할 것인가를 구체적으로 결정하는 것이다.

(1) **진행 단계** : 도입, 전개, 정리 단계

(2) **전략** : 조작, 자료제시, 상호작용 등

(3) 수단 : 텍스트, 음향, 그림, 동영상 등

[표 7-3] 교수 목표의 영역별 전략 활용 사례

영역	전략 활용 사례
언어적 정보	맥락, 단서, 기존의 관련정보와의 연결
지적 기능	위계성 강조
심리운동 기능	연습, 반복을 통한 기능 습득
태도	존경하는 인사나 모델, 감정의 행동 전환

4) 스토리보드 작성

스토리보드(storyboard)는 교수 목표와 교육자료의 내용을 연결시키기 위해 학습자가 보게 될 최종적인 화면의 내용을 작성한 것으로, 구체적인 화면의 구성, 내용, 분량, 위치, 진행방법 등을 포함하고 있다. 즉 제작노트 위에 개념 스케치와 시각자료들의 해설을 순서대로 표현한 것이다. 스토리보드를 작성함으로써 설명하고자 하는 상황을 시각화할 수 있고, 개념을 자유롭게, 논리적인 순서로 배열할 수 있다. 스토리보드를 작성하기 위해 주로 파워포인트의 슬라이드 노트보기, 일반 워드프로세서 프로그램을 활용한다.

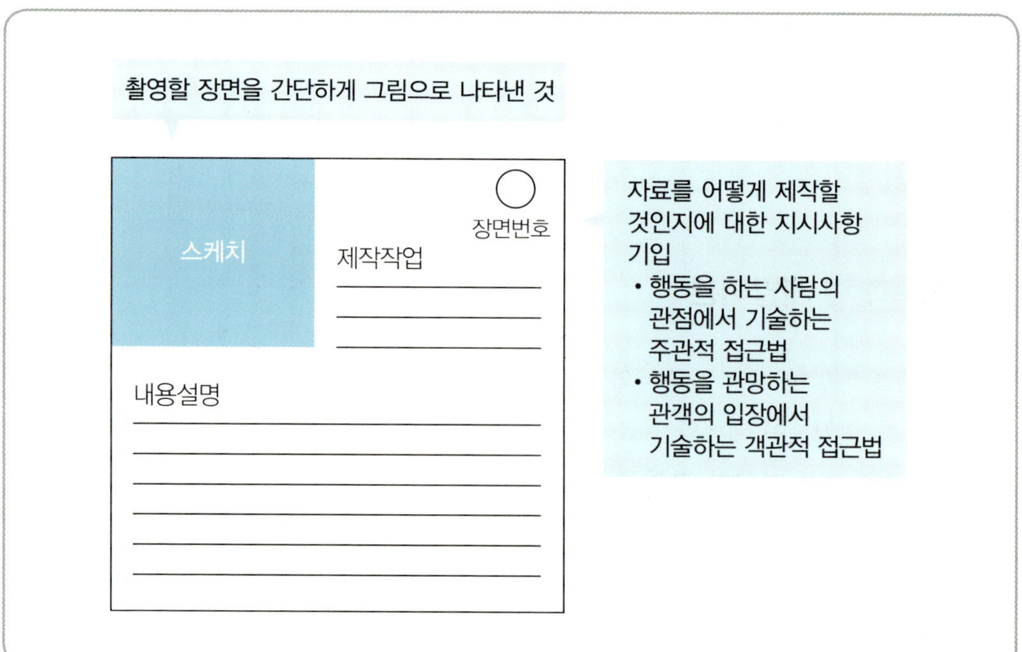

스토리보드의 작성 절차는 전체 스토리보드 작성, 화면 단위의 스토리보드 상세화, 검토 및 수정으로 구성된다.

(1) **전체 스토리보드 작성** : 텍스트 분할 → 공통 화면 설계 → 화면 단위의 스토리보드 작성

(2) **화면 단위의 스토리보드 상세화** : 그래픽 자료 개발 → 제시 방법 결정 → 음향 사용 방법 결정 → 색 사용 방법 결정

(3) **검토 및 수정** : 설계자 및 전문가, 학습자 검토 → 수정 및 보완

• 스토리보드에 포함되어야 할 내용

① **장면 번호** : 전체 스토리보드 카드 중 몇 번째 카드인지를 알 수 있다.

② **제작 작업** : 자료 제작과 관련된 지시사항을 주관적 접근법과 객관적 접근법을 활용하여 기술한다.

③ **스케치** : 촬영할 장면을 간단하게 그림으로 표현한 것이다. 자세한 그림이나 색채는 피하는 것이 좋다.

④ **내용 설명** : 50단어 내에서 스케치 내용을 설명한다.

5) 제작 및 지침서 작성

스토리보드가 완성되면 기술된 내용에 기초하여 교육자료를 제작해야 한다. 제작을 위

[표 7-4] 지침서에 포함되어야 할 내용

교수자용 지침서	학습자용 지침서
• 대상 학습자에 대한 정보 • 학습자의 학습속도에 따른 내용 조절 방법 및 시사점 • 기대할 수 있는 학습 결과 • 교수 프로그램을 활용하기 위한 제안점 • 개별화 학습, 소집단 학습, 학습자 중심 학습 등의 교수 프로그램 관리에 대한 제안점 • 심화 또는 교정활동 • 최종 목표에 대한 학습자의 성취도 평가하는 방법 • 교수 프로그램의 효율성에 관한 증거 • 교수 프로그램을 활용하는데 소요되는 추정 시간 • 교수 프로그램에 필요한 교구나 추가적인 시설 • 보관에 관한 사항	• 행동용어로 진술된 목표와 개관 • 동기유발 자료 (배경, 학습하는 이유, 전반적인 목적 등) • 학습 프로그램을 활용하는 방법에 관한 지식 • 필요한 학습 도구 • 시행할 검사 및 자기 스스로 채점하는 절차 • 교정 및 심화 학습을 위한 참고 자료 • 학습 계획

해 다양한 저작 도구(authoring tool)를 활용한다. 자료가 완성되면 교육자료의 소개, 학습자용 활용 지침서 및 교육자용 활용 지침서 등을 작성해야 한다.

6) 평가 및 수정

평가는 학습하는 과정에서 발생할 수 있는 문제점들을 구체적으로 파악하여 교육자료를 수정하고, 질을 개선하기 위한 것이다. 평가의 유형에는 개별 평가, 소집단 평가, 현장 평가 등이 있다.

교육자료에 관한 평가는 평가 계획, 평가 도구 제작 및 타당화, 평가 실시 및 결과 처리, 평가 분석 및 활용의 단계로 구성된다. 각 단계별 세부 활동은 다음과 같다.

(1) **평가 계획** : 평가 목적 설정 → 근거 확인 → 평가 내용 선정 → 평가 일정 계획

(2) **평가 도구 제작 및 타당화** : 평가 기준 설정 → 평가 도구 선정 및 제작 → 평가 도구 타당화 → 최종 도구 확정

(3) **평가 실시 및 결과 처리** : 평가 양식 선정 → 평가 실시 → 평가 결과 처리

(4) **평가 분석 및 활용** : 평가 결과 분석 → 평가 결과 정리 → 보고서 작성 → 평가 결과 활용

2 유형별 제작방법

1) 인쇄 자료

인쇄 자료는 종이를 매개로 제작된 모든 교재를 말하며, 학습자에게 친숙한 교육자료로써 학습자의 동기유발을 위해 가장 널리 활용되는 기본적인 교육자료이다. 특별한 장비 없이 활용될 수 있으며, 다양한 교육매체의 보조적 자료로 활용된다. 특히 인쇄 자료는 적은 비용으로 제작이 가능하고, 휴대하기 편리하며, 개별적 학습을 도울 수 있는 교육자료로 장기간 보관이 가능하다는 장점을 지니고 있다.

인쇄 자료의 제작과정은 계획단계, 제작단계, 편집단계로 구성된다. 계획단계에서는 자료의 범위, 목적, 대상, 용도 등을 결정하고, 자료사용의 제한점을 검토한다. 제작단계에서는 교육내용을 집필하여 내용을 체계적인 조직화하고, 교육내용의 이해수준을 높일 있는 시각자료를 선정 또는 개발하여 활용한다. 마지막 편집단계에서는 학습자에

[표 7-5] 인쇄용지의 유형별 특징

유형	특징
상질지	• 화학펄프 100%로 구성된 용지 • 균등한 조직, 불투명, 양면 인쇄 가능
중질지	• 70% 이상의 화학펄프와 30% 쇄목펄프로 구성된 용지 • 불투명, 양면 인쇄 가능
하급지	• 40% 이상의 화학펄프에 쇄목펄프로 구성된 용지 • 갱지, 시간 경과에 따른 변색
아트지	• 광택이 있는 용지 • 평활성이 우수하고, 백색도가 높음, 세밀한 사진판 인쇄에 사용함
코팅지	• 아트지와 유사함 • 평활성 · 백색도가 아트지보다 떨어짐
그라비어 용지	• 화학펄프와 쇄목펄프의 50:50 혼합 • 탄력성 · 불투명도 · 바클의 흡수성 · 평활도가 좋음

- **실습과제** : 팸플릿 만들기
- **주제** : 낙상 예방
- **대상** : 65세 이상 노인
- **목적** : 노인들의 근력 강화 운동을 통해 일상생활에서 발생할 수 있는 낙상을 예방하고, 골절로 인한 장기 입원율을 감소시킨다.
- **제작 과정**
  ① 교육 주제에 적합한 팸플릿 제목(표지 문구)을 선택하기
  ② 교육 주제에 맞는 소주제를 선택하기
    – 논리적 순서(도입, 전개, 정리)에 따른 소주제 구성
    – 보건교육 교수설계 및 건강행동 이론 선정 : ADDIE, ASSURE, 건강신념모형, 계획된 행동이론, 범이론적 모형(TTM) 등
    – 시각디자인 원리 적용
  ③ 이미지 구상하기
  ④ 팸플릿의 섹션(파트)별 소주제 배치하기
  ⑤ 평가

[그림 7-5] 인쇄 자료 제작 과정의 예

게 개발된 교육자료를 사전 테스트하여 수정 및 보완사항을 점검한 후, 최종 인쇄 자료를 완성한다.

인쇄 자료를 제작할 때는 첫째, 제작 목적에 맞는 적절한 용지를 사용해야 한다. 인쇄용지의 유형에는 상질지, 중질지, 하급지, 아트지, 코팅지, 그라비어 용지 등이 있다. 둘째, 주의 집중 및 정보 기억에 도움이 될 수 있는 글자를 활용해야 한다. 글자체, 글자크기, 자간, 글줄 길이, 줄 간격 등을 조정하여 글자를 디자인하는 방법을 타이포그래피(typography)라고 한다. 타이포그래피에서는 글자체, 글자크기, 자간, 글줄 길이, 줄 간격 등을 활용하며, 효과적인 타이포그래피는 학습능력을 향상시키는 것으로 알려져 있다.

2) 융판 및 자석판 자료

(1) 종이 자료

① 기존의 그림책이나 잡지에서 잘라낸 사진을 활용한다.
② 인터넷에 게시되어 있는 사진을 인쇄하여 사용한다.
③ 직접 종이 위에 그린 그림을 사용한다.
④ 장기간 사용을 위해 종이자료를 코딩하여 사용한다.

(2) 부직포 자료

① 그림으로 표현하기 어려운 자료를 부직포를 활용하여 제작한다.
② 여러 가지 색상의 부직포를 원하는 모양대로 오려서 접착제를 발라 사용한다.

(3) 제작 시 유의사항

① 자료의 부착이 용이하도록 무겁지 않게 제작한다.
② 눈에 피로를 가져올 수 있는 색상(요란한 색, 희미한 색)의 사용을 제한한다.
③ 색지, 포스트 컬러 등을 사용하고, 자료의 손상을 막기 위해 코딩하여 사용한다.
④ 모양이 너무 가늘거나 쉽게 찢어질 수 있는 형태로 만들지 않는다.
⑤ 멀리서도 내용이 잘 파악될 수 있도록 적절한 크기로 제작한다.
⑥ 완성된 자료는 주제, 교육내용, 학습자, 개수 등을 표시하여 보관한다.

3) 투시물 자료

(1) 제작 계획단계

투시물 자료는 자료의 내용을 빛으로 투과하여 스크린에 선명한 상으로 표현하는 시각자료를 말한다. 주로 필름 또는 TP(transparency) 등을 활용하여 제작하며, 환등기, 실물환등기(OHP) 등과 같은 매체를 통해 교육내용을 제시할 수 있다. 제작 단계는 다음과 같다.

- 제작 계획 단계 : 학습내용과 목표의 분석 → 표현 방법의 구상 → 제작 기법의 결정

(2) 제작 기법

① 손으로 직접 그리는 법
② 컬러리프팅(color lifting) 법
③ 복사기 이용법ㄴ
④ 컴퓨터 이용법

4) 슬라이드 자료

(1) 제작 과정

① 주제 및 목적 결정
② 학습목표 설정
③ 내용의 개요 설정
④ 스토리보드 카드(storyboard card) 작성
⑤ 스크립트(script) 작성
  ㉠ 촬영이나 그래픽 작업의 구체적인 방향 지시
  ㉡ 충실한 내용구성, 표현방식 및 제작기법
  ㉢ 제작에 소요되는 시간, 노력, 경비 등의 절약

(2) 스크립트(script) 작성 시 유의사항

① 화면을 통하여 제시하고자 하는 내용이 시각적으로 명확히 표현되어야 한다.

② 해설에서는 전달하고자 하는 내용을 완벽하면서도 간단 명료하게 묘사해야 한다.

5) 파워포인트 프리젠테이션 자료

파워포인트는 마이크로소프트사가 개발한 프리젠테이션 전문 작성 프로그램으로 최근 가장 많이 활용되는 교수-학습용 자료 제작 프로그램이다. 주로 강의 내용, 사업 계획, 상품 소개 등의 발표 작업 또는 업무 보고를 위해 활용한다. 하나의 프리젠테이션 파일은 여러 장의 슬라이드로 구성된다. 표, 차트, 도형, 그래픽 등을 자유롭게 사용할 수 있으며, 소리, 동영상 등의 멀티미디어 기능도 활용할 수 있다. 제작된 자료를 장기간 보관할 수 있으며, 내용 수정이 용이하고, 제작 비용이 저렴하다. 대형모니터나 빔프로젝터 등을 활용하여 슬라이드 쇼를 수행할 수 있다.

- 파워포인트 프리젠테이션 자료 제작 과정
  - ① 파워포인트의 화면 구성 및 아이콘
  - ② 파워포인트의 실행
  - ③ 새 프레젠테이션 만들기
  - ④ 제목 입력하기
  - ⑤ 문자열 입력하기
  - ⑥ 그래픽 삽입하기
  - ⑦ 새 슬라이드 만들기
  - ⑧ 제목, 문자열, 그래픽 입력하기
  - ⑨ 저장하기
  - ⑩ 슬라이드 쇼하기
  - ⑪ 인쇄하기

6) 동영상 자료

소리와 영상을 함께 제공하여 학습자의 흥미를 유발시키고, 학습 효과를 높이는 교육매체이다. 동영상은 교육목표에 맞게 수집된 자료를 편집하여 활용하거나 새롭게 촬영하여 사용할 수 있다. 동영상 편집 프로그램에는 무비메이커(Window Movie Maker), 다음팟

인코더(Daum PotEncoder), 곰믹스(GOM Mix), 뱁믹스(VapMix), 모바비(Movavi), 베가스(Vegas), VirtualDubMod 등이 있다.

[표 7-6] 동영상 제작, 편집과정

동영상 제작과정	동영상 편집과정
① 사진, 음악파일 가져오기	① 비디오 가져오기
② 사진, 음악파일 스토리보드로 이동시키기	② 동영상 스토리보드로 이동시키기
③ 편집하기	③ 동영상 자르기 및 캡쳐하기
④ 비디오 효과 주기	④ 음향제거 및 음향(소리, 배경음악) 삽입하기
⑤ 비디오 전환 효과 주기	⑤ 비디오 전환 효과 주기
⑥ 제목 만들기	⑥ 제목 만들기
⑦ 저장하기	⑦ 저장하기

제3절 시각디자인

시각디자인은 교육활동에 필요한 시각자료를 설계하고 개발, 활용하는데 필요한 기본적 원리이며, 실행 정보이다. 시각화된 정보는 학습자의 주의를 집중시키고, 정보의 기억과 재생에 도움을 주기 때문에 교수-학습과정에서 중요한 영역을 차지하고 있다. 최근 들어 다양한 교육매체와 교육자료들이 개발됨에 따라, 교육현장에서는 교수자들에게 시각디자인의 원리를 이해하고, 활용할 수 있는 능력을 요구하고 있다.

1 시각정보

시각정보는 학습자의 연령, 경험, 인지능력, 문화적 특성 등에 따라 받아들이는 수준과 해석능력에 차이를 보일 수 있다. 이러한 이유로 시각정보를 제시할 때는 구체적인 사물이나 사진, 그림, 지도, 도표, 데이터 등을 중심으로 제시하는 것이 효과적이다.

시각정보는 다음과 같은 특성을 지니고 있다. 첫째, 주어진 공간 안에 언어적 정보보다 많은 양의 정보를 제시할 수 있다. 둘째, 복잡한 내용을 시각적으로 단순화하여 제시할 수 있다. 셋째, 언어나 어휘가 가지는 추상성을 명료하게 표현할 수 있다. 넷째, 강조할 부분을 명확히 강조할 수 있다. 다섯째, 학습자의 주의를 끌고 흥미를 유발시킬 수 있다. 여섯째, 적절하게 제시된 시각정보는 언어적 정보보다 빨리 이해되고 오래 기억될 수 있다.

1) 시각정보의 유형

시각정보는 '어떤 유형을 사용할 것인가?', '제시하려는 과제의 내용이 어떤 것인가?', '강조해야 할 것이 무엇인가?'에 따라 사실적, 유추적, 조직적 시각정보로 구분된다.

사실적 시각정보는 구체적인 사물이나 사실을 제시하는 것으로 시각화가 용이하고, 사진과 그림, 도안이나 약화된 그래픽, 언어 등을 활용한다. 유추적 시각정보는 사실적으로 내용을 제시했을 때 이해하기 어렵거나 흥미를 끌기 힘든 경우 그 내용과 유사한 개념을 사용해 시각적으로 제시하는 것이다. 조직적 시각정보는 내용의 요점이나 중요한 개념 간의 관계를 명확하게 하기 위한 것으로 도표, 지도, 분류도, 순서도(flow chart) 등을 활용한다.

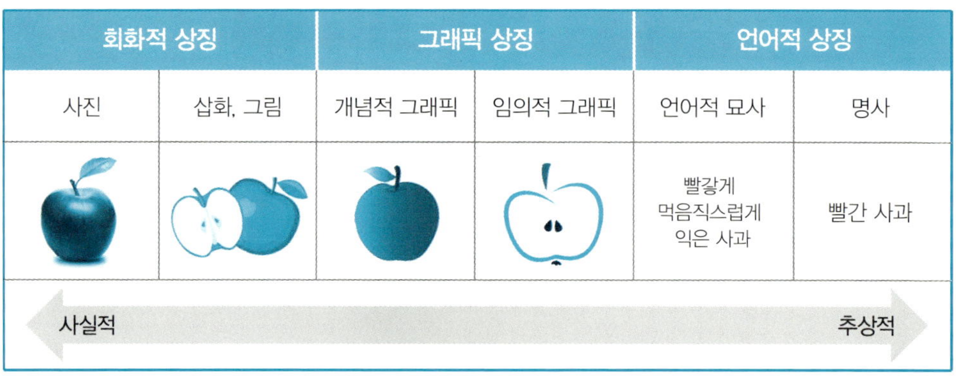

[그림 7-6] 사실적 시각정보의 예

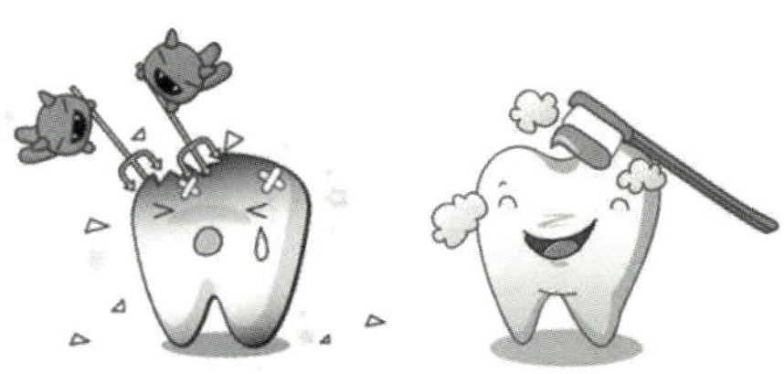

[그림 7-7] 유추적 시각정보의 예

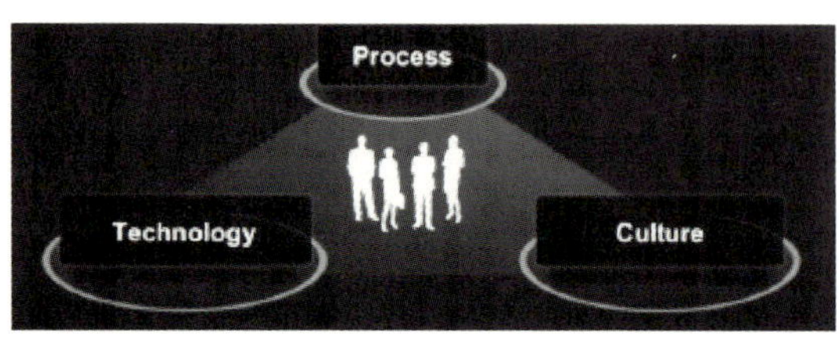

[그림 7-8] 조직적 시각정보의 예

2) 시각자료의 역할

(1) 아이디어에 대한 구체적 대상물을 제공하여 쉽게 기억할 수 있다.
(2) 학습자의 주의를 끌고, 유지하며, 감정적 반응을 유도해 냄으로써 학습자의 동기를 높일 수 있다.
(3) 복잡하고 이해하기 어려운 내용을 단순하게 표현하여 쉽게 이해하고 기억할 수 있도록 도와준다.
(4) 각 요소들 간의 관계를 도식화함으로써 논리적 순서와 구성요소를 시각화할 수 있다.
(5) 언어만으로 이해가 용이하지 않은 내용을 시각적으로 이해할 수 있는 기회를 제공한다.

3) 시각 리터러시

시각 리터러시란 시각적 메시지를 정확하게 해석할 수 있는 능력과 시각적 메시지를 만들어 낼 수 있는 능력을 말한다. 학습자의 시각자료에 대한 해석능력은 연령, 문화적 배경, 시각적 선호도에 따라 달라질 수 있다. 일반적으로 12세 이전 아동은 시각자료를 전체적으로 이해하기 보다는 부분적으로 이해한다. 한편 교수자의 시각 리터러시는 시각적 메시지를 만들어 낼 수 있는 능력을 말한다. 시각자료를 만들기에 앞서 교수자는 학습자의 시각 리터러시를 분석하여 그에 맞는 매체를 선택하며, 교수자 자신의 시각 리터러시를 계발하고 시각자료를 논리적으로 계열화하여 배열함으로써 교육의 효과를 높일 수 있도록 노력해야 한다.

2 시각디자인의 이해

1) 시각디자인의 목적

시각디자인은 학습자의 가독성을 증가시키고, 학습자가 내용의 해석에 들이는 노력을 감소시키며, 학습자의 몰입도를 높이기 위해 활용된다. 특히 교육내용 중 가장 중요한 부분에 초점을 두는 것이 중요하다(Heinich et al., 2002).

(1) 가독성 증가
(2) 학습 능력 향상

(3) 학습자의 주의 집중

(4) 교육내용의 중요 부분 강조

2) 시각디자인의 원리

(1) 단순성(simplicity)

① 전달하고자 하는 메시지를 간결하게 구성하여 효율적으로 전달할 수 있다.

② 학습자가 개념을 이해하는데 필수적인 정보만 제공해야 한다.

(2) 명료성(clarity)

① 학습자가 쉽게 이해할 수 있도록 명확하게 표현되어야 한다.

② 학습자의 수준에 적절한 정보를 제공해야 한다.

(3) 균형(balance)

① 시각자료에 포함된 요소들을 보기 좋게 배열해야 한다.

② 균형있게 배열된 자료가 보기에도 좋다.

(4) 조직(organization)

① 시각자료에서 제공하는 정보는 학습자의 시선 경로를 고려하여 배열 또는 배치해야 한다.

② 일반적으로 학습자는 왼쪽에서 오른쪽으로, 위에서 아래로 시선을 움직인다.

(5) 강조(emphasis)

① 핵심적인 내용은 원근·색·공간 등을 이용하여 학습자의 주의를 집중시켜야 한다.

② 각 요소의 대비, 배열, 화살표 등을 사용하여 중요 부분을 강조할 수 있다.

(6) 통일(unity)

① 시각자료의 구성 요소를 전체 또는 하나의 단위로 배치하는 것이다.

② 화살표·색·질감·동일한 배경 등을 이용하여 시각자료의 모든 요소들을 하나의 메시지로 표현할 수 있다.

3) 구성 요소

시각디자인은 시각적 요소와 언어적 요소로 구성된다. 시각적 요소는 그래픽 상징, 회화적 상징을 포함하며, 현실성과 사실성을 높일 수 있다는 장점을 지니고 있다. 언어적 요소는 의사소통의 수단으로 문자(텍스트)를 활용하기 때문에 가독성을 높일 수 있는 다양한 방법을 선택해야 한다. 특히 글자체, 글자크기, 색상의 조화, 글자의 공간, 줄 간격, 정렬 등은 가독성을 높이는데 중요한 역할을 한다. 예를 들어 인쇄물의 경우 제목은 돌기가 없는 고딕체 등을 활용하고, 본문은 돌기가 있는 명조체 등을 활용하는 것이 효과적이다.

호소력은 높은 시각자료를 제작하기 위해서는 경이감, 질감, 상호작용을 고려해야 한다. 경이감은 학습자로 하여금 새로운 자극물이나 정보를 접할 때 주의를 집중시킬 수 있는 효과가 있으며, 질감은 3차원의 시각자료를 첨가하여 촉감이나 입체감을 느끼게 함으로써 학습자의 이해력을 높이거나 자료의 매력성을 높일 수 있다. 또한 교육활동 시 학습자의 반응수준을 높이고, 교수자 및 학습자 간의 상호작용을 높일 수 있는 시각자료를 제작해야 한다.

(1) 언어적 요소

교육매체 및 자료에 포함된 문자정보(텍스트)의 가독성을 높이기 위해 글자체, 글자 크기, 자간, 글줄 길이, 줄 간격 등을 활용하는 타이포그래피를 실시한다.

① 글자체

글자는 인쇄 자료의 제목, 부제, 본문을 구성하며, 사진 및 그림 등의 시각적 요소를 설명하기 위해 활용되므로, 교육내용의 전달력을 높일 수 있는 적합한 글자체를 선택하여 사용해야 한다. 글자체를 선정할 때는 가독성, 교육 목적 및 내용에 대한 설명력, 인쇄 자료에 사용되는 글자체의 개수 등을 고려해야 한다. 일반적으로 1개의 인쇄 자료에 3~4개 이내의 글자체를 사용하는 것이 좋다.

② 글자 크기

인쇄 자료에서 가장 많이 사용되는 크기는 10, 11, 12 포인트이고, 슬라이드와 같이 스크린 화면을 활용할 경우에는 12 포인트 이상을 사용하는 것이 바람직하다.

③ 자간

낱글자와 낱글자 사이를 자간이라 한다. 자간은 글자체의 크기를 조정할 경우 자동적으로 조정되며, 글을 읽는 속도에 영향을 준다.

④ 글줄 길이

한 줄의 길이를 글줄 길이라고 한다. 글줄 길이는 용지의 크기, 글자의 크기, 단어 수 등에 의해 결정되며, 글줄이 긴 경우는 글을 읽는 속도에 영향을 주고, 글줄이 짧은 경우는 내용을 파악하는데 어려움을 준다.

⑤ 줄 간격

글줄과 글줄 사이의 공간을 줄 간격이라 한다. 줄 간격은 글줄 길이와 함께 글을 읽는 속도에 영향을 준다. 인쇄 자료를 만들 때에는 자간과 함께 줄 간격을 조정하는 것이 효과적이다.

(2) 시각적 요소

시각정보를 설계할 때 배열, 균형감, 색상을 활용하여 역동성이 높고, 주요 내용이 강조된 사실적이고, 조화로운 시각정보를 제작할 수 있다.

- 시각적 요소 : ABCDEFG(변영계 등, 2009)
  ① 배열(arrangement)
  ② 균형감(balance)
  ③ 색상(color)
  ④ 역동성(dynamism)
  ⑤ 강조(emphasis)
  ⑥ 사실성(fidelity)
  ⑦ 조화(graphic harmony)

3 시각디자인의 과정

1) 정렬

게시물의 주요 구성요소들을 배치할 때에는 정렬을 이용하여 요소들 간의 명확한 시각적 관계를 설명할 수 있도록 배치하는 것이 좋다. 정렬된 자료를 볼 때 학습자들은 많은 노력을 들이거나 집중하지 않아도, 시각자료가 제시하는 내용을 쉽게 이해할 수 있다.

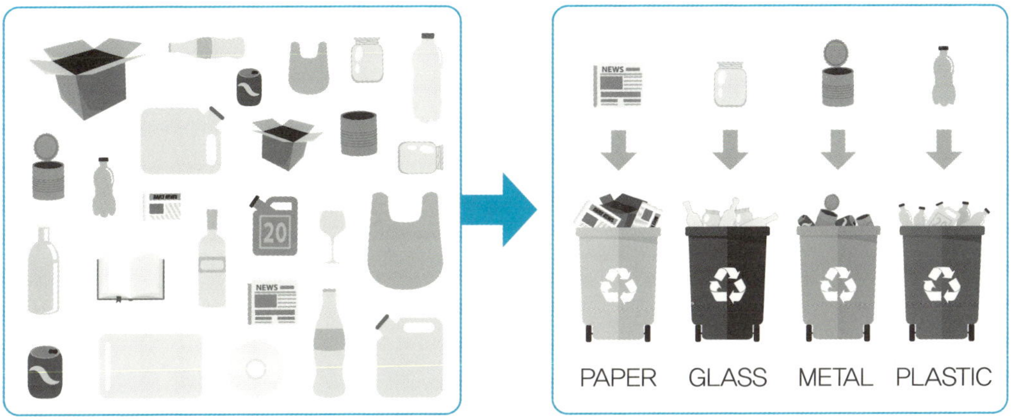

[그림 7-9] 정렬의 예 : 재활용품의 유형

2) 구도

시각적, 언어적 구성요소들을 배열하는 방법에는 원, 삼각형, 사각형, C, O. S, Z, L, T 등의 모양 등이 있다. 학습자에게 친숙한 모양의 형태로 배열하는 것이 좋다. 좀 더 구체적으로 C, O. S, Z, L, T 등의 모양을 활용할 수 있는데 원, 사각형, 삼각형 등의 기하학적 모양은 대부분의 학습자에게 익숙하고 전체를 예측하기 쉬운 장점이 있다. S, Z, L, T 등은 움직임을 표현할 수 있는 배열방법이다.

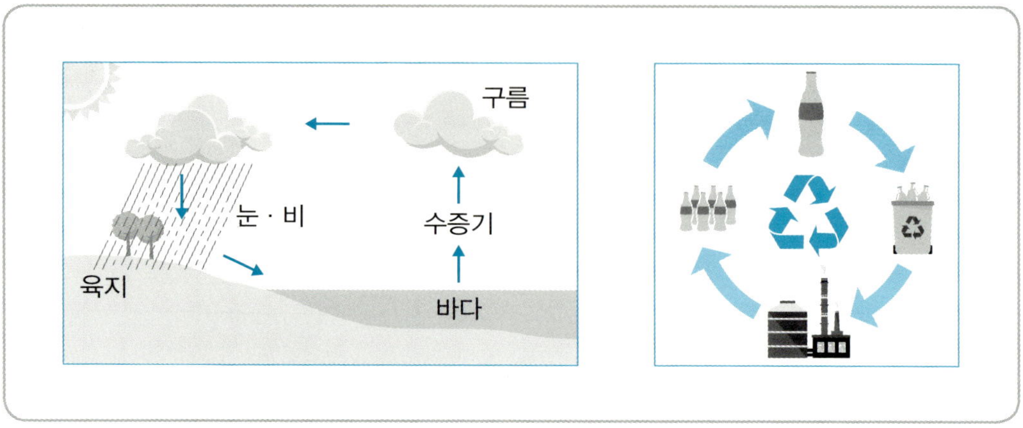

[그림 7-10] 원(O) 구도의 예

3) 균형

균형감(balance)은 수직적, 수평적, 수직적, 십자 분할 등의 무게감을 표현한 것이다. 균형감의 종류에는 좌우대칭형, 비대칭형, 균형이 없는 형이 있으며, 이 중 비대칭형이

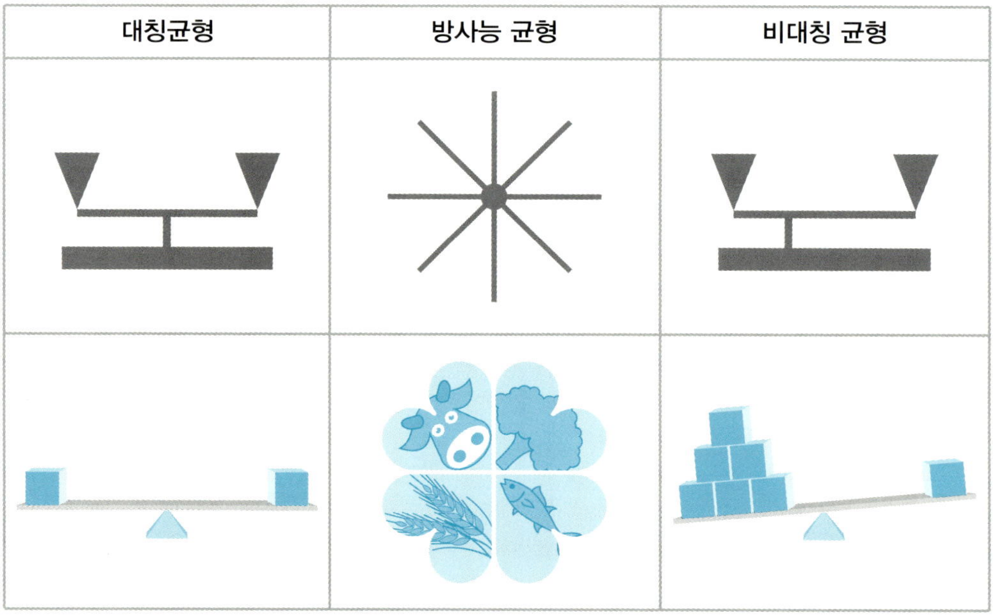

[그림 7-11] 균형감의 표현

가장 역동적이고 흥미를 유도하는 형태이다. C, S, Z, T형 등의 배열은 비대칭형에서 파생된 유형이다. 주의집중을 유발하기 위해서는 비대칭 또는 비형식적 균형을 이루는 것이 좋다.

4) 색상

색상(color)을 적절히 활용하는 것은 어려운 일이다. 시각디자인에서 색상을 선택할 때에는 색상의 조화가 중요하다. 학습자들은 조화가 잘 이루어진 색으로 구성된 시각디자인물을 오래 기억하는 경향이 있다. 보색은 서로 조화를 이루지만, 명도가 높은 빨강과 초록 등을 함께 사용하는 경우에는 불쾌감을 야기할 수도 있다.

(1) 색상의 속성(Salomon, 1992)

① 색상은 환경에 상호작용적이며 환경의존적이다. 형태, 위치, 크기 등에 의해 느낌이 크게 달라진다.

② 변화하는 외부조건은 색상의 인지에 영향을 준다.

③ 색상은 개인 간의 다음과 같은 생리학적, 문화적 차이를 가진다.

㉠ 연령이 증가할수록 색상에 둔감하며, 명도 높은 색상을 선호한다.

㉡ 문화적 배경은 각 개인이 인지하는 색과 그 색이 가지고 있는 상징성에 영향을 미친다.

(2) 색상의 활용 지침(Salomon, 1992)

① 교육내용에 관한 이해수준을 높이기 위해 학습자가 경험한 색의 상징성을 이용한다.

② 암기가 필요할 때 적절한 색상을 사용한다.

③ 실제 세계의 특성을 묘사할 때 사용한다.

④ 많은 데이터 중 강조하거나 의미를 부여해야 하는 부분을 묘사할 때 사용한다.

⑤ 시각적 힌트가 될 수 있도록 사용한다.

⑥ 분류가 필요할 때 사용한다.

⑦ 어떤 특정한 감성적 반응을 이끌어 내고 싶을 때

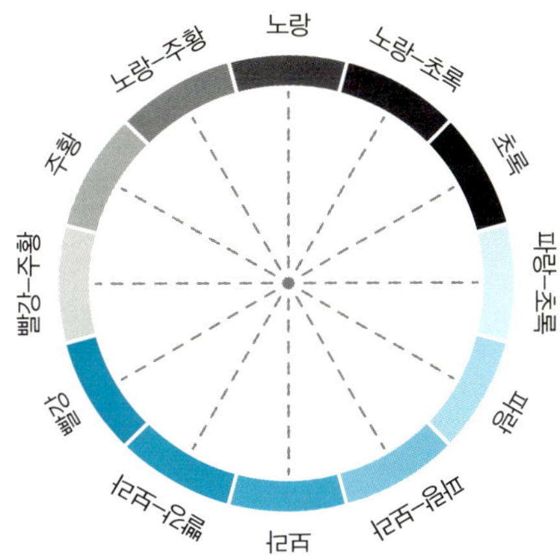

[그림 7-12] 보색관계

사용한다.

⑧ 유사한 색상을 쓰는 것이 효과적이나, 너무 많은 색을 한꺼번에 쓰는 것은 좋지 않다.

5) 배열

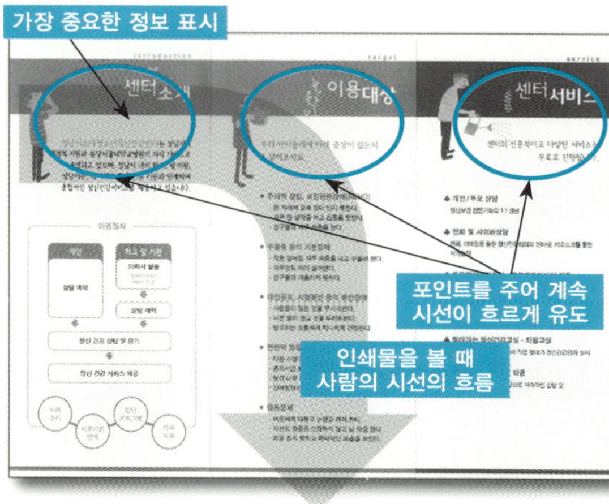

시각정보를 설계할 때는 수평선, 수직선, 사선, 곡선의 특성을 고려하여 배열하는 것이 중요하다. 수평선은 평온과 안정감을 주고, 수직선은 힘을 암시한다, 사선은 동작과 역동성을 제공하며, 곡선은 부드러움과 움직움을 느끼게 한다. 일반적으로 학습자들은 최상단 1/3 지점을 가장 먼저 보고, 그 다음으로 좌하단 1/3 지점, 우상단 1/3 지점을 보기 때문에 좌상단 1/3 지점에 가장 중요한 내용을 배열하는 것이 좋다. 중앙은 안정적이기는 하지만 흥미를 가장 적게 끄는 부분이므로 중요한 내용을 배치하는 것은 적절하지 않다.

이외에도 화살표 등을 사용하여 방향을 제시하거나, 사용하는 문자와 배경의 명도를 대비시키거나, 요소들의 배치, 색, 텍스트를 일관성있게 구성함으로써 시각자료의 가독성을 증가시킬 수 있다.

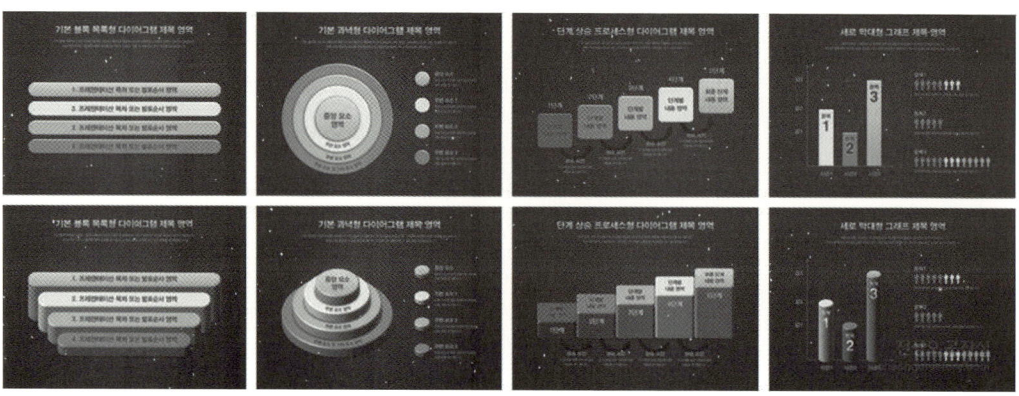

[그림 7-13] 일관성있는 자료구성의 예

4 제작 지침

시각디자인은 텍스트 요소의 디자인과 사진·그래픽·차트 등과 같은 시각적 요소의 디자인으로 구성된다(Pett & Wilson, 1996; Smaldino, Lowther, & Russell, 2008).

1) 언어적 요소

언어적 요소인 문자정보(텍스트)를 디자인할 때는 다음의 사항을 고려하여야 한다.

- 문자정보 디자인 시 고려해야 할 사항
  ① 시각정보가 주는 느낌을 방해하지 않는 글자체를 사용한다.
  ② 가능한 한 단순한 형태의 글자체가 좋다.
  ③ 문자의 색을 지정할 때에는 배경색과의 조화를 고려해야 한다.
  ④ 행간이 너무 붙거나 떨어지지 않도록 하고, 한 번에 읽을 수 있는 적당한 양을 사용한다.

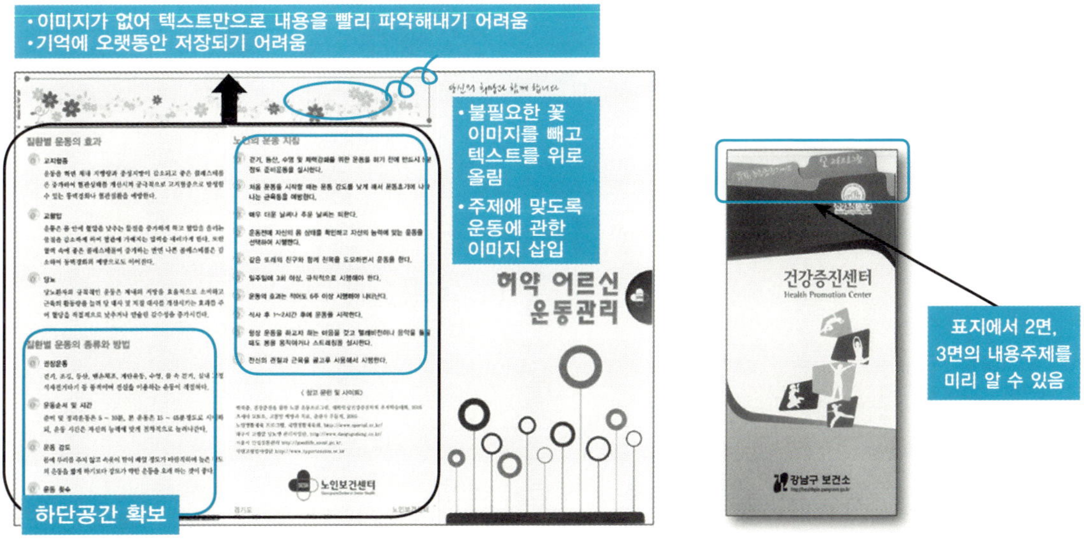

[표 7-7] 내용 구성 원고 점검표 : 텍스트 원고

검토 사항	매우 그렇다	그렇다	보통이다	그렇지 않다	전혀 그렇지 않다
1. 중요한 내용이 정확히 설명되고 있는가?					
2. 중요한 내용이 강조되는가?					
3. 내용 설명이 학습자의 참여를 유도하는가?					
4. 문장이 간결하게 기술되어 있는가?					
5. 맞춤법, 철자 등이 정확한가?					
6. 문장의 진술방법이 통일되어 있는가?					
7. 학습자 수준에 맞는 어휘가 사용되고 있는가?					
8. 학습 목표와 연관된 질문이 제시되고 있는가?					
9. 다양한 형태의 질문이 제시되고 있는가?					
10. 학습 내용 소개가 장황하거나 부적절하지 않게 잘 구성되어 있는가?					

2) 시각적 요소

사진, 그래픽, 차트 등과 같은 시각적 요소를 디자인할 때는 사항을 고려하여야 한다.

(1) 기존의 이미지를 추가할 때 고려해야 할 사항

① 학습목적에 직접 관련 있는 이미지를 사용한다.

② 구체적인 목표에 적절한 포괄적인 이미지의 구성요소로써 구체적인 이미지를 사용한다.

③ 일관성 있는 스타일의 이미지를 사용한다.

④ 특정 대상에 대한 설명 제공을 위해 이미지를 사용한다.

⑤ 텍스트 자료의 주제를 소개하거나 어조를 설정하기 위해 이미지를 사용한다.

(2) 그래픽 제작 지침

① 폰트체(굴림체), 크기(24포인트 이상), 크기 및 배경과 대조되는 색상 선택

② 평범한 배경 색상 사용. 일반적으로 밝은 배경에 어두운 글자가 읽기 쉬움

③ 제목은 가운데 또는 왼쪽에 정열하고, 설명제목이나 부제목을 제시함

④ 가급적 적은 양의 단어를 사용함

⑤ 일관성 있는 시각자료의 포맷을 유지하기 위해 탬플릿(template)을 사용함

⑥ 일관성 있는 텍스트 포맷을 유지하기 위해 마스터 슬라이드를 사용함
⑦ 반드시 필요한 내용만을 제시함
⑧ 내용에 적절한 그래픽을 사용함
⑨ 일관성 있는 화면전환 기법을 사용함
⑩ 메시지의 효과적인 전달을 위해 애니매이션을 사용함
⑪ 소리의 사용을 최소화함
⑫ 필요시 바닥글을 사용하여 슬라이드의 정보를 제공한다.

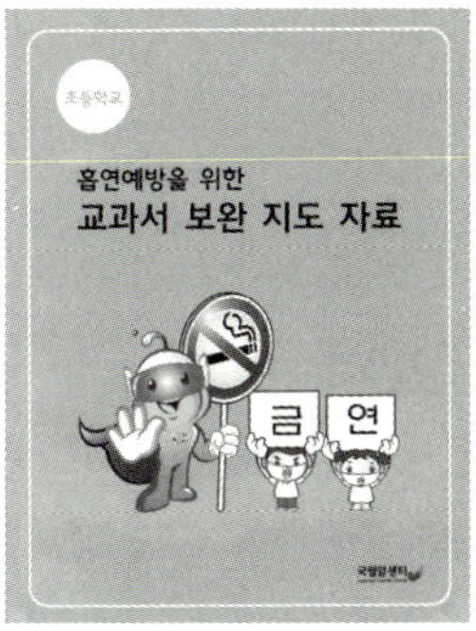

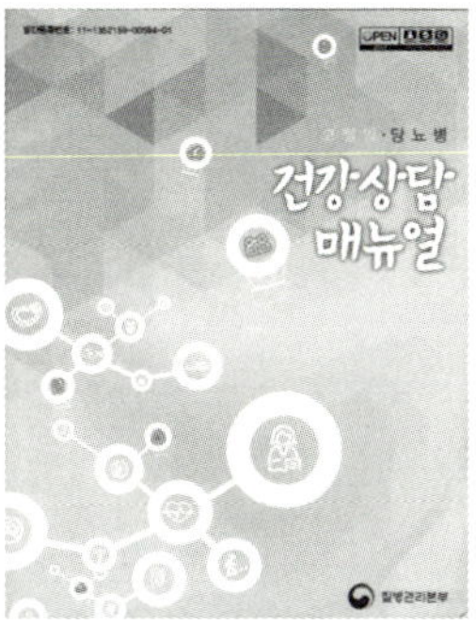

[표 7-8] 시각디자인의 평가기준

구분	평가항목	평가점수				
		1	2	3	4	5
명확성	제시된 글자나 그림의 크기는 적절한가?					
	제시된 글자나 그림은 명확하게 인쇄되었는가?					
	제시된 글자나 그림은 배경과 명확하게 구분되는가?					
	제시된 그림은 학습자나 기타 목표로 하는 대상에 적합한가?					
	주의집중전략은 적절히 활용되었는가?					
	제시된 그림이나 도형이 정말 중요한 것으로만 구성되어 간결한가?					
	시각적 계열화가 필요한 경우, 그 계열화는 적합한가?					
효과성	제시된 요소는 균형적으로 배열되어 있는가?					
	제시된 시각정보의 테두리는 적절한가?					
	제시된 시각정보는 화면을 효율적으로 활용하고 있는가?					
	복수의 단어와 그림이 제시되었을 때, 어느 단어가 어느 그림에 속하는지 명확하게 구분되는가?					
	그림이나 사진이 제공되었을 때, 이들은 목적이 잘 나타날 수 있는 각도에서 잡은 것인가?					
	제시하는 내용과 방법이 서로 일치하며 논리적인가?					
매력성	제시된 시각정보는 학습자가 가지고 있는 경험이나 흥미에 부합하는가?					
	제공된 시각정보가 학습자가 다음 내용에 대한 심적 준비도나 안정감을 가질 수 있도록 도와주는 일관된 스타일이 있는가?					
	제시된 시각정보는 주의를 끄는가?					
	제시된 시각정보는 흥미를 지속시키는가?					
	제시된 시각정보는 기억을 도울 수 있는 방법을 제시하거나 포함하고 있는가?					

출처 : 변영계, 김영환, 손미. (2009). 교육 방법 및 교육공학. 서울 : 학지사, p.253

교육자료의 시각디자인 평가

- 평가 자료명 :
- 평가 일자 :
- 평가자 :
- 주제어 :
- 시각디자인 평가

구분		매우 적합	적합	보통	부적합	매우 부적합
언어적 요소	글자체					
	글자 크기					
	글줄 길이					
	줄 간격					
	여백 주기					
	글자의 인쇄 상태					
시각적 요소	정렬					
	구도					
	균형					
	색상					
	일관성					
	제시 방향					
	배열 각도					
	글자/그림과 배경의 대비					
	화면의 효율적 활용					
	주의 집중					
	흥미 유발					
	상호작용					

- 총평 :

[그림 7-14] 시각디자인 평가표의 예

[표 7-9] 교육자료 설계방법 점검표

검토 사항		매우 그렇다	그렇다	보통이다	그렇지 않다	전혀 그렇지 않다
기본 사항	단순성 : 학습자에게 필요 없는 내용은 생략하고 중요한 내용만 제공하는가?					
	일관성 : 동일한 정보를 항상 동일한 위치에 제시하는가?					
	상징성 : 학습내용을 요약하여 제시하는가?					
텍스트	텍스트가 이해하기 쉽고 읽기 쉽게 설계되었는가?					
	한 면에 너무 많은 텍스트를 사용하지 않고 적절한 양의 텍스트를 사용하고 있는가?					
	억지로 글씨크기를 줄이거나 줄/문단 간격을 줄여 내용을 제시하기 보다는 적절한 형태의 크기를 사용하고 있는가?					
	글자의 크기를 다양화하거나 하이라이트를 사용하여 내용을 강조하고 있는가?					
그래픽	지나치게 복잡한 그림을 사용하기 보다는 학습자에게 적절한 복잡성을 고려하여 제시되고 있는가?					
	그림과 관련된 텍스트를 적절히 제공하고 있는가?					
	과장되거나 비현실적인 그림을 제시하기 보다는 현실성을 고려한 그림을 제시하고 있는가?					
	그래픽의 사용이 내용의 이해와 기억을 돕는가?					
색상	색상을 일관적으로 사용하고 있는가?					
	지나치게 많은 색상을 사용하지 않고 적절한 색상을 사용하고 있는가?					
	색상의 보편적인 의미를 활용하되 문화적 요인을 고려하고 있는가?					
	가독성을 증가시키는 최적의 색상을 사용하고 있는가?					

제4절 적합성 평가

1 기존 교육자료의 활용

기존의 교육자료를 수정하거나 재편집하여 사용하는 것은 시간이나 비용 관점에서 볼 때 새로 교재를 제작하는 것보다 효율적일 수 있다. 기존의 자료 중 적합한 것을 선택하여 사용할 때는 첫째, 주어진 주제와 관련된 자료수집이 가능한가를 검토해야 하고, 둘째, 공신력 있는 제작자가 만든 자료, 동료 교육자들이 추천하는 자료 등을 수집하며, 셋째, 관련 전문서적의 서평을 참고하고, 넷째, 관련기관의 자료실 목록 등을 살펴보아야 한다. 수집된 지료를 활용할 때는 학습자의 특성, 학습목표, 교육방법, 학습 상황, 관련 시설, 교육 환경 등을 고려하여 결정해야 한다.

1) 교육자료 선정 시 고려사항

(1) 기존의 교육자료에 관한 활용방안을 모색하였는가?
(2) 기존의 교육자료가 적절하지 못할 때, 수정 또는 재편집 방안을 검토하였는가?
(3) 교육자료를 새롭게 제작할 때는 교육목표·학습자의 특성·비용·활용 가능한 기술·장비·시설·제작 기간 등을 고려하였는가?

2) 교육자료 선택 시 영향을 미치는 요인(유승우 등, 2010)

(1) 학습자의 특성
(2) 교수자의 특성
(3) 교육 상황
(4) 교육목표와 교육내용
(5) 교육매체의 속성과 기능
(6) 교육 장소 및 시설
(7) 실질적 요인 : 교육 시간, 비용, 난이도, 이용가능성 등

3) 교육자료 제작 시 고려해야 할 사항

적절한 교재를 찾을 수 없다면 학습목표를 달성하기에 적합한 자료를 제작하여 사용해야 한다. 이 때 고려해야 할 사항은 다음과 같다.

(1) 학습자가 성취해야 할 목표는 무엇인가?
(2) 학습자의 특성은 무엇인가?
(3) 제작에 충분한 비용은 확보할 수 있는가?
(4) 원하는 수준의 자료를 만들기에 충분한 기술, 장비, 시설은 확보할 수 있는가?
(5) 교육자료 제작에 충분한 시간적 여유가 있는가?

2 교육자료의 적합성 평가

교육목표와 교육내용에 맞추어 교육방법을 선정한 후, 교육매체를 선정 또는 개발, 편집, 수정을 할 때는 자료의 정확성, 적절성, 범위, 흥미, 조직, 기술, 동반자료, 물리적 특성, 가격, 추천기관 등을 고려해야 한다. 이외에도 이론 및 연구 기반, 학습자의 동기 및 흥미 유발, 내용의 체계성, 조작성 및 활용성, 구체성, 다양성, 접근성, 매력성, 효과성을 고려해야 한다.

(1) 정확성

교육내용의 정확성, 사실의 왜곡성, 정보의 최신성, 저자의 공신력 등을 고려해야 한다.

(2) 적절성

학습목표와 교육자료의 적합성, 어휘와 개념의 적절성, 개념의 난이도, 자료의 유용성, 주제와 제목·자막·해설의 관련성, 전개방식과 흥미 유발의 적절성 등을 고려해야 한다.

(3) 범위

교육내용의 구성수준, 주제의 최신성 등을 고려해야 한다.

(4) 흥미

교육내용과 학습자 경험 간의 관련성, 지적 호기심의 충족수준, 창의성 등을 고려해야 한다.

(5) 조직

교육내용의 논리성, 편견 배제, 흐름의 적절성, 내용의 통합성, 삽화 등의 적절성을 고려해야 한다.

(6) 기술

화상의 질, 음영의 선명성, 현실성, 영상의 정확성, 색채의 적절성 등을 고려해야 한다.

(7) 동반자료

안내문의 첨부, 동반자료의 적절성 등을 고려해야 한다.

(8) 물리적 특성

자료의 용이성, 포장, 견고성, 수리 가능성 등을 고려해야 한다.

(9) 가격

가격의 적정성, 관리 비용의 적정성, 비용-효과성 등을 고려해야 한다.

(10) 추천기관

제공기관의 신뢰성 등을 고려해야 한다.

[표 7-10] 교육매체 및 자료의 선정기준 및 점검사항

선정기준	점검사항
정확성	① 소개되는 내용이 정확한가? ② 사실의 일부만이 왜곡되어 제시되지는 않았는가? ③ 최신의 정보인가? ④ 제작자가 만든 그 외의 작품은 어떠한가? ⑤ 좋은 평판과 자격을 갖춘 저자와 제작자인가?
적절성	① 학습목표 달성에 적합한 자료인가? ② 사용된 어휘와 개념이 학습자의 수준에 맞는가? ③ 소개되는 개념의 난이도가 학습자의 수준에 적절한가? ④ 자료에 포함된 데이터가 유용한가? ⑤ 제목이나 자막이 주제와 관련되어 있는가? ⑥ 해설, 대화 및 음향효과가 주제와 관련되어 있는가? ⑦ 전개방식이 학습자의 흥미를 유도할 수 있도록 적절하게 되어 있는가?

범위	① 제작자가 의도한 내용을 모두 다루었는가? ② 최근에 요구되는 주제를 취급하고 있는가?
흥미	① 자료의 내용이 학습자의 경험과 관련성이 있는가? ② 지적인 도전이나 호기심을 충족시켜주는가? ③ 상상력을 유발하는가? ④ 창의성을 길러 줄 수 있는가?
조직	① 논리적으로 내용이 전개되었는가? ② 내용 전개에 편견은 없는가? ③ 흐름이 적절한가? ④ 내용이 통합적으로 조직되어 있는가? ⑤ 해설과 대화, 음악과 효과 및 배경의 여러 요소가 서로 균형을 이루고 있는가? ⑥ 삽화와 캡션의 사용이 적절한가?
기술	① 화상의 질은 어떠한가? ② 음영이 선명하고 명료하여 이해에 불편이 없는가? ③ 초점은 잘 맞는가? ④ 실제 크기와의 관련성이 있는가? ⑤ 영상과 녹음자료가 정확하게 동조되는가? ⑥ 색채는 효과적으로 적절히 사용되었는가?
동반자료	① 교수자와 학습자들을 위한 안내문이 첨부되어 있는가? ② 동반된 자료가 적절한가?
물리적 특성	① 취급, 사용 및 저장의 용이성 ② 사용 시 지켜야 할 복잡한 준수사항이 있는가? ③ 포장 ④ 견고성 ⑤ 수리가 간단한가?
가격	① 가격의 적정성 ② 수리에 드는 비용 정도 ③ 구입하는 것이 유료대여보다 경제적인가? ④ 비용-효과적인 측면을 고려했을 때의 가치
추천기관	① 신뢰할 만한 단체나 기관에서 추천한 것인가?

3 보건교육 자료의 활용방안

교육매체를 선택할 때는 각 매체의 특성을 고려하여 선정하는 것이 바람직하다. 교육 매체 선정 시 고려해야 할 사항은 공간성과 시간성, 참여, 속도, 지속성으로 교육목적에 적합한 매체를 선정함으로써 교육의 효과를 높일 수 있다.

교육자료의 효과적인 활용을 위해서는 '5P'를 고려해야 한다. 교육자료에 대한 사전 검토(preview the material), 교육자료의 준비(prepare the material), 교육환경의 준비(prepare the environment), 학습자의 준비(prepare the learner), 학습경험의 제공(provide the learning experience)이다. 교육 수행 전에 학습자, 교육목표, 교육자료의 적절성을 검토하고, 교육활동 중 교육매체와 교육자료를 제시하는 순서에 따라 교육자료의 활용 상황을 연습해야 한다. 학습 교구, 조명, 환기시설 등과 기자재의 정상적 작동을 사전에 점검해야 하고, 학습자가 교육활동에 참여할 수 있도록 교육내용을 전반적인 안내하고, 학습 동기를 유발시킬 수 있는 전략을 수행해야 한다. 모든 준비가 완료되면, 교육목표를 달성할 수 있도록 학습자에게 적절한 학습경험을 제공한다.

[표 7-11] 교육매체 및 교육자료 활용 시 고려해야 할 사항

교육매체	교육자료
• 공간성과 시간성 • 참여 • 속도 • 지속성	• 교육자료가 교육대상과 교육목표에 적절한가? • 교육활동을 지원하는 교육매체와 자료가 준비되어 있는가? • 교육매체와 교육자료를 활용할 교육환경이 준비되어 있는가? • 학습자가 교육활동에 참여할 준비가 되었는가? • 교육목표를 성취하도록 적절한 학습경험이 제공되었는가?

요 약

교육의 목표를 성취하기 위해서는 교육내용을 효과적으로 전달할 수 있는 교육방법과 매체를 선정 또는 개발해야 한다. 교육자료는 학습자의 특성, 교육 상황, 교육 시간, 활용 인력 등에 따라 영향을 받으며, 효과적인 교육자료는 학습자의 동기를 유발시켜 학습능력을 향상시키는데 기여한다. 교육자료는 크게 교수자료와 학습자료로 구분할 수 있다. 교수자료에는 교육 프로그램, 강사매뉴얼, 프리젠테이션 자료, 평가자료 등이 포함되며, 학습자료에는 자율학습자료, 학습자 매뉴얼, 보조자료, 참고자료, 과제수행 체크리스트 등이 포함된다. 보건교육 자료를 개발하기 위해서는 메시지 설계이론과 메시지 디자인의 원리를 이해하고, 이론에 기초한 제작과정을 수립하여 진행하는 것이 중요하다. 메시지의 전달과정을 이해하기 위해 커뮤니케이션의 구성요소를 설명하는 SMCR 모형 등을 살펴볼 수 있으며, 메시지 설계를 위해 주요 절차를 설명하는 ADDIE 모형과 ASSURE 모형 등을 활용할 수 있다. 메시지 개발을 위해 ACRS 이론과 건강행동이론 등을 적용하고, 보건교육 매체 및 자료의 선정을 위해 시청각이론 등을 활용할 수 있다.

학습목표를 달성하기 위하여 교육자료를 선정할 때는 기존에 제작된 자료 중 적합한 자료를 선택하여 사용할 수 있고, 기존의 자료를 교육목표에 맞추어 수정하거나 재편집하여 사용할 수 있다. 기존의 자료가 교육목표를 충족하지 못하는 경우에는 교육자료를 새롭게 제작하여 활용해야 한다. 교육자료를 완전히 새로 제작할 경우에는 제작 목적의 수립, 학습내용의 조직화, 학습 전략 개발, 스토리보드 작성, 제작 및 지침서 작성, 평가 및 수정의 6단계를 거쳐 제작할 수 있다. 인쇄 자료의 제작과정은 계획단계, 제작단계, 편집단계로 구성된다. 계획단계에서는 자료의 범위, 목적, 대상, 용도 등을 결정하고, 자료사용의 제한점을 검토한다. 제작단계에서는 교육내용을 집필하여 내용을 체계적인 조직화하고, 교육내용의 이해수준을 높일 있는 시각자료를 선정 또는 개발하여 활용한다. 마지막 편집단계에서는 학습자에게 개발된 교육자료를 사전 테스트하여 수정 및 보완사항을 점검한 후, 최종 인쇄 자료를 완성한다. 융판 및 자석판에 활용되는 종이 자료는 기존의 그림책이나 잡이에서 잘라낸 사진, 인터넷에 게시되어 있는 사진, 직접 종이 위에 그린 그림을 사용하며, 장기간 사용을 위해 코딩하여 사용한다. 부직포 자료는 그림으로 표현하기 어려운 자료를 부직포를 활용하여 제작하며, 여러 가지 색상의 부직포를 원하는 모양대로 오려서 접착제를 발라 사용한다. 투시물 자료는 학습내용과 목표를 분석하고, 표현 방법을 구상하여 제작 기법을 결정한다. 제작 기법에는 손으로 직접 그리는 법, 컬러리프팅, 복사기 이용법, 컴퓨터 이용법 등이 있다. 슬라이드 자료는 주제 및 목적 결정, 학습목표 설정, 내용의 개요 설정, 스토리보드 카드(storyboard card) 작성, 스크립(script) 작성 순으로 제작한다. 파워포인트 프리젠테이션 자료는 파워포인트의 화면 구성 및 아이콘, 파워포인트의 실행, 새 프레젠테이션 만들기, 제목 입력하기, 문자열 입력하기, 그래픽 삽입하기, 새 슬라이드 만들기, 제목·문자열·그래픽 입력하기, 저장하기, 슬라이드 쇼하기, 인쇄하기 순으로 제작한다. 동영상은 교육목표에 맞게 수집된 자료를 편집하여 활용하거나 새롭게 촬영하여 사용할 수 있다. 동영상 제작 과정은 사진·음악파일 가져오기, 사진·음악파일 스토리보드로 이동시키기, 편집하기, 비디오 효과 주기, 비디오 전환 효과 주기, 제목 만들기, 저장하기 순이다.

시각디자인은 교육활동에 필요한 시각자료를 설계하고 개발, 활용하는데 필요한 기본적 원리이며, 실행 정보이다. 시각정보는 사실적, 유추적, 조직적 시각정보로 구분되며, 시각 리터러시란 시각적 메시지를 정확하게 해석할 수 있는 능력과 시각적 메시지를 만들어 낼 수 있는 능력을 말한다. 시각디자인의 목적은 가독성 증가, 학습 능력 향상, 학습자의 주의 집중, 교육내용의 중요 부분 강조이다. 시각디자인의 원리는 단순성, 명료성, 균형, 조직, 강조, 통일이다. 시각디자인은 시각적 요소와 언어적 요소로 구성된다. 시각적 요소는 그래픽 상징, 회화적 상징을 포함하며, 현실성과 사실성을 높일 수 있다는 장점을 지니고 있다. 언어적 요소는 의사소통의 수단으로 문자(텍스트)를 활용하기 때문에 가독성을 높일 수 있는 다양한 방법을 선택해야 한다. 특히 글자체, 글자크기, 색상의 조화, 글자의 공간, 줄 간격, 정렬 등은 가독성을 높이는데 중요한 역할을 한다. 시각정보를 설계할 때 배열, 균형감, 색상을 활용하여 역동성이 높고, 주요 내용이 강조된 사실적이고, 조화로운 시각정보를 제작할 수 있다. 시각디자인의 과정에서는 정렬, 구도, 균형, 색상, 배열을 고려해야 한다.

기존의 교육자료를 수정하거나 재편집하여 사용하는 것은 시간이나 비용 관점에서 볼 때 새로 교재를 제작하는 것보다 효율적일 수 있다. 기존의 자료 중 적합한 것을 선택하여 사용할 때는 첫째, 주어진 주제와 관련된 자료수집이 가능한가를 검토해야 하고, 둘째, 공신력 있는 제작자가 만든 자료, 동료 교육자들이 추천하는 자료 등을 수집하며, 셋째, 관련 전문서적의 서평을 참고하고, 넷째, 관련기관의 자료실 목록 등을 살펴보아야 한다. 수집된 자료를 활용할 때는 학습자의 특성, 학습목표, 교육방법, 학습 상황, 관련 시설, 교육환경 등을 고려하여 결정해야 한다. 교육목표와 교육내용에 맞추어 교육방법을 선정한 후, 교육매체를 선정 또는 개발, 편집, 수정을 할 때는 자료의 정확성, 적절성, 범위, 흥미, 조직, 기술, 동반자료, 물리적 특성, 가격, 추천기관 등을 고려해야 한다. 이외에도 이론 및 연구 기반, 학습자의 동기 및 흥미 유발, 내용의 체계성, 조작성 및 활용성, 구체성, 다양성, 접근성, 매력성, 효과성을 고려해야 한다. 교육매체를 선택할 때는 각 매체의 특성을 고려하여 선정하는 것이 바람직하다. 교육매체 선정 시 고려해야 할 사항은 공간성과 시간성, 참여, 속도, 지속성으로 교육목적에 적합한 매체를 선정함으로써 교육의 효과를 높일 수 있다. 교육자료의 효과적인 활용을 위해서는 교육자료에 대한 사전 검토, 교육자료의 준비, 교육환경의 준비, 학습자의 준비 학습경험의 제공을 고려해야 한다.

참고문헌

강이철. (2004). 교육공학의 이론과 실제, 서울: 학지사.

김명, 서미경, 서혜경, 김영복. (2003). 보건교육 이론과 적용, 서울: 계축문화사.

김영복. (2003). 금연교육방법, 서울: 정담출판사.

박숙희, 염명숙. (2008). 교수-학습과 교육공학, 서울: 학지사.

변영계, 김영환, 손미. (2009). 교육방법 및 교육공학, 서울: 학지사.

설양환, 권혁일, 박인우, 손미, 송상호, 이미자, 최욱, 홍기칠 역. (2006). 교육공학과 교수매체, 서울: 아카데미프레스.

유승우, 임형택, 권충훈, 이성주, 이순덕, 전희정. (2010). 교육방법 및 교육공학. 서울: 양서원

이성호. (1999). 교수방법론, 서울: 학지사.

전국대학보건관리학교육협의회. (2011). 보건교육방법론, 2판, 서울: 한미의학.

전국대학보건관리학교육협의회. (2014). 보건교육학. 서울: 한미의학.

전국대학보건관리학교육협의회. (2015). 보건교육방법론, 3판, 서울: 한미의학.

조미헌, 김민경, 김미량, 이확화, 허희옥. (2010). e-Learning 컨텐츠 설계. 서울: 교육과학사.

최성희, (2007). 교수 메시지 설계. 서울: 남두도서.

한정선, 김영수, 주영주, 강명희, 정재삼, 박성희. (2008). 교육방법 및 교육공학, 서울: 교육과학사.

Bensley, R.J. & Brookins-Fisher, J. (2003). Community Health Education Methods, 2nd ed. UK London Jones and Bartlett Publishers, Inc.

Borich, G. D. (2000). Effective teaching methods, 4th ed. Upper Saddle River, NJ: Merrill.

Donnelly, J. (2003). Health Counseling; Application and Theory. Thomson Learning, Inc.

Egger, G., Spark, R., & Donovan, R. (2005). Health Promotion Strategies and Method, 2nd ed. McGraw-Hill Australia Pty Ltd.

Gilbert, G. G. & Sawyer, R. G. (2000). Health Education Creating Strategies for School & Community Health, 2nd ed. UK London Jones and Bartlett Publishers,

Inc.

Heinich, R., Molenda, M., Russell, J., & Smadino, S. (2002). Instructional Media and the New Technologies for Learning. Upper Saddle River, NJ: Pearson.

Lowenstein, A. J., Foord-May L., & Romano J. C. (2008). Teaching strategies for health education and health promotion. MA: Jones and Berlett Publishers.

Molenda, M., Pershing, J., & Reigeluth, C. (1996). Designing Instructional Systems. In R. Craig, Ed. Training and development handbook, 4th ed. NY: McGraw-Hill.

Reay, D. (1994). Selecting Training Methods. London:Kogan Page.

Rothwell, W. J. & Kazanas, H. C. (1992). Mastering the instructional design process: A systematic approach. San Francisco: Jossey Bass Publishers.

제8장

보건교육방법 및 자료 활용사례

제8장

보건교육방법 및 자료 활용사례

| 교육목표 | 1. 보건교육 프로그램 사례를 통해 보건교육방법의 실제 적용에 대해 이해한다.
2. 보건교육 프로그램 사례를 통해 보건교육방법의 활용방법을 습득한다.
3. 보건교육 프로그램 사례를 통해 보건교육 자료의 활용방법을 이해한다.

제1절 흡연예방 및 금연 프로그램

1 청소년 금연실천프로그램(ENDS)

1) 배경

사람의 습관화된 행동을 바꾸는 것은 일반적으로 쉽지 않은 일이다. 특히 청소년 흡연은 니코틴 등의 약물 의존성뿐만 아니라 사회적 관계 형성의 매개체나 감정 표출의 수단 등으로서 역할을 하기 때문에 이미 흡연을 시작할 경우 금연을 유도하는 것은 특히 어려운 것으로 알려져 있다. 또한 청소년 흡연과 관련되는 요인은 사회 인구학적 측면, 환경적 측면, 행태적 측면, 개인적 측면 등 매우 복잡하여 금연을 유도하기 위해서는 그러한 요인들을 고려한 포괄적인 접근이 필요하다.

흡연하는 청소년들을 대상으로 금연교육을 제공하는 일에 있어 가장 어려운 과제는 이

1) 본내용은 청소년 금연실천프로그램(보건복지부, 한국건강증진개발원, 2014.12) 교사용 책자를 인용 및 발췌하여 사용하였습니다.

들로 하여금 금연하고 싶다고 생각이 들도록 하는 것이다. 동기란 어떤 행위의 방향과 강도 그리고 행위를 지속하는 것에 대해 직접 작용하는 힘(force)으로 금연시도와 금연성공 그리고 유지에 영향을 미치는 요인으로 보고되고 있다.

따라서 금연을 고려하고 있지 않은 흡연 청소년들을 대상으로 금연동기를 증진해 실제적인 금연교육 프로그램의 효과를 극대화시킬 수 있다. 또한 프로그램을 통해 청소년 흡연율이 심각해지고 있는 현실에서 이들의 금연행동을 중재할 합리적이고 체계적인 교육 프로그램 모델을 제시하고 각 교육현장 실정에 맞도록 운영한다.

2) 프로그램 목적

'END'란, 'Experience New Days'의 줄임말로, 「END 프로그램」을 통해 흡연을 끝내고 새로운 나날을 시작하자는 의미로 '금연동기유발프로그램'과 '금연실천프로그램'이 있으며, END 프로그램은 정보전달에 큰 비중을 둔 기존의 금연교육 프로그램과는 달리 흡연하는 청소년들의 금연동기를 증진하기 위한 목적으로 개발되었다.

본 프로그램은 금연을 실천하고자 하는 것을 프로그램 종료시 최소한 1주일 이상 완전 금연을 유지하고 앞으로 재흡연의 우려를 최소화하는 것을 목표로 한다.

3) 이론적 근거

일반적으로 금연프로그램은 4단계로 구성된다. 첫 번째는 흡연에 대한 자아인지를 확립하고, 두 번째는 금연동기를 제공 및 강화하며, 세 번째는 금연에 대한 준비를 하고, 네 번째는 금연상태를 유지하기 위한 전략을 제공하는 것이다. 본 프로그램을 위하여 행동단계 이론을 적용하여 표적 대상자를 명확히 함으로써 참여자의 동질성을 확보하고, 경험 공유를 통한 관찰학습, 흡연 및 금연에 의한 결과 예상 및 기대, 보상을 통한 강화, 자아존중감 향상, 사회적 지지, 스트레스 관리, 거절술, 자기 모니터링 및 자아통제, 자기효능감 재고, 행동역량 강화 등 금연실천을 위한 요소로 포괄하여 포함되었다.

다시 말하면 이 프로그램은 이와 같은 원칙을 바탕으로 행동변화단계이론, 사회적 영향 모형, 사회적 인지 이론, 건강믿음모형, 계획된 행동이론 등의 행태 이론을 바탕으로 구성된다.

4) 프로그램 기본원칙

(1) 진행자 : 촉진자로서의 역할

프로그램은 원칙적으로 참여유도를 통해, 스스로 생각하고 판단하여 결심함으로써 자신의 생각과 행동을 스스로 바꾸도록 하는 것이다. 따라서 프로그램 진행자는 될 수 있으면 개입을 자제하고 학생들 스스로 발표와 참여를 통해 자체적인 결론을 내리도록 유도한다. 진행자는 각 회차별의 목표달성이 이루어지도록 원만한 진행을 위한 촉진자로서의 역할을 하며, 일방적인 강의식 진행이나 자신의 생각을 강요하지 않도록 한다.

(2) 교육자와 참여자간의 관계형성

금연프로그램의 참여 학생들은 참여자체가 일종의 낙인이 되거나, 진행과정에서 한 발언 등으로 불이익을 받을수 있다는 생각을 할 수 있다. 교육자는 이점에 대해 학생들에게 충분히 이해시키도록 하고 진행자도 개인정보에 대한 비밀을 철저히 유지할 것을 이해시키도록 하는 것이 필요하다. 또한 담배가 나쁜 것이지 흡연자가 나쁜 것이 아니라는 것을 강조하고, 이 프로그램에 대한 참여가 궁긍적으로 본인을 위한 것이며 일종의 치유 차원이라는 것을 이해시키도록 해야 한다.

(3) 징벌적 및 의무적 참여 지양

금연을 실천하는 프로그램으로 교내에서 흡연하다가 발각된 경우 등을 이유로 프로그램에 강제적으로 참여하도록 하는 것을 바람직하지 않다. 특히 자발적 참여자를 강제적인 참여자와 섞어서 진행하는 것은 불가하다.

(4) 부모의 동의 확보

이 프로그램 내에서는 호기 일산화탄소 및 소변 코티닌 측정, 설문조사 등 개인정보보호와 관련된 내용이 포함되어 있고, 또한 부모의 협조가 중요하므로 학부모의 사전 동의를 얻는 것을 원칙으로 한다. 단 부모가 자녀의 흡연사실을 모르고 있고 참여 학생이 부모에게 알리는 것을 원하지 않을 경우 학교 당국의 교육적 차원에서 학부모 동의 취득 여부를 결정한다.

(5) 프로그램 시작전 준비물

일산화탄소측정기와 소변 코티닌 검사기를 권장한다.

5) 프로그램 대상 및 교육방법

(1) 자발적 참여

흡연에 대한 자아인지나 금연동기가 없는 경우 금연을 유도하기 매우 어렵다. 이 프로그램은 본인 스스로 어느 정도 금연의도가 있고 스스로 원해서 자발적으로 참여하는 것을 원칙으로 한다.

(2) 대상연령층

중학생, 고등학생을 대상으로 적용하는 것을 원칙으로 한다.

(3) 참여인원수

프로그램은 소그룹 상담을 원칙으로 하여 6~8명을 이상적인 인원으로 산정한다. 그러나 대상자들의 금연의지가 강하고, 프로그램 참여가 원활하게 이루어질 가능성이 높은 경우에는 10명까지 가능하다. 그러나 숫자가 너무 많은 경우에는 개별적인 참여 시간이 부족하고, 분위기가 산만할 가능성이 있으므로 될 수 있으면 10명을 초과하지 않도록 한다.

(4) 참여자 구성

청소년들은 혼자보다는 또래들과 모여서 담배를 피우는 경우가 많고, 개별적으로 금연을 결심하더라도 또래 그룹에 섞이게 되면 다시 흡연할 가능성이 매우 높아진다. 따라서 흡연을 같이 하는 그룹을 묶어서 함께 금연하도록 하는 것이 효과적이다.

6) 프로그램 구성 및 내용

(1) 전체구성시수

프로그램은 모두 10차시로 이루어져 있고 각 차시는 50분간 진행하는 것으로 구성되어 있다. 그러나 금연동기 유발 프로그램을 이수하였거나 금연의지가 상당히 있는 학생들로 그룹이 구성될 경우에는 금연동기 강화단계에 해당하는 제3차시와 제4차시를 생략하고 전체 8차시로 구성도 가능하다.

(2) 운영일정 및 유의사항

10차시로 운영할 때에는 제7차시인 금연시작까지는 3~4일간격으로 주당 2회 운영한다. 금연을 시작한 다음부터는 금연유지를 위한 시행착오와 방법을 터득하기 위해 1주일에 1회씩 실시하여 전체적으로 7주에 걸쳐 운영한다. 8차시로 운영할 때에는 금연을 시작하게 되는 제5차시까지 3~4일 간격으로 주당 2회 실시하고, 그 이후부터 주당 1회 실시하여 전체적으로 6주간 운영한다.

태도와 행동변화는 금방 이루어지는 것이 아니므로, 이를 위해서는 최소한의 기간이 필요하고 특히 금연행동 유지를 위해서는 시간이 필요하므로 회차간에 너무 짧은 간격으로 붙여서 운영하는 일이 없도록 한다. 특히 금연준비기간(10차시 운영의 경우 5차시와 7차시 사이)는 최소한 1주일이 되도록 하고, 금연이후에는 1주일 간격을 유지하여 최소 3주간의 금연유지훈련을 한 다음 프로그램을 종료하도록 한다.

(3) 프로그램 구성도

본 프로그램은 5단계 10차시로 구성되어 있어 1단계에서는 프로그램 참여준비를 위하여 참여자 간 그리고 참여자와 진행자 간의 친밀감과 일체감 형성을 위한 단계이다. 2단계에는 흡연에 대한 인지 강화를 위하여 흡연으로 인한 문제 공유를 통해 공동목표 형성 및 금연의지를 확인한다. 제3단계에서는 담배에 대한 지식과 흡연으로 인한 폐해 또한 이러한 지식을 바탕으로 금연을 할 수 있는 동기를 고취하여 금연일을 설정하고 금연준비 방법을 습득한다. 제4단계에서는 금연준비를 위하여 흡연상황에 대한 대처방법을 습득하고, 완전 금연실시시작을 통한 실천단계로 들어간다. 제5단계에서는 금연유지를 위하여 재흡연 예방과 금연 후 있을 수 있는 신체변화, 또한 장기간 지속적으로 금연유지를 할 수 있는 방안을 제공한다.

7) 교육방법

프로그램은 총 7주차로 운영할 것을 권장하며 학교 상황에 따라 차시의 생략 및 확장이 가능하다.

[표 8-1] 금연실천프로그램 차시별 내용

차시	제목	과정목표	내용
제1단계 프로그램 참여 준비			
1	마음의 문 열기	참여자 간, 그리고 참여자와 진행자 간의 친밀감과 일체감 형성	• 프로그램 소개 • 참여자 소개 • 생활수칙 설정 및 서약 • 기초 설문조사
제2단계 흡연에 대한 인지 강화			
2	고민 같이 나누기	흡연으로 인한 문제 공유를 통해 공통 목표 형성 금연의지 확인	• 각자의 흡연력 소개 • 흡연으로 인한 문제점과 고민 발표 • 금연서약 • 흡연일지 작성법 설명
제3단계 금연동기 강화			
3 (선택)	담배의 정체 알기	담배의 성분과 인체에 대한 영향을 이해하고 이를 통해 금연동기 강화	• 담배 연기의 성분 • 흡연으로 인한 인체 영향 • 간접흡연에 의한 영향
4 (선택)	지금까지의 손해 회복하기	흡연의 사회적 규범 및 흡연으로 인한 손해 인식을 통한 금연동기 강화	• 자신의 장점과 특징 발견(자아존중감 향상) 및 흡연에 의한 손상 인지 • 흡연으로 인한 손실과 이득 평가
5	위대하고 현명한 결심의 순간	금연일을 설정하고 금연준비 방법 습득	• 흡연일지를 통한 흡연상황 분석 • 금연이유 설정 • 금연일 설정
제4단계 금연준비			
6	어떤 상황에서도 대처할 수 있는 나	흡연거절법 및 흡연상황에 대한 대처방법 습득	• 금연시도 경험 공유 • 흡연상황에 대한 대처 연습 • 거절법 연습 • 흡연의 위험한 순간 넘기기
7	드디어 해방의 날	금연의 의미를 확인하고 금연유지를 위한 방법 습득 완전 금연 실시 시작	• 금연의 의미 확인 • 금연을 위해 할 일 • 금단증상에 대한 이해 • 나를 도와줄 사람 찾기
제5단계 금연유지			
8	현명한 선택으로 위험한 순간 넘기기	현명한 스트레스 대처 방법 습득을 통한 재흡연 예방	• 몸의 변화 관찰하기 • 지난날의 경험 공유 및 반성 • 스트레스 분석 및 본질 이해 • 스트레스에 대한 현명한 대처
9 (선택)	금연에 도움되는 생활 습관 익히기	금연 후 있을 수 있는 신체변화에 대한 대비	• 몸의 변화 관찰하기 • 지난날의 경험 공유 및 반성 • 운동 및 건강한 식습관 계획
10	몸과 마음이 깨끗해진 나	장기간 금연목표 설정 및 금연결심 재확인	• 담배로부터 해방된 몸의 확인 • 나 자신을 축하하기 위한 목표 설정 • 금연 결심 재확인 • 사후 설문조사

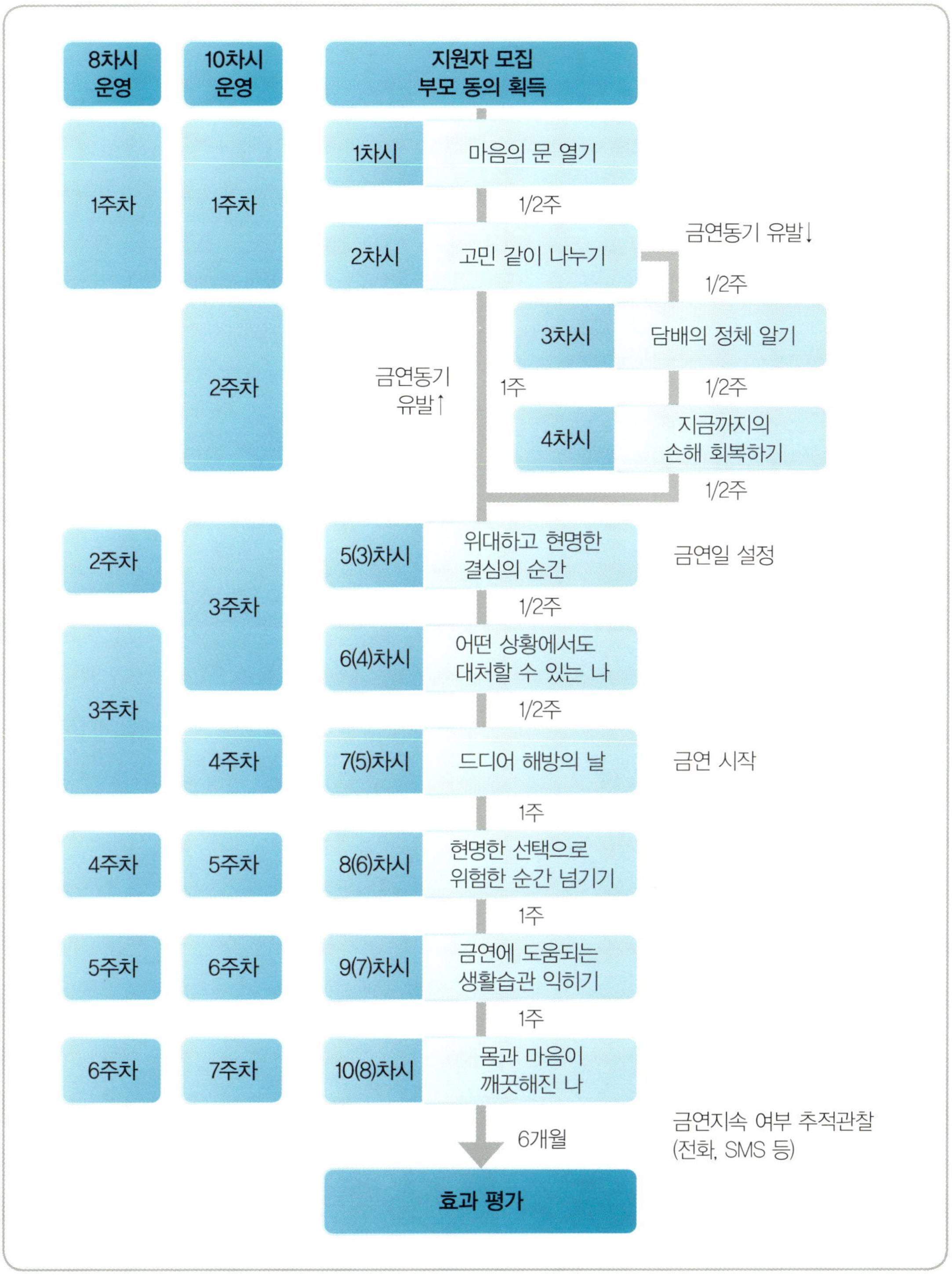

[그림 8-1] 금연실천프로그램 체계도

8) 평가

프로그램 평가를 위하여 사전, 사후 설문 측정도구를 개발하였다. 사전에는 기초조사 설문지를 통하여 흡연행태와 동기와 흡연에 대한 태도를 파악할 수 있는 20문항의 설문지로 구성되어 있다. 사후에는 흡연행태와 흡연에 대한 태도의 변화를 보기 위하여 총 10문항의 설문지로 구성되어 있다. 또한 흡연학생들의 일산화탄소와 및 코티닌 기록지를 제공하여 지속적으로 행태를 파악할 수 있도록 하며, 금연을 시도한지 6개월 이후 일산화탄소 검사를 통하여 흡연성공 및 실패를 평가하고 지속적으로 관리할 수 있도록 하였다.

2 청소년 흡연예방 프로그램(담배 Bye, 건강 Hi)

1) 배경

최근 증가 추세에 있는 청소년 흡연을 예방하고, 학생들의 건강에 대한 인식을 제고하기 위하여 개발되었다. 청소년들과의 쌍방향 커뮤니케이션을 통해 장기적인 교육효과 창출 및 금연 및 흡연예방 메시지의 효과적인 전달이 가능하도록 하였다.

2) 프로그램 대상 및 원칙

청소년이 흡연에 접근하지 않도록, 또한 담배에 노출되었을 때 어떻게 행동할 것인지에 대한 내용을 담고 있으며, 주요 대상은 중학생, 고등학생을 대상으로 적용하는 것을 원칙으로 한다.

본 프로그램은 총 4차시로 구성되어 있어 관련 내용에 대한 학습 이후, 다큐멘터리 형식의 정보전달 콘텐츠를 통하여 내용의 인지도를 높이고, 영상교육 종료후 2차 교육을 위한 활동자료를 활용하여 퀴즈, 토론, 발표 자료로서 학습한 내용을 복습한다.

3) 프로그램 운영

청소년 흡연예방 프로그램은 다큐멘터리 영상 위주의 자료로 전문가라면 누구나 쉽게 교육을 진행할 수 있도록 구성되어 있다. 본 내용을 바탕으로 교육 대상의 수준과 환경이

다르기 때문에 획일화된 교안을 제작하지 않았으며, 교육 교사께서 아래 내용을 참고하여 수업을 할 수 있도록 한다.

한 개의 차시에는 4개의 소주제로 구성되어 있다. 또한 4개의 차시 중 학생에게 교육하고자 하는 영상을 선택하여 수업시간에 활용할 수 있으며, 각각의 차시 별로 교육이 가능하다. 내용과 시간을 고려하여 영상을 선택하고 교육할 수 있다.

(1) 영상

4개의 챕터로 구성된 다큐멘터리 형식의 정보전달 콘텐츠로 첫 번째 차시에는 "진실 TRUTH, 이것이다, 담배의 진실"이라는 제목으로 담배가 만들어지는 과정과 담배회사의 청소년 마케팅 등 감춰져 있던 담배의 어두운 모습을 바로 볼수 있는 내용을 제공한다.

두 번째 차시에는 "착각 ILLUSION, 벗어나라, 착각의 늪"으로 금연광고와 실험 등의 체험을 통해 담배의 위험성과 건강의 중요성을 알려주는 것을 제공한다.

세 번째 차시에는 "시작 START, 시작하라! 더 늦기 전에"로 금연 및 흡연예방 방법 등 청소년에게 필요한 구체적인 실천방안에 대해 알려주는 것을 제공한다.

네 번째 차시에는 "나눔 SHARE, 함께하라, 세상이 바뀐다"로 국내 유명인사의 흡연예방 인터뷰, 해외 청소년 금연운동 등 함께 호흡하고, 공감하는 내용을 다루고 있다.

(2) 활동자료

차시 별 영상 교육 종료 후에 활동자료를 활용하면 교육 효과를 높인다. 차시 당 4~5개의 활동자료를 활용하여, 주로 퀴즈, 퍼즐, 토론, 발표 등 쌍방향 의사소통이 되도록 교육을 유도한다.

4) 평가

프로그램 평가를 위하여 사전, 사후 설문 측정도구를 개발하였다. 사전에는 기초조사 설문지를 통하여 흡연행태와 동기와 흡연에 대한 태도를 파악할 수 있는 20문항의 설문지로 구성되어 있다. 사후에는 흡연행태와 흡연에 대한 태도의 변화를 보기 위하여 총 10문항의 설문지로 구성되어 있다. 또한 흡연학생들의 일산화탄소와 및 코티닌 기록지를 제공하여 지속적으로 행태를 파악할 수 있도록 하며, 금연을 시도한지 6개월 이후 일산화탄소 검사를 통하여 흡연성공 및 실패를 평가하고 지속적으로 관리할 수 있도록 하였다.

제2절 중독예방 프로그램

1 웹기반 개인맞춤형 사업장 음주문제 예방 프로그램[2)]

1) 배경

사업장의 음주폐해 예방과 감소는 근로자의 건강문제뿐만 아니라 사업장의 생산성 손실, 나아가 우리 사회 전체의 음주폐해 예방과 감소를 위해서도 중요하다(이희종과 제갈정, 2002; 김광기 등, 2005). 왜냐하면 음주하는 성인의 다수가 근로자이며, 사업장은 근로자의 음주와 관련한 위험요인과 보호요인이 동시에 존재하는 곳으로(Bennett et al., 2000) 음주문제 예방과 치료적 개입이 복합적으로 이루어질 수 있는 생활터이기 때문이다. 그러나 일반적으로 사업장에서의 음주폐해 예방 노력은 일회성 강의 혹은 홍보 캠페인과 같은 집단 수준에서의 프로그램이 주로 이루어지고 있어서 효과를 거두기 어렵다. 근로자 대상의 음주폐해 예방 및 감소 프로그램으로 효과성을 인정받고 있는 것은 단기개입 프로그램이나(Babor et al., 2010), 실제로는 문제음주자들이 이 프로그램에 참여하지 않는다는 한계를 가지고 있다. 이를 극복할 수 있는 대안으로 제시되고 있는 것이 웹 기반의 단기개입 프로그램으로 면대면 단기개입만큼 효과성을 인정받고 있다(Cunningham et al., 2005). 특히 우리나라의 인터넷 보급과 IT 산업의 인프라를 고려해 볼 때 웹기반 프로그램의 효용성은 매우 높을 것으로 예상된다. 이에 본 프로그램은 근로자 개인의 음주문제수준에 맞는 웹기반의 개인 맞춤형의 단기개입이 가능하도록 개발, 제공하고자 하였다.

2) 목적

본 프로그램은 근로자 개인의 음주문제 수준을 파악하고, 그에 따른 맞춤형의 단기개입을 통해 근로자의 음주폐해를 예방, 감소하는 것을 목적으로 하며, 세부적인 목적은 다음과 같다.

첫째, 근로자 개개인의 음주문제 수준을 확인하고, 각 개인의 점수에 따른 차별화된 개입방법을 제공한다.

2) 본 프로그램은 제갈정 등이 2011년 한국건강증진개발원의 연구용역으로 시행한 “웹기반 개인맞춤형 사업장 음주문제 예방 프로그램 개발”의 보고서 내용 중 일부를 발췌 정리한 것이다.

둘째, 근로자 개개인의 음주관련 지식수준을 확인하고 음주관련 올바른 지식과 정보를 제공한다.

셋째, 회식에서의 음주기대에 대한 허상을 인식하게 하고 대안문화를 제공한다.

3) 이론적 근거

본 프로그램은 합리적 행동론과 계획된 행동론을 통합한 변형된 계획 행동론에 기초하여 구성하였다. 음주와 같은 특정 행동을 하려면 하고 싶은 의도나 동기가 있어야 한다. 이는 태도와 주관적 규범에 의해 결정된다는 합리적 이성론에 근간을 두고 있으며, 행동을 하고 싶은 의도나 동기가 적을지라도 행동 통제에 대한 믿음이 큰 경우에 행동을 할 수 있다는 측면을 강조하고 있는 계획된 행동론의 근본 원리가 가미된 것이다.

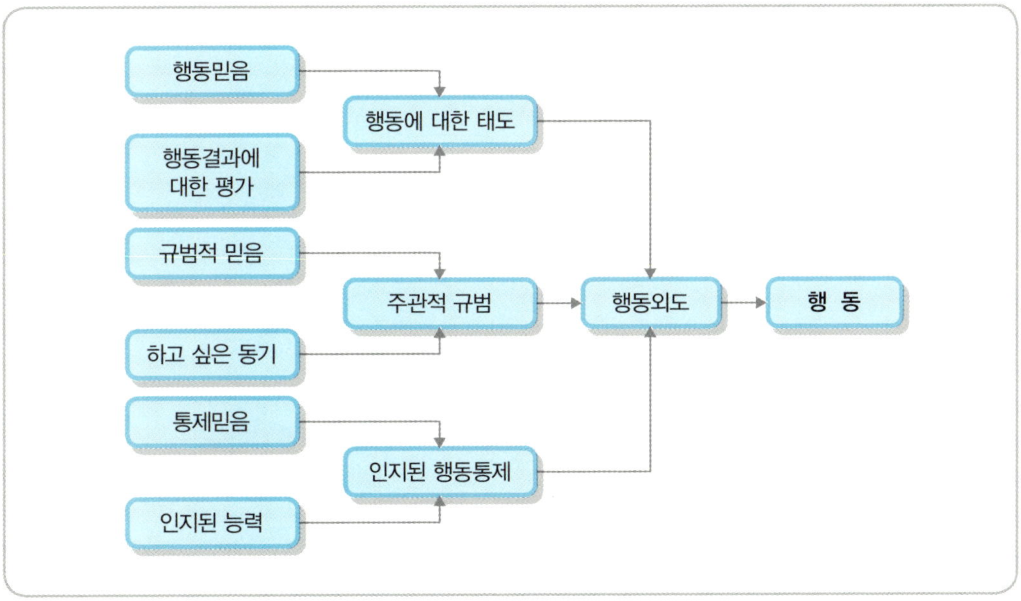

[그림 8-2] 프로그램 개발의 이론적 근거

출처 : Montano and Kasprzyk(2002)

4) 프로그램의 기본 원칙

본 프로그램이 웹기반이라는 점에서 다음과 같은 몇 가지 원칙을 고려하였다.

첫째, 프로그램은 사용자의 음주행동별로 차별화된 개인 맞춤형으로 하며, 상호작용적 프로그램으로 구성하여 개인의 음주행동에 따라 차별적인 정보와 메시지를 전달받을 수 있도록 한다.

둘째, 단순히 정보만 제공하는 것에 그치지 않고 개인의 음주행동과 음주습관, 음주문제 경험 수준에 대해 평가하고, 이에 근거하여 문제음주자를 선별한 후, 그 결과에 근거한 차별적인 음주규범과 단기개입(brief intervention)을 제공한다.

셋째, 음주관련 지식과 정보는 근로자의 요구를 파악한 후 가장 필요한 정보 중심으로 제공하고, 습득한 지식과 정보는 설문을 통해 확인하도록 함으로써 프로그램 완료 후 일정수준의 지식습득이 이루어지도록 한다.

넷째, 사업장에서 이루어지는 회식문화에 대해 근로자 스스로 생각해볼 수 있게 하고, 대안문화 사례를 제시함으로서 음주 관련 사업장 조직문화 개선을 유도한다.

5) 대상 및 교육 환경

본 프로그램의 대상은 사업장 근로자이다. 기본적으로 본 프로그램이 개인맞춤형으로 제공되므로 업종 혹은 직종, 사업장 내 근로자수 등에 구애받지 않고 시행가능하다. 또한 웹 기반 프로그램이므로 컴퓨터와 인터넷 사용이 가능한 환경만 갖추어지면 언제 어디서나 교육이 가능하다. 본 프로그램을 제공하는 사이트는 www.kisah.re.kr/iucas_2013/index.php이며, 메인화면은 다음과 같다.

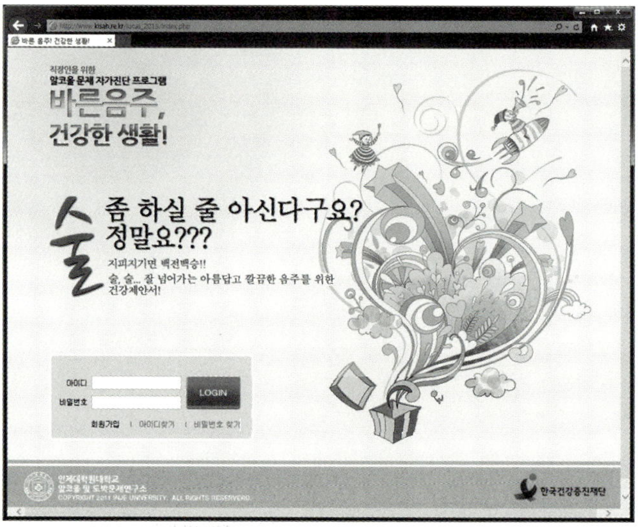
직장인을 위한
알코올 문제 자가진단 프로그램
바른음주,
건강한 생활!
술 좀 하실 줄 아신다구요?
정말요???
지피지기면 백전백승!!
술, 술... 잘 넘어가는 아름답고 깔끔한 음주를 위한 건강제안서!
아이디
비밀번호
LOGIN
회원가입
아이디찾기
비밀번호 찾기
인제대학원대학교
알코올 및 도박문제연구소
한국건강증진재단

6) 프로그램 구성 및 내용

프로그램은 총 4개의 장으로 구분되어, 자가진단, 음주관련 지식과 정보제공, 회식문화의 허상 인식과 대안문화 제공, 평가로 구성되어 있다. 음주관련 지식과 정보제공 전후에는 전달하고자 하는 교육내용을 교육대상자가 제대로 숙지하였는지를 평가하는 설문을 배치하였다.

제1장은 자가진단을 통해 자신의 음주행동과 음주문제수준을 AUDIT-K[3]로 평가하고, 그 결과를 다른 사람과 비교해 보도록 하였다. 이를 위해서 국민건강영양조사자료를 활용한 2차자료분석을 통해 프로그램에 참여한 근로자 개인이 동일한 업종의 동일한 성별을 가진 근로자와 비교해보았을 때 어느 정도 수준에 속하는지를 보여주도록 구성하였다. 이와 함께 근로자 개인의 AUDIT-K 점수에 따라 사회적 음주(7점 이하), 위험음주(8-15점), 고위험음주(16-19점) 및 문제음주(20점 이상)의 4개 집단으로 구분하여 자신이 어떤 음주집단에 속하는지에 대한 정보와 함께 이 점수에 따른 집단별로 차별화된 조언을 제공하였다.

제2장은 음주와 관련된 정확한 지식을 제공하려는 목적으로 구성되었다. 술에 대한 잘못된 정보나 지식을 가지고 있지 않은지를 설문을 통해 먼저 확인하고, 이와 관련된 내용으로 교육을 받고 설문을 통해 다시 한번 확인하는 과정으로 이루어져 있다. 설문의 내용은 음주운전, 음주량과 혈중알코올농도, 필름 끊김, 음주와 암, 홍조증, 음주에서의 남녀차이, 적정음주량, 태아성알코올증후군, 음주의 간접폐해, 청소년 음주와 법적 허용연령, 음주관련 국가 정책 등에 대한 내용이다. 교육이 완료된 후에는 교육하기 전에 실시한 설문과 동일한 내용의 사후설문을 다시 하여 교육내용을 얼마나 잘 습득하였는지 확인하고 70점이 넘지 않으면 재교육을 받도록 구성하였다. 이는 웹기반 교육이 가지는 특성상 컴퓨터를 틀어놓고 교육에 집중하지 않을 수도 있다는 점을 고려하여 일정 점수 이상이 되어야 다음 과정으로 넘어가는 방법을 선택한 것이다. 2차 설문이 끝난 후에는 정답을 알려줌으로써 정확한 지식을 습득하도록 하였다.

3) AUDIT-K는 세계보건기구에서 개발한 알코올사용장애선별도구인 AUDIT(Alcohol Use Disorders Identification Test)를 한국 실정에 맞게 수정한 것이다. 이 선별도구는 총 10개 문항으로 구성되어 있으며, 각 문항별로 0점에서 4점까지 구분되어 있어서 10개 문항의 점수를 합한 AUDIT 전체 점수는 0점에서 40점까지 분포한다. 점수가 높을수록 음주문제가 많은 것으로 본다(WHO, 2001).

제3장에서는 사업장에서 흔히 이루어지는 회식문화에 대해 생각해보도록 하는 내용으로 회식 자리에서 일어날 수 있는 상황들과 그 때 사람들이 마음속으로 느끼는 감정들을 보여줌으로써 술자리에서 나타나는 사람들의 겉과 속을 생각해보도록 구성하였다. 이에 따라 술 외에도 다양하게 즐길 수 있는 대안적인 문화들을 제시해주었다. 이는 음주문화에 대한 균형의사결정(balanced decision making)을 할 수 있도록 음주회식에 대한 장점과 단점을 부각하는 방법의 일환이였다.

마지막 장의 평가에서는 프로그램에 대한 만족도 설문을 실시하고, 본 교육과 관련된 의견을 제안하도록 하였으며, 본인이나 주변사람들 중 음주문제에 대한 상담이 필요할 경우를 위해 전문 상담기관에 대한 정보를 제공해주었다.

[표 8-2] 프로그램 구성

장	제목	부제	목표	내용	교육방법 및 자료
1장	술이랑 나랑	자가진단: 나의 음주습관 이대로 좋은가?	근로자 개인의 음주문제수준 확인과 문제수준에 따른 개입 방법 제공	• AUDIT-K를 활용한 나의 음주습관과 음주문제 수준 확인 • 개인별 AUDIT-K 점수의 위치 제시(다른 사람과의 비교를 통한 위치 제공: 규범 제공) • AUDIT 점수에 따른 4개 그룹별로 차별화된 개입방법(조언) 제시	
2장	혹시 술 아세요?	음주상식: 알고 마시자	근로자의 음주관련 지식수준 확인 및 올바른 지식과 정보제공	• 지식 설문(사전) • 음주관련 지식과 정보제공 • 지식 설문(사후)	웹툰
3장	술 한잔 할래요?	여러분의 술자리는 어떤 모습인가요?	회식에서의 음주기대의 허상 인식 및 대안문화 제공	• 음주 회식에서 기대하는 것의 허상 • 회식에서 과음과 폭음을 하게 되는 이유 • 대안문화 제시	애니메이션 플래시 (동영상)
4장	평가	평가 및 마무리	평가	• 만족도 조사 • 관련 상담기관 정보제공	

7) 교육방법 및 교육자료

본 프로그램은 기본적으로 웹 기반의 개인맞춤형 프로그램으로 컴퓨터를 활용하여 교육을 지원하는 컴퓨터보조학습방법의 일종이라고 할 수 있다. 프로그램에 참여하는 개개인의 음주문제수준의 차이에 따라 차별적인 개입을 실시하고, 음주관련 지식수준을 파악한 후 정보를 제공해주며, 학습결과에 대한 평가와 그 평가결과에 따라 차별적으로 학습을 진행하는 방식의 근로자 개인 맞춤형으로 교육을 지원하고 있다. 따라서 프로그램의 형식은 상호작용적이며, 웹툰과 애니메이션 같은 다양한 방법을 활용하되 담화기법(narrative discourse)에 기반을 두었다. 이는 단순히 정보를 강조하는 접근방식보다는 상황에 따른 의사결정이 이루어질 수 있도록 다양한 매체에 의해 전달하고자 하였기 때문이다.

8) 평가

프로그램 평가는 프로그램 진행과정에서 이루어지는 음주관련 지식에 대한 사전사후 설문조사와 프로그램 완료 후의 만족도 조사를 통해 수행하도록 구성하였다. 특히 교육 후 이루어지는 음주관련 지식에 대한 설문조사 결과는 100점 만점으로 환산한 점수를 바로 제공해주고 70점이 안될 경우 다음 단계로 넘어가지 않고 되돌아가서 다시 교육을 받도록 시스템을 구성함으로써 웹기반 교육에서 나타나는 한계를 극복하고자 하였다.

프로그램 개발 후 이루어진 시범운영과정에서 실시한 프로그램 평가결과 음주관련 지식은 성, 연령, 직위, 음주문제 수준에 따라 유의하게 증가하였다. 특히 남자보다 여자가, 음주문제 수준이 높은 집단일수록 음주관련 지식 점수가 더 많이 올라간 것으로 나타나 본 프로그램이 근로자의 음주폐해 예방 및 감소에 효과적인 것으로 확인되었다. 이와 함께 음주관련 태도에 있어서도 변화를 보여 본 프로그램을 통해 음주관련 지식이 늘었으며, 음주습관 변화와 절주 실천의지가 늘어난 것으로 확인되었다.

2 스마트폰 게임중독 상담프로그램[4)]

1) 배경

우리나라의 스마트폰 이용자는 매우 급속하게 늘어나고 있다. 특히 청소년의 스마트폰

4) 이 프로그램은 이수진 등이 2015년 한국정보화진흥원의 지원으로 수행된 "스마트폰중독 유형별 상담프로그램개발 연구" 보고서의 내용 중 일부를 발췌하여 정리한 것이다.

보유율은 2014년 81.5%로 대부분의 청소년이 스마트폰을 가지고 있다고 할 수 있으며, 이는 2011년 36.5%에 비해 2배 이상 증가한 것이다(한국정보화진흥원, 2014). 스마트폰은 PC와 같은 고기능의 운영체계를 탑재하여 다양한 어플리케이션을 설치하고 운영시킬 수 있는 고기능 휴대폰을 의미하여, 기존의 핸드폰에서 사용하던 메시지나 음성 기능 외에 PDA와 같은 초소형 컴퓨터의 기능을 포함한 다양한 기능을 하나로 제공하고 있다. 이에 따라 스마트폰 이용자는 스마트폰의 다양한 기능을 복합적으로 사용하고 있다.

스마트폰은 언제 어디서나 사용가능하며, 시공간의 제약 없이 인터넷 접속이 가능할 뿐만 아니라 무선네트워크를 기반으로 상시 연결이 가능하고, 이용자의 욕구나 개별 성향에 따라 이용이 가능한 개인형 미디어의 특성이 강하다. 또한 제공되는 콘텐츠의 다양성과 소셜 미디어로서의 기능 및 커뮤니케이션 기능의 통합을 통해 미디어의 의존성이 높아지고 있다. 이에 따라 스마트폰을 이용한 모바일 게임 이용이 증가되고 있으며, 특히 청소년의 모바일 게임 이용이 높은 편이다. 스마트폰이 가진 휴대성과 터치스크린 기능, 증강 현실과 중력센서 등이 이용 가능한 마이크로 센서, SNS 계정을 연동한 플레이 등 기존 온라인 게임들과 다른 차별화된 특징들 때문에 그 규모는 급성장하고 있다. 이러한 특성은 모바일 게임 시장의 확대와 모바일 게임 중독률의 증가를 가져오고 있다. 이에 본 프로그램에서는 스마트폰 게임 중독 위험군 청소년을 위한 상담교육 프로그램을 개발하여 제공하고자 한다.

2) 목적

본 프로그램의 목적은 스마트폰 과다 사용을 호소하는 청소년을 대상으로 하는 상담 및 교육 프로그램을 개발하는 것이다. 특히 스마트폰 게임중독 위험군에 해당하는 학생들의 특징을 파악하고, 스마트폰 게임의 과도한 사용에서 벗어나기 위한 전략과 활동을 중심으로 상담교육 프로그램을 개발하고자 하였다. 이를 위해 중독과 관련한 상담이론(동기강화상담)을 기반으로 타당한 절차와 과정에 따라 개입전략을 제시하고자 하였다.

3) 이론적 근거

본 프로그램은 정보-동기-행동기술모델과 동기강화상담이론을 기반으로 하여 구성되

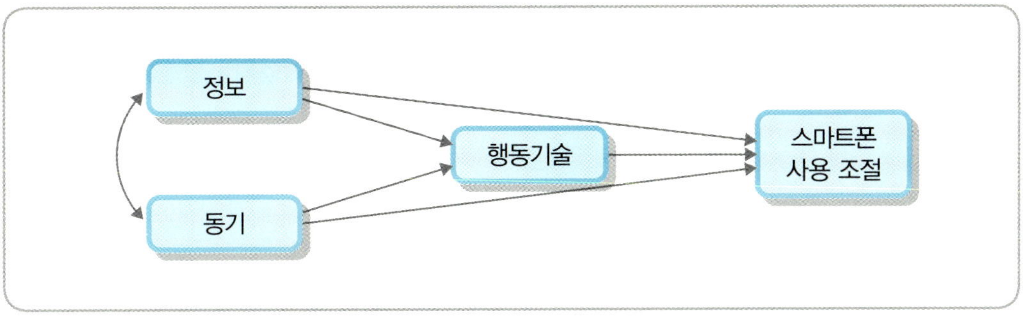

[그림 8-3] 스마트폰 중독예방 모형(정보-동기-행동기술 모델)

었다. 정보-동기-행동기술모델(Information-Motivation-Behavioral Skill Model, IMB Model)은 Fisher와 Fisher(1992)에 의해 소개된 것으로 행동변화 혹은 예방행동을 위한 선행조건으로 작용하는 3가지 구조로 구성되어 있다. 문제행동과 직접 관련이 있는 정보, 문제행동을 유도할 수 있는 동기 그리고 이 두 가지를 습득하고 실제 행동화 할 수 있는 행동기술(객관적인 수행능력, 자기효능감)이 그것이다. 이 모델은 자기관리와 관련되어 현재 문제가 되고 있는 행동을 변화시키고 유지할 수 있도록 돕는데 초점이 맞추어져 있다. 따라서 스마트폰 중독 시 문제가 되는 상황을 인식하고 이에 대한 정보를 토대로 개인적·사회적 동기와 함께 자신이 대처 행동을 수행할 수 있도록 이 모델을 적용할 수 있다.

동기강화상담이론(Motivational Interviewing)은 내담자 중심적이면서 지시적인데 내담자의 변화에 대한 양가감정을 탐색하고 해결하는 것을 도움으로써 그 사람의 내면에 있는 변화 동기를 강화시키는 것이다(Miller & Rollnick, 2002). 대부분의 청소년 내담자들이 권유나 의뢰로 상담에 참여하기 때문에 치료동기가 낮고 자신에게 문제가 있다는 사실을 잘 받아들이려 하지 않는 특성을 가지고 있다. 따라서 청소년 스스로 자신의 변화 동기를 강화하여 상담자와 파트너 정신을 가지고 협력하여 변화를 유도하고자 이 이론을 적용하였다.

4) 대상 및 교육 환경

본 프로그램의 대상은 청소년이며, 프로그램 개발 후 시범운영은 중학교 2학년 학생을 대상으로 실시하였다. 청소년이 대상이라는 점을 고려하여 활동 위주의 프로그램으로 구성하여 가능한 시각적인 자료를 많이 제공하고 있다. 또한 스마트폰 중독의 잠재 위험군에 속하는 청소년을 대상으로 스마트폰 중독의 특징과 위험성을 인식하고, 스마트폰 사용 조절을 위한 적절한 행동을 학습하여 일상생활에 적용할 수 있도록 하였다.

5) 프로그램 구성 및 내용

프로그램은 총 8회기로 구성되어 있으며, 게임으로 인한 왜곡된 성취감, 충동성, 게임과다 사용을 행동조절 프로그램을 통해 게임사용에 대한 부정적 행동을 인식하고 구체적인 행동조절을 할 수 있도록 하였다. 구체적인 게임으로 인한 문제 인식과 이해를 돕고, 활동지를 이용한 다양한 활동을 통해 구체적인 행동 방안을 습득함으로써 스스로 자신의 행동에 대해 생각하고 올바른 방향으로 나아갈 수 있도록 행동 지침을 제시해주고자 하였다.

1회기와 2회기에서는 스마트폰 사용과 관련한 다양한 측면을 이해하고 자신의 스마트폰 사용시간을 알아보게 하였다. 3회기에서는 또래 친구들의 게임 중독으로부터 벗어난 성공 사례를 읽어보면서 모델링과 동기유발을 할 수 있도록 하였다. 4회기와 5회기에서는 건강한 게임 기획 공모전을 통해 게임이 아니더라도 더 재미있게 시간을 보낼 수 있는 방법을 생각해보고 게임 대안활동을 기획해 보도록 하였다. 6회기와 7회기는 행동조절 활동으로 이루어지는 과정이다. 게임과 관련하여 생기는 양가감정을 생각해보고, 이러한 양가감정으로 인한 갈등상황을 극복할 수 있는 대안과 주변에 자신에게 도움이 되어줄 수 있는 사람이 있는지를 찾아보면서 구체적인 행동 지침을 탐색해보도록 하였다. 마지막 8회기에서는 그 동안 매 회기 수업 후 스스로 체크해온 변화정도를 확인함으로써 프로그램의 목표 달성 여부를 체크하고, 앞으로의 계획을 점검하는 시간으로 구성하였다. 8회기를 마친 후에는 수료증을 수여하여 프로그램 참여에 대한 격려와 의미를 부여하도록 하였다.

[표 8-3] 프로그램 구성 및 내용

회기	회기명	활동목표	내용	교육방법 및 자료
1	스왕 출발!	• 프로그램 안내를 통한 흥미 부여, 친밀감 형성하기 • 스마트폰의 긍정적 측면과 부정적 측면에 대한 새로운 정보 제공을 통해 문제 인식하기	• 도입 : 프로그램 소개 • 전개 : 스마트폰 사용의 다양한 측면 이해하기 – 팀 문장 완성(폰트리스 게임 : 스마트폰 + 테트리스 게임) • 마무리	• 팀별 활동 (OX 퀴즈)
2	잃어버린 시간을 찾아서	• 나의 스마트폰 사용 빈도에 대해 알아보기 • 스마트폰 사용으로 인해 자신이 잃어버린 기회비용 깨닫기	• 도입 : 나의 스마트폰 사용 습관 체크하기 – 라인을 잘 타자 • 전개 : 1만 시간의 법칙 – 자신의 스마트폰 사용시간을 계산해보고, 그 시간들을 유용하게 사용하도록 하기 • 마무리	개별 활동 (사다리 게임 등)
3	스마트폰 사용 조절 모험기	• 도서의 내용을 통해 나의 스마트폰 게임 생활을 되돌아보고, 효과적인 행동전략 세우기	• 도입 : 이야기 그림카드로 나만의 이야기 만들어보기 • 전개 1. 스마트폰 사용조절 모험기: 단편 소설 '로그인하시겠습니까?' 다시 쓰기 – 소설 속에 나오는 주인공들의 시행착오 상황을 단락으로 제시한 후, 자신이 주인공이 되어 다시 쓰면서 새롭게 전개시키기 2. 나의 스마트폰 사용조절 모험기: "만약 나라면……" – 소설 속 실제 주인공들의 행동전략과 자신의 행동전략, 친구들의 행동전략을 비교하며 효과적인 전략 계획하기 3. 또래 친구들을 보며 따라 해보기 – 비슷한 상황의 또래 친구들이 스마트폰 게임 중독을 극복한 사례를 읽어보며 따라 해보기 • 마무리	개별 활동 (그림카드 만들기, 단편소설 쓰기 등)
4	건강한 게임 기획 공모전 ① (기획)	• 공모전을 통해 스마트폰 게임 대체활동을 기획하기 • 대체활동 기획의 목적과 의미 이해하기	• 도입 : 스마트폰게임 세계의 오해와 진실(워크체인) • 전개 1. 공모전 소개하기 2. 스마트폰 게임 대체활동 기획 : 스마트폰 게임 대체활동을 기획하기 • 마무리	• 동영상 감상 • 팀별 활동

5	건강한 게임 기획 공모전 ② (발표, 평가)	• 조별로 기획한 활동을 발표를 통해 스마트폰 게임을 스스로 조절하는 방법 알아보기	• 도입 : 5회기 개관 및 프로그램 내용 소개 • 전개 1. 스마트폰임 대체활동 기획 발표 및 평가 : 별도의 발표형식 없이 다양한 방법으로 발표하고, 평가요소를 고려하여 평가 2. 친구 찬스 시간 : '친구찬스 시간'을 통해 새로운 아이디어를 주고받음으로써, 친구들과 스마트폰 게임 대체활동 기획 • 마무리	팀별 활동
6	오樂가落 (오락가락) ① 〈대안찾기〉	• 스마트폰 사용에 관한 양가 감정을 이해하고, 변화를 시작하고 싶은 마음 끌어내기 • 스마트폰 사용 조절을 방해하는 문제 탐색하기 • 갈등상황에 대한 대안 방법 탐색하기	• 도입 : 스마트폰으로 인한 갈등상황 제시 • 전개 1. 오락가락 저울 재기 (오락가락저울 – 즐거울락? 떨어질락?) – 양가감정의 저울의 무게를 달아보며 현재 나의 마음을 시각적으로 알아보기 2. 갈등상황의 대안 찾기 – 여러 갈등상황을 통해 실천 가능한 대안 방법을 탐색하기 • 마무리	• 동영상 자료 • 개별 활동
7	오樂가落 (오락가락) ② 〈자원찾기〉	• 내 주변의 인적 자원 돌아보기 • 혼자 보다 다른 사람과 함께 할 때 더 쉽게 문제를 해결할 수 있음을 이해하기	• 도입 : 둘보다 셋 • 전개 : 주변 자원 찾기(마당맵) – 내 변화 및 갈등해결에 도움이 될 사람을 마당맵 활동으로 찾아보기 • 마무리	• 개별 활동
8	스왕 도착!	• 목표달성 체크 및 추후계획 점검	• 도입 : 8회기 개관 및 프로그램 내용 소개 • 전개 1. 절대반지 완성하기 : 8회기 동안 스스로 체크해왔던 변화 정도를 사각형 모양의 절대반지에 정리하고 행동강령 작성하기 2. S-그래프 그리기 : 꺾은선 그래프를 통해 지난 회기 동안 이주의 체크리스트에 기록해온 자신의 마음 단계 변화 정도를 기록하기 3. 건강한 스마트폰 7행시 짓기 : 앞으로 건강한 스마트폰 사용을 위한 방법을 알아보고 건 · 강 · 한 · 스 · 마 · 트 · 폰으로 7행시 짓기 • 마무리 : 수료증 수여식	• 개별 활동

6) 교육방법 및 교육자료

본 프로그램은 개별 혹은 팀별로 이루어지는 활동 중심의 교육방법을 사용하고 있다. 구체적으로는 토론법, 문제중심법, 협동학습과 같은 다양한 교육방법을 각 회기의 교육내용에 따라 활용하고 있다. 교육의 효과를 높이기 위해 제공되는 교육자료에는 학생들의 활동을 위한 보조 자료로 동영상 자료와 학생용 활동지 등이 있는데, 동영상 자료의 경우에는 대체로 유튜브 주소와 같은 자료 출처를 제시해주는 방식을 사용하였다

본 프로그램의 효율적인 진행을 위하여 워크북을 제공하고 있는데, 여기에는 교사용 읽기 자료, 각 회기별 학습지도안과 교사용 지침서, 학생용 활동지와 교사용 활동지, 평가지(이 주의 변화 체크리스트 등)가 포함되어 있다. 매 회기 이루어지는 개별 활동이나 팀별 활동을 위해 학생용 활동지와 교사용 활동지를 제공하고 있다.

마당 맵

나를 도와줄 수 있는 사람들을 생각해보고, 그 사람의 이름과 간단한 이유를 적어보세요.

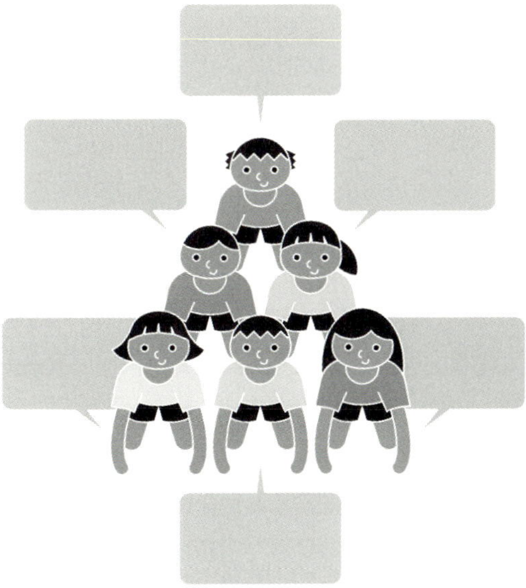

[그림 8-4] 학생용 활동지 사례 : 7회기에 사용하는 마당 맵

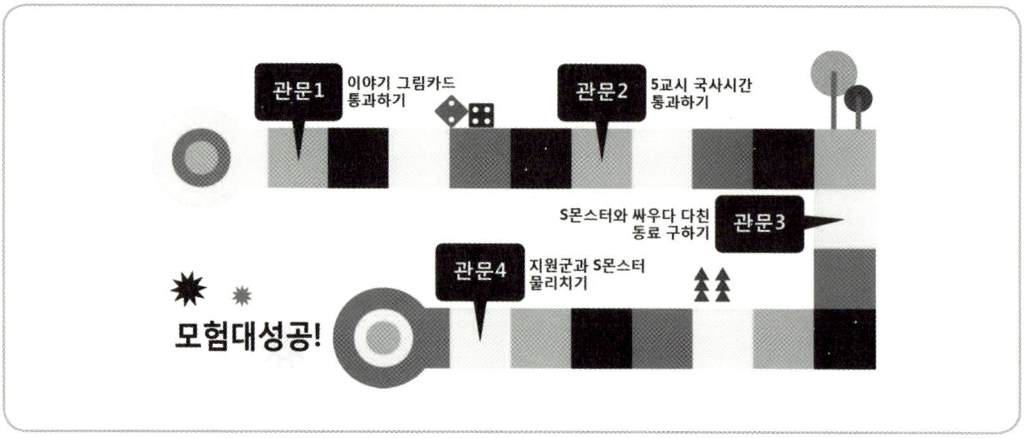

[그림 8-5] 학생용 활동지 사례 : 3회기에 사용하는 스마트폰 사용조절 모험기

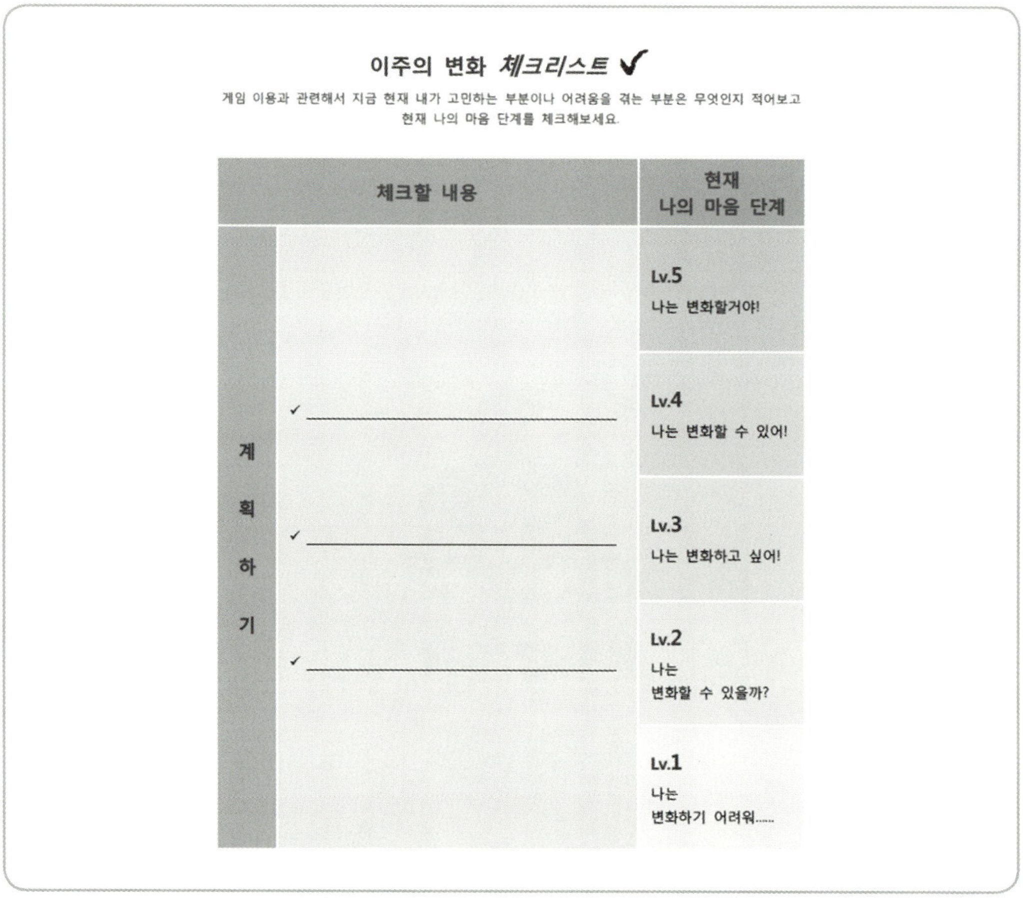
이주의 변화 *체크리스트* ✓

게임 이용과 관련해서 지금 현재 내가 고민하는 부분이나 어려움을 겪는 부분은 무엇인지 적어보고 현재 나의 마음 단계를 체크해보세요.

체크할 내용		현재 나의 마음 단계
계획하기	✓ ____________	Lv.5 나는 변화할거야!
		Lv.4 나는 변화할 수 있어!
	✓ ____________	Lv.3 나는 변화하고 싶어!
	✓ ____________	Lv.2 나는 변화할 수 있을까?
		Lv.1 나는 변화하기 어려워.....

[그림 8-6] 학생용 활동지 사례 : 매 회기 교육후 사용하는 평가지

7) 평가

프로그램 평가를 위하여서는 사전사후 조사를 실시할 수 있도록 측정도구를 개발하였다. 측정도구에는 스마트폰 사용 및 대처 인식, 스마트폰 사용 신념, 스마트폰 사용 욕구, 자기통제력, 학업 효능감, 스마트폰 중독 자가진단척도(S척도)를 포함하였다.

제3절 안전교육 프로그램[5)]

1 초등학생 재난대응 교육훈련 프로그램

1) 배경

본 프로그램은 그간 정해진 매뉴얼과 교사 주도하에 수동적으로 참여하던 학생들이 기존의 단순 대피훈련에서 벗어나 학생들이 학습과정을 통해 직접 훈련을 기획하고 체험하는 성장지향형 프로그램으로 기획되었다. 학생 눈높이에 맞는 재난대응훈련을 준비하고 실행함으로써 학생 스스로의 안전의식 개선을 통한 미래 안전세대를 육성하고자 하는데 의의가 있다.

2) 목적

프로그램의 목표는 학교 구성원의 재난에 대비하는 역량 제고와 학교안전의 생활화를 정착시키고자 하는데 있다. 구체적인 목표는 ○○초등학교 인근 산업단지의 유해화학물질 유출상황의 위험성을 이해하고, 대처방안을 학습하여, 실제 대피활동을 수행할 수 있는 실천 역량을 향상시키는데 있다.

---

5) 본 프로그램은 국민안전처의 2016년 어린이안전한국훈련캠프 시범사업으로 수행되었음.

[표 8-4] 주차별 활동 목표

주차	활동 목표
1	불시대피훈련을 실시하고, 멘토와 함께 재난의 유형과 특성을 이해한다.
2	실제 산업단지 안전관리팀을 만나 재난대응방법을 실습하고 역할을 이해한다.
3	학생의 눈높이에 맞는 매뉴얼을 작성하고 자기가 맡은 개인임무카드를 작성한다.
4	학생들의 수준에 맞는 재난대피 안전지도를 제작하고 모의 훈련을 실시한다.
5	제작된 매뉴얼로 5학년 전체 학생들에게 교육하고, 현장대응훈련을 실시한다.

3 이론적 근거

AHE 모델[6]은 건강하고 안전한 행위로의 변화를 위한 교육적 단계로 세시되었으며, 세 가지 주요 초점은 자신의 경험에 대한 평가, 건강 행위에 대한 지식 및 편익의 인지, 습관화의 단계로 구성되었다.

1단계는 경험적 단계(experiment phrase)로 스스로의 안전생활에 대한 평가에 학생들을 적극적으로 참여시키는 단계이다. 학생들의 실제 행위가 인지되고 실천행위가 어느 정도 손상을 예방하고 안전을 확보할 수 있는지에 대해 알 수 있다. 이를 통해 현재의 안전정보에 대한 수용성을 증가시키며 안전에 대한 개인적인 책임감을 향상시키는 행위 증가가 가능하다.

2단계는 인지 단계(awareness phrase)로 이전에 마쳤던 경험적 활동들을 포함하는 원리들을 제공하는 정보를 의미한다. 목표로 하는 대피행위를 위한 일반적인 지식과 기본사실에 대한 인지와 함께 그 목적에 부여하는 가치와 행위를 취함으로써 생길 수 있는 편익과 부적절한 행위로 인한 위험의 중요성에 대해 인지하는 단계이다.

3단계는 책임감 획득 단계(responsibility phrase)로 변화과정을 학생들이 직접 체험하는 것은 개인의 안전에 대한 가치를 분명히 하는 책임감을 조장할 수 있으며, 학생들 스스로 자가관리 행위계획을 개발하는데 기여할 수 있다.

6) Dennison, D. Golaszewski, T. (2002). The activated health education model: Refinement and implications for school health education. J of School Health, 72(1), 23-26.

경험단계 (experiment)	인지단계(awareness)	책임감단계(responsibility)
평 가 (다양한 기법 활용 문제진단)	지식 및 편익에 대한 인지 (정보제공)	강화, 행동 (보상 및 강화/교육자 역할)

[그림 8-7] AHE (Activated Health Education Model)을 이용한 재난대응 초등학생 교육훈련 프로그램 접근전략

4) 프로그램 대상

[표 8-5] 재난대응 초등학생 교육훈련 프로그램 대상

구 분	내 용
운영기간	'16. 4.20 ~ 5.20(5차시), 주1회 2시간, 마지막 주 현장훈련
참여대상	5학년 30명 (○○초 안전동아리회원), 동아리 지도교사
재난유형	산업단지 화학물질 유출사고
지원기관	중앙부처, 자치단체, 전문가 컨설팅단 전문 유관기관(화학물질안전연구원, 한강유역환경청, 소방서, 지역 병원 등)

5) 프로그램 구성 및 내용

[표 8-6] 재난대응 초등학생 교육훈련 프로그램 세부 내용

차시	주제	교수 학습	교육방법
1차시	불시 대피	• 불시 대피 훈련실시를 통해 학생들의 초동 대피 훈련의 상태 확인 • 사전교육 없는 상태에서 대피지도 그려보기	체험 토론
	재난의 특성 이해	• 전문가 멘토와 함께 재난 특성 파악 • 다양한 사례들을 보면서 재난 사례, 화학물질유출 사례 유형 알아보기	강의 토론
	재난대응의 이해	• 기존 매뉴얼에서 필요한 것들을 찾아보기 • 화학물질 유출에 따른 표준 매뉴얼 조사해 보기 • 역할 및 미션 부여, 관련 상황 및 대처법 알아오기	브레인스토밍 토론

2차시	현장방문	• 실제 현장방문 각 안전부서별 조직도확인 및 기관별 임무역할 등 확인	관찰
	역할체험	• 훈련지원 멘토와 함께 화학물질유출 시 실제 대응방안 훈련해보기 • 실제로 현장대응 안전관리팀의 역할을 체험해 보는 시간 가지기	시범
3차시	메뉴얼작성	• 매뉴얼 작성 및 분임별 보고 – 기존 표본 매뉴얼 조사를 바탕으로 학교와 지역 실정에 맞는 맞춤 매뉴얼 작성하기	브레인스토밍 문제중심법 토론
	개인역할 이해	• 역할나누기(실제대응팀/상황실팀/환자이송팀/대피안내팀/응급의료팀) • 역할별 개인임무카드 만들기 • 멘토들의 도움을 받아 매뉴얼과 임무카드를 상황에 맞게 수정하고 실제로 학습해보기	협동학습
4차시	재난대피 안전지도 제작	• 상황별(교내 대피, 교외 대피 등) 대피지도를 작성하고 지도에 각 임무별, 응급기구의 위치를 표시하고 적절한 대피로 찾기 • 불시대피활동을 통해 부족한 점이나 보완할 점 등을 토의하고 수정 사항을 기록	협동학습
	모의훈련 실시	• 학생들이 만든 매뉴얼, 대피지도, 개인임무카드를 참고, 임무역할별 분임멘토와 함께 모의로 대피해보기	역할극 체험
5차시	매뉴얼 전파	• 학생들 스스로 만든 시나리오, 매뉴얼, 안전대피지도를 바탕으로 각 반 학생들에게 매뉴얼 사전 교육하기	또래교육 역할극
	현장대응 훈련 실시	• 임의 상황을 설정하여 화학물질 유출 상황발생을 가정하고, 어린이가 주도하는 재난대응대피훈련 실시하여 전체학생을 안전한 지역으로 대피시키기 • 사후 총평 보고 및 안전체험훈련후의 결과보고	역할극 체험

6) 교육방법 및 교육자료

본 프로그램은 팀별 활동 중심의 교육방법을 사용하고 있다. 구체적으로는 토론법, 문제중심법, 협동학습과 같은 다양한 교육방법을 각 차시의 교육내용에 따라 활용하고 있다. 교육의 효과를 높이기 위해 체험 학습과 관찰, 시범, 역할극과 같은 교육방법을 활용하였고, 교육 주제의 전문성에 따라 관계기관 및 전문가와 연계한 멘토링 체계를 함께 운영하였다. 각 차시별 교육자료는 동영상 자료, 학생용 활동지, 지도 만들기 활동을 위한 모바일 프로그램(국립재난안전연구원 제공) 등이 제공되었다. 학생들의 눈높이에 맞는 매뉴얼과 매뉴얼에 따른 활동별 역할에 대한 개인임무카드를 만들어 4차시, 5차시 활동기간 동안 지니고 다니면서 숙지할 수 있도록 지원하였다.

[표 8-7] 재난대응 초등학생 교육방법 및 교육자료

주차	주제	교육 방법	교육 자료	주차별 활동		
1주차	불시 대피	체험 토론	동영상 평가지	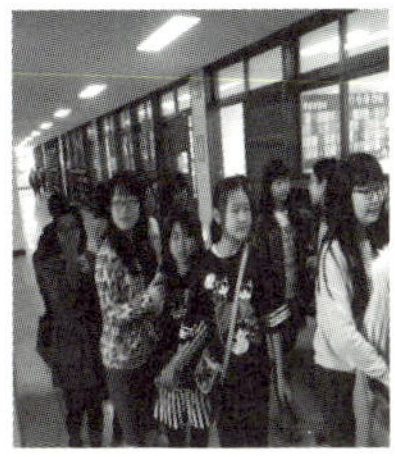	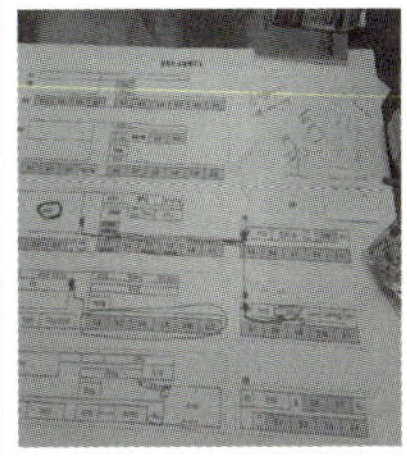	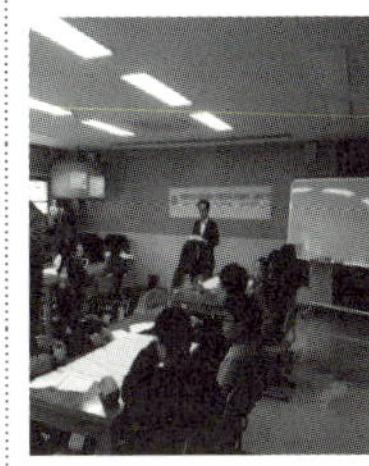
	재난특성 이해	강의 토론	ppt			
	재난대응 이해	브레인스토밍 토론	활동지			
2주차	현장방문	관찰	활동지	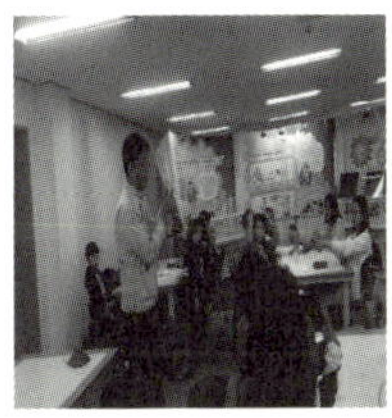	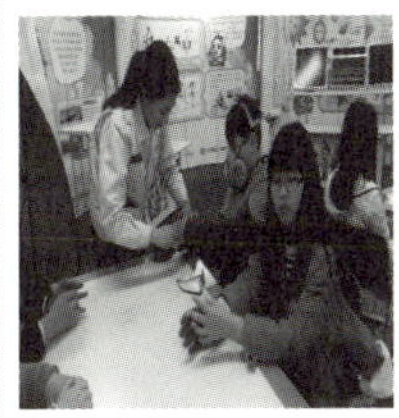	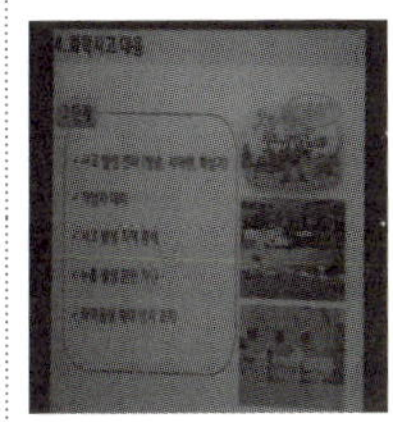
	역할체험	시범	활동지			
3주차	매뉴얼 작성	브레인스토밍/ 토론/ 문제중심법	활동지	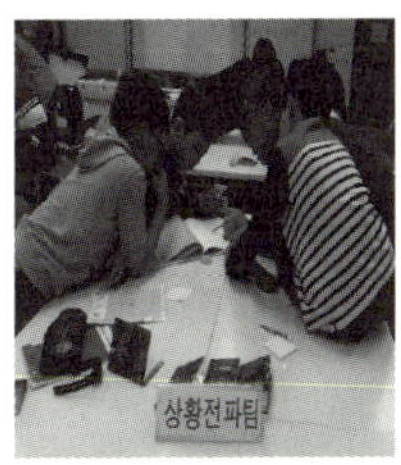	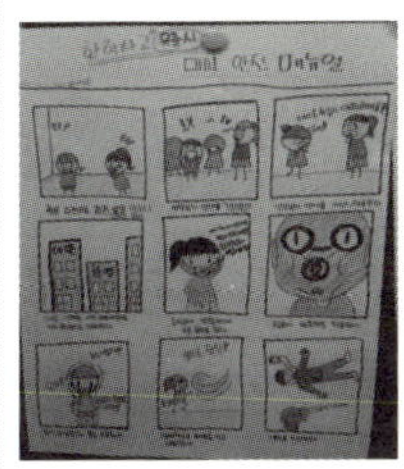	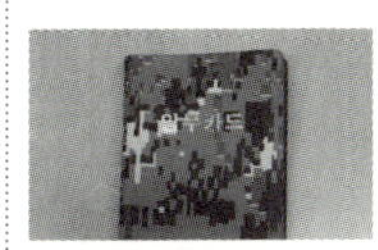 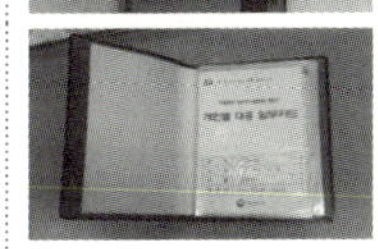
	개인역할 이해	협동학습	활동지 임무카드			
4주차	재난대피 안전지도 제작	협동학습	모바일 프로그램 /활동지	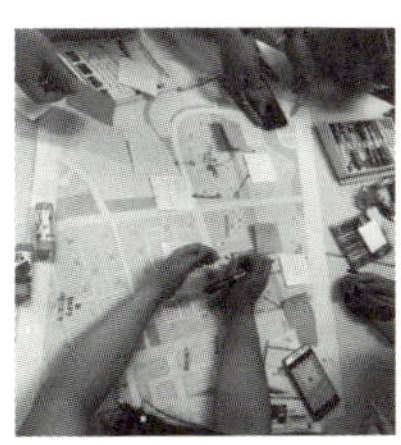	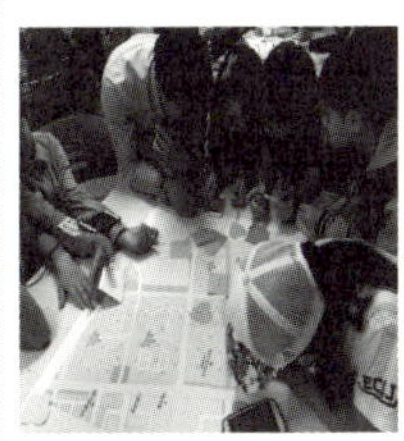	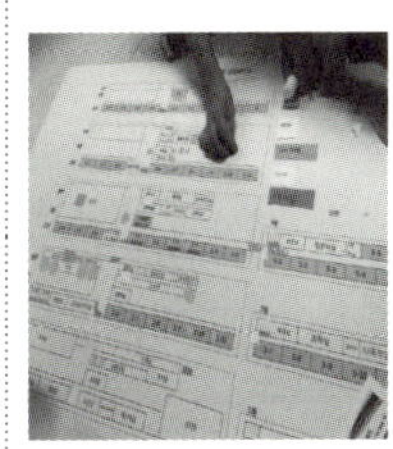
	모의훈련 실시	역할극 체험	활동지			
5주차	매뉴얼 전파	또래교육 역할극	활동지	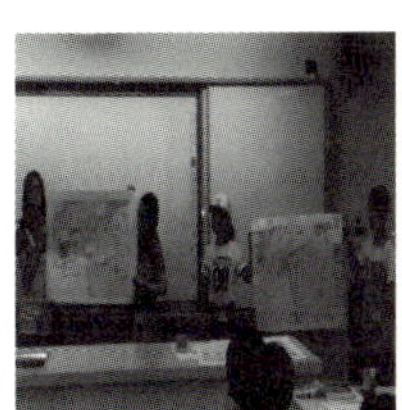	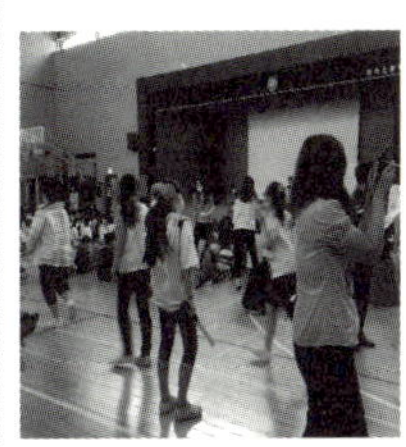	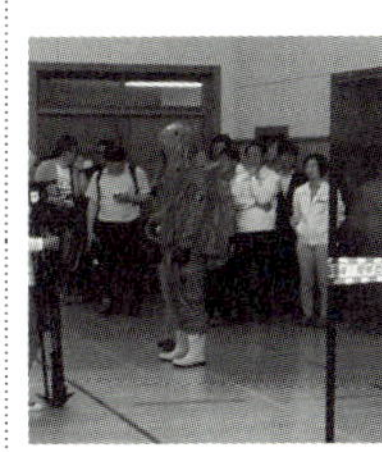
	현장대응 훈련 실시	역할극 체험	평가지			

7) 평가

(1) 평가계획

[표 8-8] 평가계획

대상자	평가시기	평가내용	평가방법
학생	사전	재난대응 관련 지식, 인식, 태도, 역량	자가기입설문조사
	과정	자신 및 동료 관찰, 문제점 파악, 대안토론 등	상호평가
	사후	재난대응 관련 지식, 인식, 태도, 역량 만족도, 재참여의사	자가기입설문조사
		운영과정 및 결과에 대한 의견	심층면접
교사	사후	학생들의 활동 관찰결과 운영과정 및 결과에 대한 의견	심층면접
학부모	사후	학생들의 활동 관찰결과 운영과정 및 결과에 대한 의견	심층면접
참여자 대표 관계 유관기관	사후	운영결과 및 개선사항 발표 관계기관 및 전문가 의견 수렴 단계별 발전방안 논의	간담회

(2) 평가결과

① 실천적 접근전략의 활용

기존 교사 중심, 대피 중심의 수동적 훈련에서 탈피하여 '캠프'라는 주차별 교수학습 활동 중심으로 하는 실천적 교육훈련 프로그램으로 접근한 것이 학생들의 관심을 제고하고, 적극적 참여를 유도할 수 있었다.

② 학교 특성에 맞는 맞춤형 프로그램의 개발

OO시의 지역적 여건 및 교내외 환경을 고려하여 '유해화학물질 유출 사고 시 안전대책'을 주제로 선정하였다. 이는 기존 학교에서의 재난안전사고에서 거의 다루어지지 않은 주제였으나, 산업단지 인근에 위치한 학교의 특성상 유사시를 대비하여 반드시 학습하고 익혀두어야 하는 중요한 주제라 할 수 있다.

③ 안전에 대한 관심과 긍정적 인식 전환의 계기

학생들의 안전에 대한 전문적 지식의 향상 뿐만 아니라 안전에 대한 관심이 증가하였으며, 기존의 '재난', '안전'에 대한 '무섭고', '어렵고', '힘든 활동'이라는 생각으로부터 '극복할 수 있구나', '어렵지 않구나', '선생님을 도와서 내가 친구를 도와 줄 수 있구나'와 같이 인식 전환의 계기가 되었다.

④ 안전 실천에 대한 자신감과 책임감 향상의 계기

기존의 이론·주입식 교육에서 벗어나 학생들이 스스로 찾아보고 배우게 하는 참여형 학습프로그램으로 적용됨으로써, 학생들의 관점에서 스스로 대응 대책을 찾아내어 몸에 익히는 과정을 거치고, 자신을 보호하고 또래 친구들, 선생님과 함께 안전 확보에 대한 자신감을 향상시키는 계기가 되었다. 학생들은 주차별 팀별 역할 수행을 통해 주어진 임무에 대한 자부심과 책임감을 느끼고, 팀 활동을 통해 협동심을 기르고, 리더십을 키울 수 있는 기회를 경험하였다.

⑤ 교내외 자원의 관심과 연계 및 활용가능성 확인

기존 훈련이 교사의 지시와 학생의 대피활동으로 구성된 것에 비해 본 교육훈련 프로그램은 교사의 적극적 참여, 학부모의 참여를 이끌어내고, 지역의 유관기관 전문가들과 활동을 함께 함으로써 학생 안전을 위한 학교와 지역사회의 연계성과를 확인하였다. 또한 학교라는 제한된 공간과 자원 내에서 실내대피시설로서의 체육관에 대한 비상시 효용성과 유용성을 확인할 수 있는 기회였다.

⑥ 시범 프로그램 목표 달성

5주간의 주차별 훈련을 통해 위기상황시 학생들의 대피행동에 소요되는 시간이 단축되는 성과를 확인하였다. 1주차 유해화학물질 유출에 대한 불시대피훈련을 실시했을 때 5-6학년 학생들이 대피하는데 소요되는 시간이 약 1시간이 넘었으나 4차 모의 훈련시 약 35분, 5주차 최종훈련시 13분이 소요되었다.

⑦ 프로그램 수정 · 보완 · 확대방안 모색

익숙하지 않은 주제를 다루는데 있어 학생의 눈높이 고려를 고려하고, 학교 수업시간과 병행해야 하는 일정, 프로그램에 직접 참여하는 대상자들간의 역할분담, 지자체, 교육청, 지역 전문가 및 현장 활용을 위한 네트워크 활성화 등이 향후 프로그램 수정 보완 및 확산을 위한 사항으로 제시되었다.

요 약

실제 보건교육 프로그램 사례를 통해 보건교육방법 및 자료, 매체들이 어떻게 활용되는지를 이해하는 것을 목표로 하여 다양한 사례들을 제시하였다.

웹기반 개인 맞춤형 사업장 음주문제 예방 프로그램은 사업장 근로자의 음주문제를 근로자 개인의 건강 및 생산성 손실의 요인이라는 관점에서 사업장이라는 생활터를 중심으로 개발되었다. 이 프로그램은 합리적 이성론과 계획된 행동론을 통합한 이론적 기반 하에 컴퓨터보조학습방법을 활용한 웹 기반 프로그램이다. 근로자 개인의 음주문제 수준을 확인하여 그에 따른 차별적인 개인맞춤형의 개입방법을 제공하고, 음주관련 지식과 정보는 웹툰으로, 회식에서의 음주기대에 대한 허상에 대해서는 애니메이션 플래시로 각각 제공해준다.

스마트폰 게임중독 상담프로그램은 청소년의 스마트폰 사용률의 증가와 스마트폰 게임에 몰입하는 청소년이 늘어나고 있다는 문제인식하에 개발된 프로그램이다. 이 프로그램은 정보–동기–행동 모델과 동기강화상담이론 기반 하에 구성되었으며, 중학생을 대상으로 한 8회기 프로그램으로 스마트폰 중독의 특징과 위험성을 인식하고, 스마트폰 사용 조절을 위한 행동을 학습하여 일상생활에 적용할 수 있도록 하였다. 이를 위해 개별 혹은 팀별로 수행하는 활동 중심으로 구성되어 다양한 활동지와 보조학습자료로 동영상 등을 제공하고 있다.

재난대응 초등학생 교육훈련 프로그램은 학생 눈높이에 맞는 재난대응훈련을 준비하고 실행함으로써 학생 스스로의 안전의식 개선을 통한 미래 안전세대를 육성하고자 개발된 프로그램이다. 이 프로그램은 학생들이 학습과정을 통해 직접 훈련을 기획하고 체험하는 성장지향형 프로그램으로 기획되었으며, 경험단계 – 인지단계 – 책임감 획득단계로 구성된 AHE 모델에 기반하여 개발되었으며, 건강하고 안전한 행위로의 변화를 위한 교육적 단계로 자신의 경험에 대한 평가, 안전 행위에 대한 지식 및 편익의 인지, 습관화의 단계로 구성되었다. 총 5차시 프로그램으로 각 차시별 교육내용에 따라 체험 학습과 관찰, 시범, 역할극과 같은 교육방법을 활용하였고, 교육 주제의 전문성에 따라 관계기관 및 전문가와 연계한 멘토링 체계를 함께 제공하였다.

참고문헌

국민안전처. (2016). 2016년 어린이안전한국훈련캠프 시범사업.

김광기, 최승희, 방형애. (2005). 서울시 직장인 음주행동 및 사업장 절주환경 실태조사. 서울: 서울시, 범국민절주운동본부, 인제대학교 음주연구소.

보건복지부, 한국건강증진개발원. (2013). 담배 Bye, 건강 Hi. 서울 : 한국건강증진개발원.

보건복지부, 한국건강증진개발원. (2014). 청소년 금연실천프로그램. 서울 : 한국건강증진개발원.

이수진, 권미수, 정혜진, 이영선, 이지혜 외. (2015). 스마트폰중독 유형별 상담프로그램 개발 연구. 대구: 한국정보화진흥원.

이희종, 제갈정. (2002). 직장인 음주문제 프로그램 개발을 위한 조사연구. 경기도: 한국음주문화연구센터.

제갈정, 김광기, 이명숙, 최숙경, 박종식, 박정은. (2011). 웹기반 개인맞춤형 사업장 음주문제 예방 프로그램 개발. 서울: 인제대학원대학교, 한국건강증진재단.

한국정보화진흥원. (2014). 인터넷 중독 실태 조사 보고서.

Babor et al. 2010. Alcohol, No Ordinary Commodity. 2nd edition. Oxford New York, Oxford University Press.

Bennett J, Lehman W, Reynolds G. (2000). Team awareness for workplace substance abuse prevention: The empirical and conceptual development of a training program. Prevention Science, 1(3): 157-172.

Cunningham, J. A., Humphreys, K., Koski-J7nnes, A., & Cordingly, J. (2005). Internet and paper self-help materials for problem drinking: Is here an additive effect? Addictive Behaviors, 30, 1517-1523.

Dennison, D. Golaszewski, T. (2002). The activated health education model: Refinement and implications for school health education. J of School Health, 72(1), 23-26.

WHO. 2001. The Alcohol Use Disorders Identification Tesr: Guidelines for Use in Primarcy Care, 2ed. Geneva: WHO.

찾아보기

❖ 공저자 소개

- 김　　명(이화여자대학교 융합보건학과)
- 고 승 덕(협성대학교 보건관리학과)
- 김 연 희(이화여자대학교 교육혁신센터)
- 김 영 복(대구대학교 건강증진학과)
- 김 혜 경(이화여자대학교 융합보건학과)
- 박 남 수(협성대학교 보건관리학과)
- 손 애 리(삼육대학교 보건관리학과)
- 오 유 미(한국건강증진개발원)
- 제 갈 정(인제대학교 보건대학원)
- 조 선 진(가톨릭대학교 의과대학 예방의학교실)

보건교육방법 및 자료 개발 값 19,000원

2017년 3월 17일 제1판 인쇄
2017년 3월 23일 제1판 발행

공저자 : 김　명 · 고승덕 · 김연희 · 김영복
김혜경 · 박남수 · 손애리 · 오유미
제갈정 · 조선진
발행인 : 주 영 일
발행처 : 계 축 문 화 사

서울특별시 종로구 통일로12길 16-17
우편번호 : 03029
TEL : 735-2257 · 738-9746
FAX : 723-9025
E-mail : gyechuk@hanmail.net
홈페이지 : http://gyechuk.co.kr
1973. 10. 31 등록번호 제300-1973-8호
ISBN 978-89-5629-467-4 93510